全国中医药行业高等职业教育“十二五”规划教材

社 区 护 理

（供护理、助产等专业用）

主　编　陈香娟（南阳医学高等专科学校）
副主编　谭　严（重庆三峡医药高等专科学校）
江　虹（江西中医药大学）
王连艳（四川中医药高等专科学校）
编　者　（以姓氏笔画为序）
万从碧（北京卫生职业学院）
李玉霞（上海中医药大学）
杨　峰（南阳医学高等专科学校）
宋晓燕（辽宁医药职业学院）
张要珍（山西中医学院）
姚志翠（河北中医学院）

中国中医药出版社
·北　京·

图书在版编目（CIP）数据

社区护理/陈香娟主编．—北京：中国中医药出版社，2015.9
全国中医药行业高等职业教育“十二五”规划教材
ISBN 978－7－5132－2532－8

Ⅰ．①社…　Ⅱ．①陈…　Ⅲ．①社区－护理学－高等职业教育－教材
Ⅳ．①R473.2

中国版本图书馆 CIP 数据核字（2015）第 113686 号

中 国 中 医 药 出 版 社 出 版
北京市朝阳区北三环东路 28 号易亨大厦 16 层
邮政编码　100013
传真　010 64405750
北京中艺彩印包装有限公司印刷
各地新华书店经销
*
开本 787×1092　1/16　印张 13.5　字数 299 千字
2015 年 9 月第 1 版　2015 年 9 月第 1 次印刷
书　号　ISBN 978－7－5132－2532－8
*
定价　27.00 元
网址　www.cptcm.com

社长热线　010 64405720
购书热线　010 64065415　010 64065413
微信服务号　zgzyycbs
书店网址　csln.net/qksd/
官方微博　http://e.weibo.com/cptcm
淘宝天猫网址　http://zgzyycbs.tmall.com

全国中医药职业教育教学指导委员会

张美林（成都中医药大学附属医院针灸学校党委书记、副校长）
张登山（邢台医学高等专科学校教授）
张震云（山西药科职业学院副院长）
陈　燕（湖南中医药大学护理学院院长）
陈玉奇（沈阳市中医药学校校长）
陈令轩（国家中医药管理局人事教育司综合协调处副主任科员）
周忠民（渭南职业技术学院党委副书记）
胡志方（江西中医药高等专科学校校长）
徐家正（海口市中医药学校校长）
凌　娅（江苏康缘药业股份有限公司副董事长）
郭争鸣（湖南中医药高等专科学校校长）
郭桂明（北京中医医院药学部主任）
唐家奇（湛江中医学校校长、党委书记）
曹世奎（长春中医药大学职业技术学院院长）
龚晋文（山西职工医学院/山西省中医学校党委副书记）
董维春（北京卫生职业学院党委书记、副院长）
谭　工（重庆三峡医药高等专科学校副校长）
潘年松（遵义医药高等专科学校副校长）

秘 书 长　周景玉（国家中医药管理局人事教育司综合协调处副处长）

前　言

中医药职业教育是我国现代职业教育体系的重要组成部分，肩负着培养中医药多样化人才、传承中医药技术技能、促进中医药就业创业的重要职责。教育要发展，教材是根本，在人才培养上具有举足轻重的作用。为贯彻落实习近平总书记关于加快发展现代职业教育的重要指示精神和《国家中长期教育改革和发展规划纲要（2010—2020年）》，国家中医药管理局教材办公室、全国中医药职业教育教学指导委员会紧密结合中医药职业教育特点，充分发挥中医药高等职业教育的引领作用，满足中医药事业发展对于高素质技术技能中医药人才的需求，突出中医药高等职业教育的特色，组织完成了“全国中医药行业高等职业教育‘十二五’规划教材”建设工作。

作为全国唯一的中医药行业高等职业教育规划教材，本版教材按照“政府指导、学会主办、院校联办、出版社协办”的运作机制，于2013年启动了教材建设工作。通过广泛调研、全国范围遴选主编，又先后经过主编会议、编委会议、定稿会议等研究论证，在千余位编者的共同努力下，历时一年半时间，完成了84种规划教材的编写工作。

“全国中医药行业高等职业教育‘十二五’规划教材”，由70余所开展中医药高等职业教育的院校及相关医院、医药企业等单位联合编写，中国中医药出版社出版，供高等职业教育院校中医学、针灸推拿、中医骨伤、临床医学、护理、药学、中药学、药品质量与安全、药品生产技术、中草药栽培与加工、中药生产与加工、药品经营与管理、药品服务与管理、中医康复技术、中医养生保健、康复治疗技术、医学美容技术等17个专业使用。

本套教材具有以下特点：

1. 坚持以学生为中心，强调以就业为导向、以能力为本位、以岗位需求为标准的原则，按照高素质技术技能人才的培养目标进行编写，体现“工学结合”“知行合一”的人才培养模式。

2. 注重体现中医药高等职业教育的特点，以教育部新的教学指导意见为纲领，注重针对性、适用性及实用性，贴近学生、贴近岗位、贴近社会，符合中医药高等职业教育教学实际。

3. 注重强化质量意识、精品意识，从教材内容结构、知识点、规范化、标准化、编写技巧、语言文字等方面加以改革，具备“精品教材”特质。

4. 注重教材内容与教学大纲的统一，教材内容涵盖资格考试全部内容及所有考试要求的知识点，满足学生获得“双证书”及相关工作岗位需求，有利于促进学生就业。

5. 注重创新教材呈现形式，版式设计新颖、活泼，图文并茂，配有网络教学大纲指导教与学（相关内容可在中国中医药出版社网站www. cptcm. com下载），符合职业院校学生认知规律及特点，以利于增强学生的学习兴趣。

在“全国中医药行业高等职业教育‘十二五’规划教材”的组织编写过程中，得到了国家中医药管理局的精心指导，全国高等中医药职业教育院校的大力支持，相关专家和各门教材主编、副主编及参编人员的辛勤努力，保证了教材质量，在此表示诚挚的谢意！

我们衷心希望本套规划教材能在相关课程的教学中发挥积极的作用，通过教学实践的检验不断改进和完善。敬请各教学单位、教学人员及广大学生多提宝贵意见，以便再版时予以修正，提升教材质量。

国家中医药管理局教材办公室

全国中医药职业教育教学指导委员会

中国中医药出版社

2015年5月

编写说明

社区护理是护理学专业的必修课，是培养社区护理专业人才的重要课程，为社区护理人员开展社区护理工作提供必备知识。本教材是全国中医药行业高等职业教育“十二五”规划教材之一，以高等职业教育护理专业培养目标为依据，以突出社区护理职业技能为基础，体现以社区护理任务为引领的教学思路，紧紧围绕以学生为中心、以就业为导向、以能力为本位、以岗位需求为标准的基本原则，注重人文社会科学知识、公共卫生知识与护理知识的融合，注重新观念、新知识、新技术、新方法的引入。

教材特点：①突出社区护理的实践性，充分体现“工学结合”的培养模式。全书各章节内容均通过案例引导，导入所学内容，每一章后的“思考题”也多为启发性的情景案例，以促进课堂理论教学和社区实践结合，强化学生的社区护理岗位应用能力。②根据高等职业教育培养目标要求和社区护理实践，吸收国内外先进的社区护理理论，对教材内容进行了选择和编排。

全书共分10章，第1～3章重点介绍社区卫生服务，以及社区护理的基本理论和基本工作方法；第4～10章分别介绍社区、家庭和个人护理服务，使教材的结构和内容更加完整系统、合理有序，符合教学规律，有助于学习。

本教材体现了科学性、适用性和先进性，注重学生的启发性、指导性和学生的参与性。参考学时为54学时，其中理论课38学时，实践14学时，机动2学时，可作为高等职业教育护理、助产专业及成人教育专科层次的教科用书，社区护士岗位培训教材，也可成为各级护理管理人员及社区护士的学习工具。

本教材是集体智慧的结晶，其中王连艳编写第一章，李玉霞编写第二章，谭严编写第三章，陈香娟编写第四章，宋晓燕编写第五章，杨峰编写第六章，姚志翠编写第七章，江虹编写第八章，张要珍编写第九章，万从碧编写第十章。各章均经过编委、副主编的互审和主编终审，力求准确严谨。

本教材在编写过程中得到了重庆三峡医药高等专科学校、南阳医学高等专科学校、四川中医药高等专科学校、江西中医药大学、辽宁医药职业学院、上海中医药大学、山西中医学院、河北中医学院和北京卫生职业学院的大力支持和帮助，特此表示感谢。

本教材的编写参考和吸收了国内外有关文献的观点和方法，谨向有关作者表示敬意和感谢！

由于编者水平有限，疏漏和不足之处在所难免，望使用者提出宝贵意见，以便再版时修订提高。

《社区护理》编委会

2015年5月

目　　录

第一章　绪　论

学习目标

1. 掌握社区的概念与功能；我国社区卫生服务的概念、功能和特点；社区护理的对象、内容和方法；社区护士的条件与角色。

2. 熟悉社区的要素；社区卫生服务的流程；社区护理的概念与特点；社区护士应具备的素质与能力。

3. 了解社区的类型、社区卫生服务机构设置；社区护理的发展简史。

第一节　社区卫生服务概述

案例导入

某社区卫生服务中心是一所集基本医疗和公共卫生服务于一体的基层卫生服务机构，于2007年由某市铁路医院整体转型而来，主要承担辖区内3.3万居民的基本医疗与保健服务。其服务区域地处城乡接合部，面积约6万平方公里，辖区内企事业单位和居民居住相对分散，其中的肉联厂、石油库、铁路货场及多个物流仓库常年不间断装卸作业、列车编组，对社区居民的日常生活和健康造成了一定影响。5年来，中心通过与街道办事处及各居委会协作联动，以健康教育、慢性病管理、计划免疫等为切入点，积极开展防病、保健工作，极大地促进了社区居民的身心健康。2010年2月，按照市、区政府的统一安排和规划，中心协调30余名医务人员参与了国家“十一五”科技重大专项——传染病综合防治示范区项目，并保质保量地完成了承担的各项工作。

问题：

1. 什么是社区？社区由哪些基本要素构成？

2. 什么是社区卫生服务？社区卫生服务的功能是什么？

一、社区

（一）社区的概念

“社区”一词来源于德文 gemeinschaft，意为“以一定地理区域为基础的社会群体”。

1887 年，德国社会学家斐迪南·滕尼斯首先将“社区”概念引入社会学领域，并将其定义为：“以家庭为基础的、传统的、富有人情味的、有着共同价值观念、关系密切的社会生活共同体。”

20 世纪 20 年代，美国社会学界芝加哥学派在英语社会首先使用 community 一词作为社区的专门术语，并指出社区是“占据一块或多或少明确限定了地域的人群的汇集”。

20 世纪 30 年代，我国著名社会学家费孝通将“社区”一词引入国内，并根据我国的特点将其定义为：“社区是若干社会群体（家族、氏族）或社会组织（机关、团体）聚集在某一地域里所形成的一个生活上相互关联的大集体。”

1974 年，世界卫生组织集合社区卫生护理界的专家，共同界定了适用于社区卫生服务的社区定义：“社区是指一固定的地理区域范围内的社会团体，其成员有着共同的兴趣，彼此认识且互相来往，行使社会功能，创造社会规范，形成特有的价值体系和社会福利事业。每个成员均经由家庭、近邻、社区而融入更大的社区。”同时，世界卫生组织从健康管理的角度对社区的范围提出了比较确切的量化标准：一个有代表性的社区，人口为 10 万～30 万，面积为 5000～50000km^2。

迄今为止，社会学界对社区的定义已有 140 多种，我国学者使用最多的是费孝通对社区的定义。

（二）社区的要素

社区作为人类社会区域生活的共同体，是构成社会的基本单位，是人们参与社会生活的基本场所，其构成要素包括：

1. 人群要素　人群是构成社区的核心，包括数量、构成和分布三个因素。人群的数量指社区人口的多少；构成指社区内不同人口的特点及素质；分布指社区人口的集散程度。从社会学的角度来看，社区作为社会的一个层次，始终表现为一种由一定数量的个体之间，以一定的社会关系为纽带的互动及联系所组成的社会结构状态。

2. 地域要素　社区有一定的区域，其形态存在于一定的地理空间中，如居民区、村、镇等。但从广义的角度看，这种区域性并不完全局限于地理空间，也包含一种人文空间，即社会空间与地理空间的有机组合。在同一地理空间中可以同时存在许多社区，如一个城市中可能同时并存着工业区、文化区、商业区等。

3. 认同要素　认同是社区的主要文化及心理要素，包括社会文化背景、生活方式和认同意识等。社区居民具有某些共同的利益，面临着共同的问题，具有某些共同的需要，这些共同性将社区的居民组织起来，使他们产生共同的社会意识、行为规范、生活方式、文化传统、民俗、社区归属感等，以形成社区文化及传统的维系动力。

4. 互动要素　互动要素包括社区设施、生活制度和管理机构等。社区必须具有一定的生活服务设施，才能满足居民的基本生活需要。社区的核心内容是社区居民的各种社会活动及其互动关系，这些活动及互动需要一定的生活制度及管理机构，在一定的公共管理制度下，社区居民在政治、经济、文化、精神，以及日常生活中相互联系、相互影响，形成了各种关系，并由此而聚居在一起，形成了不同形态的社区。

上述诸要素中，人群和地域是构成社区的最基本要素，生活服务设施、社会文化背景、生活方式、生活制度及管理机构是社区人群相互联系的纽带。

（三）社区的类型

社区类型的划分有多种角度和方法，常用的主要有两种划分法。

1. 地域型社区 是最常见、最通用的划分法，主要是根据地域条件和特征去比较、划分社区的类型，常见的有农村社区和城市社区两大类型。在我国，城市社区一般根据街道办事处所管辖的范围划分，人口3万～5万；农村以乡、镇、村来划分，人口2万～3万。地域性社区有利于社区健康的评估研究，有利于健康教育，并能以社区的需求为导向，组织与动员人群实施预防和干预措施，有时还能得到地域内有权人士的支持，并充分利用现有的资源开展健康促进活动。

2. 功能型社区 这种划分方法强调社区的某些功能性特征，社区人群具有共同的兴趣和目标，或者具有急需解决的共同问题。

（1）*具有共同兴趣或目标的社区* 它强调分散在不同区域，但对某一事项的发展有兴趣的个人或团体，在特定的时间聚集在一起，彼此分担或分享生活中相当重要的功能或利益，产生一种认同，进而共同结合形成一个集团或组织，如护理学会、大学城、商业社区、文化社区、旅游社区等。

（2）*解决某些共同问题的社区* 具有共同、急需解决问题的人聚集在一起形成一个社区，交流应对共同问题的各种经验，如癌症俱乐部等。这种可以成为改变现状的有用媒介。

（四）社区的功能

社区有满足居民需要和实现社会管理的功能。具体可概括为5个方面：

1. 生产、分配和消费功能 社区可从事一定的生产活动，生产的物资供社区居民消费。同时，社区可通过对社会利益的调整和社区资源的整合，为社区居民各方面的生活需求提供服务和资源，如某社区缺乏蔬菜供应，管理者协调商业部门设立菜市场。

2. 社会化功能 指社区所有成员可通过参与社区各项活动而受到教育，不断社会化。社区是人的社会化最重要的载体和场所。社会的进步必然不同程度地反映到人们社区生活中来，影响和改变着社区的组织、社群、家庭和文化，并通过社区的这些要素及其变化影响着人们的继续社会化过程，如社区开办的讲座。

3. 社会控制功能 社会控制具有把维护社会稳定的任务落实在基层社区的功能，社区通过社会化来实现其对成员的内在控制，通过各种组织及其规章制度来实现对成员的外在控制，以维护社会秩序，如制定防止社区噪音的政策与制度。

4. 社会参与功能 社区是居民生活交往的场所，也是社会成员直接参与社会事务活动的地方。社区通过其基层组织开展各种活动，提高社区居民的参与意识，社区越是能动员其居民积极参与社会活动，充分挖掘社区资源，就越有利于促进社区的建设与发展，如社区成立的老人活动室。

5. 相互支持与福利功能 社区通过组织社会福利机构与居民互助体系，发动组织本社区的力量，为社区成员解决困难和提供各种福利服务，它所提供的是就地、直接和及时的帮助，如社区开办老人护理院。

不同的社区在各项功能方面发挥作用不等，社区护士应对所负责的社区进行深入了解，充分挖掘社区资源，尽量运用这些功能为维持和促进本社区居民健康服务。

二、社区卫生服务

社区卫生服务是世界卫生组织（World Health Organization，WHO）根据对世界卫生状况和有关社会经济问题及其发展趋势进行系统分析后提出的一个预示全球卫生服务发展方向的全新概念。国内外实践证明，社区卫生服务是解决“看病难”“看病贵”问题的有效途径，是满足居民基本医疗服务需求的最佳方式，在提供安全、有效、方便、快捷、优质、价廉、连续、综合的卫生服务方面具有不可取代的地位。

（一）社区卫生服务的概念

社区卫生服务（community health care，CHC）是指无性别、无疾病差别的向社区人群提供连续、综合和协调的第一级接触卫生服务。1999 年 7 月，国务院十部委在《关于发展城市社区卫生服务的若干意见》中指出：“社区卫生服务是社区建设的重要组成部分，是在政府领导、社区参与、上级卫生机构指导下，以基层卫生机构为主体，全科医师为骨干，合理使用社区资源和适宜技术，以人的健康为中心、家庭为单位、社区为范围、需求为导向，以妇女、儿童、老年人、慢性患者、残疾人、贫困居民等为服务重点，以解决社区主要卫生问题、满足基本卫生服务需求为目的，融预防、医疗、保健、康复、健康教育、计划生育技术服务功能等为一体的，有效、经济、方便、综合、连续的基层卫生服务。”

知识拓展

初级卫生保健

初级卫生保健（primary health care，PHC）是指最基本的、人人都能得到的、体现社会平等权利的人、人民群众和政府都能负担得起的卫生保健服务。实施初级卫生保健是实现“2000 年人人享有卫生保健”目标的基本途径和基本策略。

初级卫生保健的基本内容可概括为“四大方面”和“八项要素”。

1. 四大方面 ①促进健康；②预防保健；③合理治疗；④社区康复。

2. 八项要素 ①当前主要卫生问题及其预防和控制方法的健康教育；②增进必要的营养和供应充足的安全饮用水；③基本的环境卫生；④妇幼保健和计划生育；⑤主要传染病的预防接种；⑥地方病的预防与控制；⑦常见病和创伤的恰当处理；⑧基本药物的供应。

（二）社区卫生服务的特点

1. 公益性　社区卫生服务以完成基本医疗和基本公共卫生服务为主要任务，不以营利为目的，具有公益性质。

2. 广泛性　社区卫生服务的对象是社区全体居民，包括各类人群，即健康人群、亚健康人群、患病高危人群和患病人群等。重点对象是老年人、妇女、儿童、慢性患者和残疾人等，不分性别、年龄和病种等。

3. 综合性　针对各类不同的人群，社区卫生服务的内容由预防、保健、医疗、康复、健康教育和计划生育技术服务等综合而成，并涉及生物、心理和社会各个层面，故具有综合性。

4. 连续性　社区卫生服务始于生命的准备阶段，直至生命结束的全过程，覆盖生命的各个周期，以及疾病发生、发展的全过程，不分时间、地点和对象；社区卫生服务不因某一健康问题的解决而结束，而是根据生命各周期及疾病各阶段的特点和需求，提供针对性的服务，故具有连续性。

5. 合作性　社区卫生服务机构与各级医疗保健部门及该社区所在的政府部门，乃至社区内个人、家庭、团体密切合作，提供各种健康服务，如患者的访视、出诊、转诊、健康教育、健康咨询及社区内环境的综合治理等。

6. 可及性　社区卫生服务从服务内容、时间、价格和地点等方面更加贴近社区居民的需求。社区卫生服务机构所提供的基本医疗服务、基本药品、开展的适宜技术等对居民来说，不仅承担得起，而且还使用方便、及时、有效。

（三）社区卫生服务的功能

社区卫生服务的功能可概括为“六位一体”。

1. 社区预防　社区预防是从个人、家庭和社区三个层次，根据其不同需要，提供全方位、有针对性的三级预防服务。其内容包括：①传染病和多发病的预防，如做好计划免疫，执行传染病报告、消毒隔离检疫等制度。②卫生监督和管理，如粪便污水处理、饮用水和食品管理等。③慢性病预防，如高血压、糖尿病、冠心病、脑卒中等，按病种建立防治档案，按制度规定执行防治措施，以便评价防治效果。

2. 社区医疗　社区医疗是目前社区卫生服务中工作量最大的部分，但不是社区卫生服务的重点工作内容。社区卫生服务人员以门诊和出诊为主要形式，为社区居民提供便捷的服务，达到社区医疗服务要求。与传统的医院服务相比，其特点是以社区为范围，以家庭为单位进行连续性、个体化的医疗卫生服务。内容包括为居民诊治常见病、多发病、慢性病；提供出诊、随访、转诊及家庭病床服务；建立居民健康档案，掌握社区居民和家庭的健康背景资料；开展姑息疗法，为临终患者及其家庭成员提供心理支持。

3. 社区保健　社区保健是以优生优育、提高人口素质和生活质量为目标，对社区内重点人群提供综合性、连续性的保健服务，主要是对婴幼儿、妇女、老人进行保健服务，包括社区妇女保健、围生期保健、社区儿童保健、社区精神卫生等保健指导服务。

4. 社区康复 社区康复是指患者或残疾者经过临床治疗后，为促进其身心进一步康复，由社区卫生服务机构继续为其提供医疗保健服务。社区康复内容包括以社区卫生服务为中心，结合初级卫生保健进行预防工作，在社区进行残疾人普查、康复训练，由康复人员或医务人员在家中或康复中心进行生活自理、步行、家务、语言、心理训练与指导等。

5. 健康教育 社区健康教育是社区卫生服务的核心，是初级卫生保健的重要任务之一。健康教育是通过有组织、有计划、有系统的社会和教育活动，促进人们自觉采纳有益于健康的行为和生活方式，消除和减轻影响健康的危险因素，预防疾病、促进健康，提高生活质量。内容包括卫生知识普及、个体和群体的健康管理、重点人群与重点场所健康教育、宣传健康行为和生活方式等。

6. 计划生育技术指导 计划生育是我国的一项基本国策，社区是开展计划生育的前哨阵地。落实计划生育措施包括晚婚晚育、优生优育、为计划生育者提供方便的技术指导和宣传教育。如对社区育龄妇女进行系统管理，提供服用避孕药、上环和绝育手术的咨询指导服务等。

（四）社区卫生服务机构设置

根据《城市社区卫生服务机构设置和编制标准指导意见》（中央编发［2006］96号）精神，社区卫生服务机构设置要有利于方便群众就医；人员编制的核定要符合精干、高效的要求，保证社区卫生服务机构最基本的工作需要。

我国的社区卫生服务机构由社区卫生服务中心和社区卫生服务站组成。政府原则上按照街道办事处范围或3万～10万居民规划设置社区卫生服务中心，根据需要可设置若干社区卫生服务站。新建社区可由所在街道办事处范围的社区卫生服务中心就近增设社区卫生服务站。

1. 社区卫生服务中心 主要通过对现有一级、部分二级医院和国有企事业单位所属医疗机构等进行转型或改造设立，也可由综合性医院举办。街道办事处范围内的一级医院和街道卫生院，可按照《指导意见》的标准，直接改造为社区卫生服务中心。社会力量举办的卫生医疗机构，符合资质条件和区域卫生规划的，也可以认定为社区卫生服务中心，提供社区卫生服务。街道办事处范围内没有上述医疗单位的，在做好规划的基础上，政府应当建设社区卫生服务中心，或引进卫生资源举办社区卫生服务中心。

社区卫生服务中心业务用房的建筑面积不少于1000m^2，具备开展社区预防、医疗、保健、康复、健康教育和计划生育技术指导的基本设备。社区卫生服务中心原则上不设住院病床，根据需要可设一定数量的以护理康复为主要功能的病床，但不得超过50张。社区卫生服务中心至少应有6名全科医师，9名注册护士。设病床的中心，每5张病床至少增加配备1名执业医师和1名注册护士。

2. 社区卫生服务站 可由社区卫生服务中心举办，或由综合性医院、专科医院举办，也可按照平等、竞争、择优的原则，根据国家有关标准，通过招标选择社会力量举办。

社区卫生服务站业务用房的建筑面积不少于150 m^2，具备开展卫生服务的相应设备及条件。社区卫生服务站应按照国家有关规定提供社区基本公共卫生服务和社区基本医疗服务。社区卫生服务站不设病床，但至少设日间观察床1张。至少配备2名全科医师，每名执业医师至少配备1名注册护士。

（五）社区卫生服务的流程

社区卫生服务流程包括基本医疗服务和公共卫生服务两个层面（图1－1）。

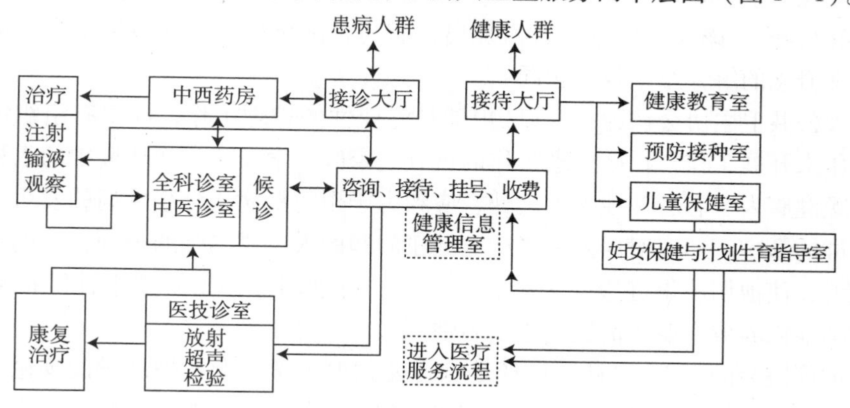

图1－1 社区卫生服务基本流程

第二节 社区护理概述

案例导入

社区护士的自白："我是一名社区护士，原以为离开了大医院那种高强度、高压力的工作会轻松很多。其实不然，社区护理工作也是一项技术性和服务性很强、难度和压力一点也不逊于大医院的工作。首先，我所在的是高校社区卫生服务机构，面对的都是高级知识分子，身上多了一份压力和责任。不管是面对教授还是家属都要有爱心、责任心、耐心，更要有过硬的专业技术。其次，我所面对的服务对象相对稳定，群体关系多样，居民在社会生活中扮演着多种角色，有着不同的社会分工和社会地位，在年龄结构和健康状况上各不相同，对护理需求也不一样。此外，我工作中很重要的一部分是上门服务，经常面对孤寡老人，有的行动不便，有的交流不畅，有的地处边远地方。有经验的社区护理前辈提醒我，要加强专业素质及文化修养，熟悉和掌握社区护理的基本概念、主要内容、服务对象、常用措施，明确社区护理在客体和主体方面的特殊性，以指导社区预防、保护、促进方面的工作，提高社区护理工作质量。"

问题：

1. 什么是社区护理？社区护理工作有何特点？
2. 作为一名社区护士，需要具备哪些专业素质和文化修养？

社区护理是社区卫生服务工作的一个重要组成部分，是一种全科、整体、多方位、贯穿人生命过程的全程护理保健服务，其目的是提高全民族的健康水平及生活质量。

一、社区护理

（一）社区护理的概念

社区护理（community health nursing）又称社区卫生护理或社区保健护理，于20世纪70年代由美国的露丝·依思曼首次提出，后为各国所接受，并使用至今。世界各国对社区护理概念的解释至今各不相同。

加拿大公共卫生协会认为："社区护理是专业性的护理工作，经由有组织的社会力量间的合作来开展工作，社区护理工作的重点是家庭、学校或生活环境中的人群。社区护士除照顾健康人、患者和残疾人之外，应致力于预防疾病或延缓疾病的发生，以减少疾病对人群的影响。同时对居家患者或有健康问题的人提供熟练的护理，帮助那些面临危机情况者，使他们获得健康，为个人、家庭、特别团体，以及整个社区提供卫生知识，并鼓励他们养成有益于健康的生活习惯。"

美国护理协会的定义："社区护理是综合公共卫生学与专业护理学的理论，应用于促进与维持群众的健康，是一种专门和完整的实务工作。它的服务不限于一个特别的年龄群或诊断，而是提供连续性、非片断性的服务。其主要职责是视人口群体为一整体，直接提供护理给个体、家庭或团体，以使全民达到健康。应用整体的方法促进健康、维护健康，用卫生教育和管理、合作及提供连续性护理来管理社区中个体、家庭和团体的健康。"

我国使用较广泛的社区护理概念是："社区护理是综合应用了护理学和公共卫生学的理论与技术，以社区为基础、以人群为对象、以服务为中心，将医疗、预防、保健、康复、健康教育、计划生育技术指导等融于护理学中，并以促进和维护人群健康为最终目标的连续性的、动态性的和综合性的护理专业服务。"

社区护理的基本概念来自于护理学与公共卫生学的理论，包括3个方面的含义：即促进健康、保护健康、预防疾病及残障。促进健康的活动包括辅导社区的居民养成良好的生活习惯，注意营养、饮食、锻炼等。保护健康即保护社区居民免受有害物质及有害因素的侵袭，如注意饮食、饮水卫生，防止社区环境中的有害因素如空气污染、噪音污染、居家装修的污染，并禁止在公共场合吸烟等。预防疾病及残障主要是为了防止疾病或伤害的发生，减少并发症。如对传染病的管制，对社区糖尿病患者的知识教育，对人们进行交通等方面的安全教育，对各种多发病、地方病的普查等。

（二）社区护理的发展简史

社区护理起源于西方国家，其发展可分为四个阶段：

1. 宗教及慈善阶段（1859年以前） 社区护理的发展可以追溯到早期的公共卫生和公共卫生护理。社区护理早期的发展与宗教和慈善事业有着密切的关系。399年，基督教会的法希奥拉修女建造了第一个慈善医院收容患者，并劝请贵族妇女访问患者。1669 年，圣文森·德·保罗在巴黎创立了慈善姊妹社，为患者和贫困人提供帮助，使其能够自强自立。这便是历史上社区访视护士的开始。

2. 地段护理阶段（1859—1900 年） 1859 年，英国利物浦的企业家威廉·勒斯朋，因为妻子患病后获得了良好的家庭护理而提倡家庭护理运动，在当地开创了“地段护理服务”制度，并到南丁格尔护士学校请求合格护士的协助。后来，又与利物浦皇家医院合办护士训练学校，学生毕业后称为“保健护士”。他们当时将利物浦分为 18 个地段，由各地段的保健护士从事疾病照顾、环境卫生及疾病预防等工作。1877 年，美国第一个地段访视护士费朗西斯·鲁特开始在纽约对贫困人群进行家访。随后波士顿、费城等地也相继成立了地段护理组织。此时的访视护士多为未受过完整护理教育的妇女，访问的对象多为患病的穷人，经费来源多为慈善救济。1885 年，纽约成立了“地段访视社”，后统一命名为“访视护士协会”。

3. 公共卫生护理阶段（1900—1970 年） 1893 年，莉莲·沃尔德女士在纽约的亨利街成立服务中心，提供当地所需的各项护理服务。她是第一个使用公共卫生护理名称的人，并积极推进社区护理运动，倡导妇幼卫生及全民的卫生保健运动。因此，她被称为现代公共卫生护理的开创人。1912 年，美国公共卫生护理协会成立，并着手制定了公共卫生护理的原则及标准。“二次世界大战”后，公共卫生护理成为美国护理学院的必修课程。随着科技的发展、医疗服务体系的转型，公共卫生护理的业务开始从个人走向家庭及社区，公共卫生护士的角色也在不断扩展。

4. 社区护理阶段（1970—至今） 1970 年，美国护士露丝·依思曼提出了社区护理一词，并把公共卫生护理与社区护理做了区分，认为社区护理是护士在各种不同形式的卫生机构中进行的各项卫生工作，指出社区护理的重点是社区。她认为，社区护士应关心整个社区的居民健康，包括生病在家疗养的人和健康人，要求从事社区护理的人员应该与各种卫生保健人员密切合作，以促进社区卫生事业的发展及居民的健康。

我国的公共卫生护理发展起始于 1925 年，北京协和医学院在护理教育课程中增设了预防医学课程。由北京协和医学院教授格兰特发起，与北京卫生科联合创办了公共卫生教学区，当时称为“第一公共卫生事务所”。1932 年，政府设立了中央卫生实验处，训练公共卫生护士。1945 年，北京协和医学院成立了公共卫生护理系。当时的公共卫生护理课程包括健康教育、心理卫生、家庭访视与护理技术指导。到了 20 世纪 50 年代，随着我国护理教育体制的改革，公共卫生护士的培养中断。自 1997 年，随着社区卫生服务工作的开展和大力推进，社区护理逐渐形成一门独立的学科。2002 年 1 月原卫生部《社区护理管理的指导意见（试行）》的通知，界定了社区护士的定义和基本条件，2005 年又作了一些修改和补充。特别是自 2006 年国务院发布《发展城市社区卫生服务的指导意见》以来，社区护理逐渐形成规范的人才培养模式、人力要求、服务内容和服务形式等。如社区护理人员要获得初级任职资格，必须通过参加全国卫生专业技术资格考试的护理学专业考试；在全国卫生专业技术资格考试护理中级资格专业中增设面向社区护理的专业；在护理高级专业技术资格标准条件的有关政策规定中进一步体现社区护理的要求和特点等。但从目前的发展情况来看，我国的社区护理尚处于雏形阶段。

（三）社区护理的对象

1. 根据服务对象分类

（1）社区　关注重点是社区的环境和社区群体的健康。

（2）家庭　关注家庭整体的健康，家庭整体功能的状态。

（3）个人　关注个人的生理、心理、社会问题。社区中个人的健康是构成家庭和社区健康的基础。

2. 根据人的健康程度分类

（1）健康人群　各方面都处于良好完备状态的群体。

（2）亚健康人群　没有器官、组织、功能上的病症和缺陷，但是自我感觉不适，疲劳乏力，反应迟钝，活力降低，适应力下降，经常处在焦虑、烦乱、无聊、无助状态中的群体。

（3）重点人群　易受到伤害和疾病侵袭，对卫生保健需求较多的婴幼儿、青少年、孕产妇和老年人，是社区卫生资源分配的重点人群，需要护理人员特别关注和随访。

（4）高危人群　易患某种疾病或发生某种危险的群体，如肥胖者、酗酒者。

（5）患病人群　患有某种疾病的群体，如各种慢性病患者。

（四）社区护理的特点

社区护理服务是以初级卫生保健为主体，以健康为中心，重在预防疾病，促进和维护健康。社区护理具有以下特点：

1. 以健康为中心　社区护理既关注患病人群，更关注健康人群。通过护理服务促进和维护人群健康，提高身心健康水平，是社区护理工作的主要目标。

2. 以社区人群为对象　社区护理的服务对象为社区全体人群，包括健康人群、患病人群，以及人群所赖以生存的环境。社区护士通过收集和分析人群的健康状况，包括生活行为方式、文化程度、工作和生活环境等信息来解决人群中的主要健康问题，而不是单纯只照顾一个人或一个家庭。

3. 具有高度的自主性与独立性　社区护理工作范围广，涉及内容多，社区护士经常独立面对服务对象，面对不断变化的健康问题，需要自主地做出处理决定。因此，要求社区护士有独立、果断的应变能力、解决问题的能力和必要的实践经验。

4. 多部门的密切合作性　社区护理的内容和服务对象决定了社区护士在工作中不仅要与卫生保健人员密切配合，还要与社区居民，以及社区的行政、企业、教育等各种机构的相关人员密切合作。

5. 工作方法的综合性　由于社区护理的服务对象十分广泛，在护理工作中所遇到的问题和人群的健康需求具有较大的差异，而影响人群健康的因素又很多，这就要求社区护士采用综合性的护理方法，包括促进健康、维护健康、预防疾病、提供连续性的护理，卫生管理及对民众进行团体、个人或家庭性的有关预防、保健方面的普及性教育等。

6. 长期性与连续性服务 社区护理为社区居民提供基本的卫生服务，是社区与居民联系的纽带，居民与社区的依存关系，决定了社区护理服务的长期性。这就要求护理服务不因服务对象某一健康问题的解决而中断，而是要在不同的时间、空间范围内提供连续的、全面的整体护理。

7. 可及性护理服务 社区护理属于初级卫生保健范畴，要求所提供的服务是所有社区人群在需要时能得到相应的服务。因此，护理服务应具有就近性、方便性、主动性，以满足社区人群的健康需求。

（五）社区护理的工作内容

1. 社区健康护理 对社区卫生环境和社区人群的健康进行管理，负责收集整理和统计分析辖区内人群的健康资料，了解社区群体健康状况和分布情况，注意发现社区群体健康问题和影响因素，参与检测影响群体健康的不利因素，参与处理和预防紧急意外事件和传染病的预防。

2. 家庭健康护理 通过家庭访视和居家护理的形式深入到家庭，不仅对家庭中的患者或有健康问题的个人进行护理和保健指导，还应注重家庭整体功能的健康，对家庭整体健康进行护理。

3. 社区保健服务 侧重于社区中重点人群的日常生活与健康，利用定期健康检查、家庭访视、居家护理等机会，对社区的儿童、妇女、老年人进行保健指导。

4. 社区健康教育 健康教育是社区护理工作的基本内容，教育对象可以是社区内具有不同健康需求的个人、家庭和群体，教育内容包括疾病预防、健康促进、疾病康复等，可通过举办学习班、发放宣传资料等多种方式进行。

5. 居家慢性病患者、残疾人和精神障碍者的管理 为已诊断明确的居家患者提供基础或专科护理服务，配合全科医生进行病情观察与治疗，进行精神卫生护理、慢性病防治与管理、营养与饮食指导，为患者及家属提供护理服务及健康教育。

6. 计划免疫与预防接种 参与完成社区儿童计划免疫工作，进行免疫接种的实施与管理。

7. 定期健康检查 与全科医师共同进行定期的健康普查的组织、管理，并建立居民健康档案。

8. 社区急重症患者的转诊服务 帮助那些在社区无法进行妥善的抢救和管理的急重症患者安全转入适当的医疗机构，使其得到及时、必要的救治。同时接受从医院返回社区服务中心或在家疗养的患者。

9. 社区传染病预防及环境、职业健康与安全管理 参与社区传染病的预防与控制工作，对社区居民进行预防传染病的知识培训，提供一般消毒、隔离技术等护理指导与咨询。对社区的环境进行监测和维护，以保护社区人群的安全，对某些特殊职业的群体应提供防护信息与措施，以保护其身心健康。

10. 社区临终护理服务 为社区的临终患者及家属提供他们所需要的综合护理服

务，帮助患者走完人生的最后一步，同时尽量减少对家庭其他成员的影响。

知识拓展

社区护理常用模式

1. 纽曼的系统模式 纽曼（Neumann）认为，社区是一个有边界的系统性整体，社区护理应重视社区中各个组织、社区人员之间的相互作用、相互依赖，以及各子系统和相关因素的整合。

2. “与社区为伙伴”的模式 此模式将压力、压力源所产生的反应、护理措施，以及三级预防的概念，纳入护理程序，强调护理的对象是整个社区。

3. “公共卫生护理概念”模式 该模式强调在进行社区护理时必须了解影响个案或群体健康的因素，按照预防、促进和保护的次序制定计划，运用教育、工程和强制3种措施进行干预。

4. “以社区为焦点的护理程序”模式 此模式包括6个阶段，即在护理程序5个步骤之前增加了与个案建立“契约式的合作关系”的环节。

（六）社区护理的工作方法

社区护理常用的工作方法有护理程序、健康教育、家庭访视和居家护理，以及社区流行病学调查、健康普查、保健指导和组织社区活动等（表1－1）。

表1－1 社区护理工作常用的方法

方法	含义	对象	特点
护理程序	社区护士应用护理程序对社区的个人、家庭和社区整体的健康进行护理的过程	生活在社区的现存或潜在健康问题的个人、家庭和社区	应用护理程序对社区患者、问题或危机家庭，以及社区群体和环境的健康进行护理
健康教育	社区护士对社区居民进行的有目的、有计划、有组织的教育活动	社区内具有不同健康需求的个人、家庭及群体	以健康教育理论模式为框架，运用护理程序进行有目的、有计划的教育，如通过高血压运动指导班进行相应教育
家庭访视	社区护士到现存健康问题或潜在健康问题的家庭，对其进行访视，收集个人、家属、家庭环境等相关资	现存或潜在健康问题的个人或家庭	在家庭访视中社区护士的主要作用是协调、计划和指导
居家护理	社区护士深入家庭对患者进行具体护理和指导	需要生活照顾的老年患者、慢性病患者、需要基础护理和特殊护理的患者等	以护理技术操作、生活护理及各种护理指导为主

二、社区护士

（一）社区护士的角色

社区护士（community health nurse）是指在社区卫生服务机构及其他有关医疗卫生机构从事社区护理工作的护理专业人员。社区护士在社区卫生服务中承担着多种角色。社区护士只有灵活应用自己的知识和技能，才能完成各种角色所赋予的义务与责任。

1. 护理服务者 社区护士的基本角色是为那些需要护理服务而自己无法满足的人群提供直接的护理服务。这就要求社区护士具备护理专业知识和技能。同时，社区护士还应具备流行病学的知识，以随时发现疾病的致病因素并进行预防。

2. 初级卫生保健者 社区护理的中心是健康而不是疾病。护理的首要任务是帮助人们避免有害因素，预防疾病，维持和提高人们的健康水平。社区护士工作在最基层的卫生保健单位，且常进行家庭访视，与社区居民的接触最多，是实施预防保健工作的最佳人选。

3. 健康教育者 护士是社区健康教育的主要实施者，社区护士通过社区健康评估，发现社区中的主要健康问题，运用健康教育原理与方法，提高居民的健康意识与能力，改变其危险行为，预防疾病、建立健康的行为和生活方式，以促进健康。

4. 健康咨询者 护士运用沟通技巧，通过解答服务对象的问题，提供相关信息，给予情感支持和健康知识，解答服务对象对疾病与健康有关问题的疑惑，使护理对象了解自己的健康状况，并以积极、有效的方法应对健康问题，提高服务对象的健康水平。

5. 健康代言人 社区护士需了解国际和国内有关的卫生政策及法律，并对威胁到社区居民健康的环境等问题（如噪音、空气污染、水质污染等）采取积极措施予以解决，或上报有关部门，以保护社区居民的健康。帮助弱势群体寻求救助，并努力使卫生保健系统、社会福利系统等相关部门更多地满足社区个人及群体的需求。

6. 组织与管理者 社区护士要负责管理社区内居民的健康问题，如慢性病患者的管理，以及服务机构内的物资、药品、档案和各类活动的安排，有时还需对社区内有关人员进行培训，如社区养老院服务员的培训、社区内餐馆从业人员的餐具消毒指导等，这些都需要一定的组织管理技巧。

7. 协调与合作者 社区护士最了解该社区居民的社会文化背景、身体健康和心理状态，因此，在社区护理实践过程中，护士需联系并协调与社区健康相关的人员及机构之间的相互关系，并维持有效的沟通，确保各项护理服务的顺利进行，使护理对象能获得最适宜的、整体性的卫生服务。

8. 观察者及研究者 社区护士需要具有敏锐的观察能力，以发现疾病的早期症状、儿童的生长发育问题、患者对药物的反应、社区中的环境问题、威胁健康的因素等。同时，社区护士还应参与或主持有关研究，以了解各种健康问题、健康行为及疾病的致病因素等，在科学研究的基础上进行护理干预。

9. 个案管理者 社区护士针对精神疾病及其他慢性病的患者需要进行个案管理。其主要目的是在充分评估的基础上利用社区资源协调各类服务，为所服务的个案提供整体的、连续的服务。

（二）社区护士应具备的条件

2002 年原卫生部发布《社区护理管理的指导意见》规定，社区护士的基本条件：

1. 具有国家护士执业资格并经注册。

2. 通过地（市）以上卫生行政部门规定的社区护士岗位培训。

3. 独立从事家庭（病床）访视护理工作的护士，应具有在医疗机构从事临床护理工作 5 年以上工作经历。

（三）社区护士的素质与能力要求

1. 社区护士的素质要求 1974 年，世界卫生组织制定的社区护士必备素质包括 3 项：

（1）必须有以促进社区健康为己任的责任感，积极为社区的健康代言、游说及提供服务。

（2）必须要以照顾弱势群体为重点。社区护士必须有独立自主的能力，优先为老人、妇女、儿童、残疾人和低收入者等弱势个人或群体提供帮助。

（3）必须善于与服务对象合作，尊重其自主性，能与人共事，充分发挥团队精神，获取最大效益。

2. 社区护士的能力要求 社区护理工作范围广，覆盖面大，综合性强，社区护士要想在其中扮演好各种角色，履行好职责，完成好任务，必须具备一定的能力素质。

（1）人际交往、沟通能力 社区护理工作既需要合作者的支持、协助，又需要护理对象的理解、配合。社区护士要与具有不同的年龄、家庭、文化及社会背景的社区居民、社区管理者及其他卫生工作人员密切合作就需要具有社会学、心理学和人际沟通技巧方面的知识，只有这样，才能更好地开展工作。

（2）综合护理能力 综合护理能力主要包括各专科护理技能和中西医结合的护理技能。社区护士在工作中难免应用到内科、外科、神经科、精神科、中医科，以及老年和康复等方面的护理技能。因此，社区护士只有具备综合护理的技能，才能满足社区人群的需求。

（3）独立判断、解决问题能力 社区护士在很多情况下需要独立进行各种护理操作，运用护理程序，开展健康宣教，进行咨询或指导。因此，慎独、解决问题和应变的能力对于社区护士非常重要。

（4）预见能力 预见能力主要用于预防性服务，而预防性服务是社区护士的主要工作之一。社区护士有责任在问题发生之前找出潜在因素，从而提前采取措施，避免和减少问题的发生。

（5）组织、管理能力 社区护士在向社区居民提供直接的护理服务的同时还要调动社区的一切积极因素，充分利用各种资源，开展各种形式的健康促进活动。例如，负责人员、物资和各种活动的安排，这些需要一定的组织、管理能力。

（6）调研、科研能力 社区护士不仅担负着向社区居民提供社区护理服务的职责，同时也肩负着发展社区护理、完善护理学科的重任。这就要求社区护士具备基本的科研素养和独立开展或与他人合作进行研究的能力，在社区护理实践中，善于总结经验，提出新的观点，积极探索适合我国国情的社区护理模式，推动我国社区护理事业的发展。

（7）自我防护能力 社区护士的自我防护能力主要包括两个方面，即法律的自我防护和人身的自我防护。特别是社区护士在非医疗机构场所，如在患者家中提供有风险的医疗护理服务时，应加强法律意识，不但要完整记录患者病情，还要与患者或家属签订有关医疗护理服务协议书，作为法律依据。同时，外出提供服务时还应注意人身与财物安全的自我防护。

思 考 题

1. 某社区卫生服务站地处 B 市东北郊某地区。辖区面积约 2.4km^2，管辖 4 个居委会，共 7979 户，20816 人。自 1998 年建站以来，工作内容仅开展常规门诊医疗服务，工作时间为周一～周五 8：00～16：00，不开展出诊服务。截至 2001 年 10 月，建立健康档案 35 份，日平均门诊人次 8.5 人，工作人员经常下午 3：00 下班，周围居民极为不满。2001 年 11 月，站领导认为卫生服务站必须走一条新路，并提出实施“目标管理经济责任制”。4 年后，该卫生服务站对辖区 1.8 万余常驻居民进行了健康调查，并建立了健康档案；为 153 名残疾人进行了登记，并开展了康复管理；为居民减/免费健康体检 5 次，共 1400 余人；连续管理高血压患者 1068 人，建了高血压患者俱乐部；连续管理糖尿病患者 168 人；为居民免费出车 101 次，免费送氧上门 544 罐；仅 2005 年开展各类健康教育活动 35 场，受教育人数 8000 人次，并在同年正式成为某中医药大学护理学院的临床培训基地，在社区居民中赢得了较好的口碑。

问题：

（1）2001 年后，该站工作内容的变化是否符合社区卫生服务的要求？

（2）根据国务院《关于发展城市社区卫生服务的指导意见》，该社区卫生服务站今后还应做哪些工作？

2. 护士小张，护校毕业后一直在 A 市的一家三级医院做合同护士。去年，她参加了该市卫生系统的公招考试，并顺利地被一家社区卫生服务中心正式录用。从事社区护理工作 1 年来，小张感到这里的要求与医院工作大有不同，在社区自己虽不用每周三班倒，但却要经常去参加附近学校的运动会，陪同社区的老年朋友出游，每天要定时为特定对象送医送药，每月要对重点人群定期随访，工作也并不轻松，有时一天要奔走好几十里才能完成工作，要赢得居民的认同也不是件容易的事。

问题：

（1）社区护理工作与医院工作相比有何不同？

（2）作为一名社区护士，必须具备的条件是什么？

（3）护士小张需要在哪些方面加强努力，才能赢得社区居民的认同？

第二章 社区公共环境卫生与健康

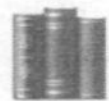

学习目标

1. 掌握环境污染对健康危害的特点以及表现形式；食品污染的概念、分类；食物中毒的概念、分类、特征以及处理。

2. 熟悉环境的概念；社区护士在环境工作中的职责；室内环境污染、水体污染、大气污染的预防措施；食品污染的预防措施；食物中毒的预防措施。

3. 了解室内环境污染、水体污染、大气污染、环境污染的来源；不同类型食品污染的特点；不同类型食物中毒的特点。

第一节 社区环境卫生与健康

案例导入

近年来，“癌症村”“怪病村”现象在中国各地频频出现，尤其高发于经济发展较快的省份。医学界认为，目前已知80%的癌症发病与环境有关，尤其是与环境中的化学物质密切相关，环境污染对人类的生命构成巨大威胁。

问题：

1. 常见的环境污染来源有哪些？

2. 环境污染对健康的影响作用有哪些？

随着自然环境和人类社会的发展演变，环境对人类健康的影响越来越凸显和复杂。人体与环境通过物质与能量的交换保持着动态的平衡，这种平衡是确保人类得以生存和保持健康的最基本条件。现代医学的发展也提示，人体的健康与疾病除与生物遗传因素有关外，环境因素也是重要的影响因素之一。掌握社区环境的基本概念和知识是社区护士从事有关环境方面的社区护理的基础。

一、概述

（一）环境的概念

WHO公共卫生专家委员会认为：“环境是指在特定时刻由物理、化学、生物及社会各种因素构成的整体状态，这些因素可能对生命机体或人类活动直接地或间接地产生现时或远期作用。”

环境是相对于某项主体而言的周围因素。人类的环境是指作用于人类的所有外界影响与力量的总和，是人类赖以生存的空间及其所包含的各种因素。根据环境的组成要素可将人类环境分为自然环境和社会环境。

1. 自然环境　自然环境是指人类出现之前就已客观存在的，可直接或间接影响人类生活、生产的一切自然形成的物质及其能量的总体。在自然环境中，根据主要环境的组成要素，可分为大气环境、水环境、土壤环境、生物环境、地质环境等。根据社区人群生活活动的情况，又可将自然环境分为室外环境和室内环境。

（1）室外环境　室外环境是指社区住宅与公共建筑物之外的各种客观物质的总和，主要包括大气、水体、土壤及气象条件等因素。

（2）室内环境　室内环境由住宅和公共建筑物内的各种物质环境组成，包括室内小气候、日照、采光、噪声、绿化和空气清洁状况等。

2. 社会环境　社会环境是指人类在自然环境的基础上，通过长期有意识的社会劳动所创造的人工环境。它是人类物质文明和精神文明发展的标志，包括社会制度、经济状况、宗教信仰、风俗习惯、文化教育、人口发展、生活方式和公共体系等。

社区护理学所研究的环境主要包括空气、水、土壤、其他生物在内的生活和生产环境，以及与之有关的社会环境。

（二）社区环境卫生工作

1. 社区护士在环境卫生中的职责　社区卫生工作者需要了解环境卫生工作的具体内容，并明确自身在其中扮演的角色和任务，以便通过社区环境卫生工作最大限度地保护和改善环境，创造并维护有益于社区人群身心健康的物质和社会条件，减少与环境有关的致病因素。

（1）了解社区现存的或潜在的环境危害　社区护士可通过对社区环境的评估，了解社区的环境现状，分析社区潜在或现存的环境问题，并及时报告给相关的上级部门。同时，还应该评估社区居民对环境知识的掌握程度及其环境保护的意识。

（2）参与策划社区环境保护和预防计划　通过评估明确社区的环境问题及影响因素后，应与当地的环境保护机构取得联系，共同策划环境保护和预防计划。

（3）采取积极措施实现计划　通过水质监测、环境绿化、污染源的处理等措施减少各种有害于环境的因素。同时教育个人、家庭和社会集体保护环境资源，帮助居民了解环境保护知识，增强环境保护意识。

（4）参与环境卫生的研究工作　社区护士可与社区其他卫生工作者合作，进行环境污染对人体近期、远期危害的研究工作，或通过现场调查和实验性研究开展环境卫生标准的研究。

2. 社区环境教育内容　环境教育是社区护士的基本职责，社区环境教育的主要内容包括四个方面。

(1) 传授基本的环境知识　要运用多种教学方法和手段传授诸如生态平衡、能源分布与消耗、资源保护与节约、污染的起因与危害、生活垃圾的分类与处置等基本知识，帮助人们正确定位人在环境中的角色和作用。

(2) 提升环境保护意识　通过警示性教育，使社区居民充分认识和关心所面临的环境问题，主动参与环境问题的解决，提升尊重自然和按自然规律办事的环境意识。

(3) 培养环境价值观　通过环境教育使受教育者正确把握人与自然规律的关系，不再将环境视为取之不尽、用之不竭的资源，以正确的态度谋求人与环境的和谐发展。

(4) 掌握基本的环境保护技能　通过环境教育使社区居民掌握一定的环境保护技能，并运用于实际生活，力所能及地解决所面临的环境问题。

知识拓展

环境卫生

WHO 指出，环境卫生是指控制人类的活动环境中可能有害人体健康和生存的所有因素。对于环境因素引起的健康问题，应借助各种策略处理达到以下目的：①预防人类疾病的发生与相互的传染；②增进人们的健康与延长寿命；③提高个人工作效率与生产量；④促进人类生活品质，保持与自然环境的和谐关系。

二、环境与健康

人类与环境是一个辩证的统一体，它们相互独立、相互制约、相互依存、相互转换。一方面环境给予人类提供了生命物质与活动场所，以及新鲜的空气、清洁的水、美丽的风光，为人类提供了良好的自然环境；另一方面人类又在不断适应和改造环境，人类在为其提供更加舒适的物质生活和居住环境的同时，也对环境造成了污染。此外，许多环境因素对机体健康的影响存在有利和有害双重影响。例如，适宜的气温对人类生存是必不可少的，但极端气象条件，如热浪天气可使居民死亡率显著增加，严寒天气则诱发心脑血管疾病的比例明显增高。因此，研究环境与机体健康问题具有重要的现实意义。

（一）室内环境与健康

室内环境是人们生活环境的重要组成部分，主要为住宅，还包括工作场所。随着经济的发展、人民生活水平的提高和居住与办公条件的改善，室内环境对健康的影响越来越明显，尤其是老、弱、病、残、幼、孕等易感人群。清洁舒适的室内环境可以使人精神焕发，提高人体的各种生理功能，增强个体的免疫力；不良的室内环境则对机体是一种恶性刺激，可使中枢神经系统功能紊乱失调，降低机体各系统的功能和抵抗力。

1. 室内环境污染的来源

(1) 室内人的日常活动　人体内代谢产物，主要通过呼气、谈话、大小便、汗液等排出体外。呼吸道传染病病原携带者在谈话、咳嗽、打喷嚏时可将各种病原微生物随飞沫喷出。吸烟也是室内有害物质的重要来源，其中致癌物不少于44种。

（2）生活炉灶和烹调油烟　主要指各种燃料的燃烧，以及食用油在加热烹调时产生的油烟。这一类的污染物主要有二氧化硫、氮氧化物、一氧化碳、二氧化碳、多环芳烃及悬浮颗粒物等。

（3）建筑材料和装饰物品　建筑装饰材料是目前造成室内空气污染的主要来源，如油漆、涂料、胶合板、刨花板、泡沫填料、塑料贴面等材料中均含有甲醛、苯、甲苯、乙醇、氯仿等挥发性有机物；建筑材料中各种石材释放的氡也是室内污染物之一；家用化学品如喷雾杀虫剂、除臭剂、厕所清洁剂、美容美发喷雾剂等都可释放出一些有害化学物质，并进入室内空气。

（4）室内生物性污染　螨是家庭室内传播疾病的重要媒介之一，常隐藏在床铺、家具和地毯处；军团菌主要存在于现代建筑物的贮水器水、输水管道、制冰机用水、水龙头等的水中，其中空调系统带菌是引起军团菌病发生和流行的常见原因。

（5）家用电器　电视机、组合音响、微波炉、电热毯、空调机等多种家用电器进入室内，由此产生的空气污染、噪音污染、电磁波和静电干扰给人们的身体健康带来了不可忽视的影响。

（6）来自室外环境　大气污染物可以通过机械通风系统和自然通风渗入室内空气中，常见的有二氧化硫、氮氧化物、一氧化碳、铅、颗粒物等。

2. 室内环境的基本卫生要求

（1）小气候适宜　室内有适宜的小气候，冬暖夏凉，冬季室温的舒适范围在16℃～20℃，夏季室内最适温度为24℃～26℃；一般认为，气温18℃～20℃时，适宜的相对湿度为30%～45%，冬季相对湿度最好不小于35%，夏季不大于65%～70%。

（2）采光照明良好　可通过精心设计房屋的位置、朝向及合理布局房间来达到目的。

（3）空气清洁卫生　经常开窗换气，避免室内外各种污染源对室内空气的污染。

（4）环境安静整洁　采用各种措施降低噪声，保证休息、睡眠、学习和工作。

（5）卫生设施齐全　保持室内清洁卫生，有防止昆虫的侵扰和隔离病原体传播的设施。

3. 室内环境污染的防护措施

（1）选择合格的建材产品　室内建筑和装修材料，以及室内用品不应对人体健康产生危害，房屋装修后或新房启用前应充分通风。

（2）加强能源的利用和管理　改造炉灶和采暖设备，提高燃料的燃烧效率，改进能源结构，推广燃气、电能、太阳能等清洁能源。

（3）加强室内通风　尽量采用自然通风保持室内空气清洁，合理使用空调。

（4）严格执行室内空气污染的法规　禁止在公共场所吸烟，贯彻执行国家颁布的《室内空气质量标准》。

（二）水环境与健康

水是自然环境的一个重要组成部分，也是构成机体的重要成分。人体的一切生理活动和代谢反应都需要在水的参与下才能完成。水是不可替代的自然资源，在人类的生活和生产活动中具有极其重要的作用。人类水资源一般可分为3种：降水、地面水和地下水。

1. 水体污染的来源 水体污染是指人类活动排放的污染物进入水体，其数量超过了水体的自净能力，使水质和水体底质的理化特性和水环境中的生物特性、种群及组成等发生改变，从而影响水的使用价值，造成水质恶化，危害人体健康的现象。一般可分为生物性污染物、化学性污染物和物理性污染物。

（1）*生物性污染物* 主要有病原体污染、真菌污染和藻类污染。病原体污染主要包括各种细菌、病毒等，主要来自人畜粪便、生活污水、医院，以及畜牧屠宰、皮革和食品工业等废水；真菌污染包括真菌毒素，具有极强的毒性和致癌性，主要来自制药、酿酒、食品等工业；藻类污染主要指化肥、化工等磷、氮排放引起水体富营养化，使藻类等浮游生物大量生长繁殖，在代谢过程中产生藻毒素，使水质恶化。

（2）*化学性污染物* 主要来源于消毒副产物和工业废水的违规排放，其次是农业污水和生活污水。水体污染的化学物质包括无机物和有机物两类。有机污染物主要有酚类、苯类、醛类等；无机污染物主要包括铅、锰、铬、汞、砷等。水源受污染后，各种有毒化学物质可通过饮水或食物链传递使人体发生急、慢性中毒。

（3）*物理性污染物* 主要指非溶解悬浮颗粒物、热污染和放射性污染。非溶解悬浮颗粒物主要是由暴雨或潮水冲刷陆地带入的，其成分大都是黏土和其他土壤颗粒以及某些矿物质。热污染主要来源于工业冷却水，特别是发电厂的冷却水。放射性污染包括天然和人为两类，水中放射性物质可通过饮水、摄取各种被放射性物质污染的食物进入机体，并通过食物链和生物富集作用使其在体内蓄积，导致某些疾病甚至肿瘤的发生。

2. 饮用水的卫生要求 生活饮用水水质标准必须满足3项基本要求：生活饮用水不含病原微生物；水中所含化学物质及放射性物质不得对人体健康产生危害，不引起急性和慢性中毒及潜在的远期危害；生活饮用水必须确保感官性状良好。

3. 水体卫生的防护措施

（1）*推行清洁生产，开展水污染源头预防* 这是防止水体污染的根本措施。国家建立饮用水水源保护区制度。

（2）*全面规划，合理布局，进行区域性综合治理* 各类规划需考虑水体污染问题，做好预防措施；杜绝工业废水和城市污水任意排放；同行业废水应集中处理；有计划地治理已被污染的水体。

（3）*减少和消除废水中污染物的排放* 首先改革工艺减少废水排放量或降低废水毒性；其次重复利用废水；第三控制废水中污染物浓度，回收有用产品。

（4）*加强监测管理，制定法律和控制标准* 完善相关法律法规，监督各部门和工厂保护环境、保护水源。

（三）大气环境与健康

大气是人类生存的重要外界环境介质之一，因此它的物理、化学性状对人体健康和疾病有明显影响。大气污染物可对健康产生直接急性危害，如烟雾事件和生产事故，以及慢性中毒和远期危害。此外，大气污染还会产生温室效应、臭氧层破坏、酸雨、大气棕色云团形成等间接危害。

1. 大气污染的来源　大气污染是指大气中污染物质浓度达到了有害程度，以至对自然系统的平衡造成破坏，对人类的生存和健康产生危害的现象。

（1）工农业生产　各种工业企业是大气污染的主要来源，也是大气卫生防护的重点，包括燃料的燃烧，主要是煤和石油燃烧过程中排放的大量硫氧化合物和（或）氮氧化物及含碳物质不完全燃烧产生的有害物质；工业生产过程排放的烟尘和废气；农业生产过程中喷洒农药而产生的粉尘和雾滴也会造成对大气的污染。

（2）生活炉灶和采暖锅炉　采暖锅炉以煤或石油产品为燃料，是采暖季节大气污染的主要原因。生活炉灶使用的燃料有煤、液化石油气、煤气和天然气，如果燃烧设备效率低，燃烧不完全，烟囱高度低或无烟囱，则可造成大量污染物低空排放。

（3）交通运输　主要是指飞机、汽车、火车、轮船和摩托车等交通运输工具排放的污染物。目前，这些交通工具的主要燃料是汽油、柴油等石油制品。其燃烧后会产生大量的颗粒物、氮氧化物、一氧化碳、多环芳烃和醛类。目前，汽车尾气排放已成为我国许多大城市大气污染的主要来源。

（4）其他　地面尘土飞扬或土壤及固体废弃物被大风刮起，均可将铅、农药等化学性污染物，以及结核分枝杆菌、粪链球菌等生物性污染物转入大气。

2. 大气污染的防护措施

（1）合理安排工业布局和城镇功能分区　工业区一般应配置在城市的边缘或郊区，位置应当在当地最大频率风向的下风侧。居民区不得修建有害工业企业。

（2）加强工艺措施　通过改革工艺过程，以无毒或低毒原料替代毒性大的原料，减少污染物的排放；加强生产管理，防止一切可能排放废气污染大气的情况发生。

（3）控制燃煤污染　改进燃煤技术，实行区域集中供暖供热，因地制宜开发水电、地热、风能、海洋能、核电及太阳能等。

（4）治理交通运输工具废气　在建立、健全机动车污染防治的法规体系及配套管理措施的基础上，促使机动车的生产和使用节能降耗，开发新型燃料，以减少污染物的排放。

（5）加强绿化　绿化除美化环境外，还具有调节气候，阻挡、过滤和吸附灰尘，吸收大气中的有害气体等作用。

（6）监测与评价环境空气质量　为防治空气污染，规范环境空气质量监测和评价工作，按照《环境空气质量监测规范（试行）》和《环境空气质量指数技术规定（试行）》进行。

（四）环境污染与健康

环境污染是指由于各种人为的或自然的原因，使环境组成与性质发生改变，扰乱了生态平衡，对人类健康造成了直接的或间接的、现时的或远期的有害作用。严重的环境污染称为公害，由公害引起的疾病称为公害病。

1. 环境污染物种类及来源 环境污染物是指进入环境并引起环境污染的有害物质。根据污染物是否在环境中有改变可分为一次污染物和二次污染物。环境污染物的主要来源：

（1）生产性污染 主要来源于工业生产过程中排放的废渣、废气、废水，即“工业三废”，以及农业生产过程中使用的农药、化肥等。如蓄电池厂产生铅烟、铅尘；金属冶炼、纺织印染等产生的废水；农业生产用的农药在土壤中高残留引起土壤和水质污染。

（2）生活性污染 来自日常生活中人畜粪便、生活污水、生活垃圾等方面，也叫“生活三废”。另外包括生活炉灶和烹调油烟产生的烟尘废气等。

（3）其他污染 包括交通运输性污染、医源性污染、辐射性污染、噪声污染等。此外地震、火山爆发等所释放的大量烟尘，都可使环境受到不同程度的污染。

2. 环境污染对健康危害的特点

（1）广泛性 环境污染作用人群数量多，范围广，从成人到儿童，甚至是孕育中的胎儿都可能受到环境污染的影响。

（2）多样性 环境中存在各种污染物，对人体健康的损害表现出明显的多样性，有直接和间接损害、急性和慢性损害、局部和全身损害、近期和远期损害、特异性和非特异性损害等。

（3）复杂性 环境中的污染物不一定单独存在，可以多种共存，因而联合效应作用可能不同。此外，一种环境污染物进入人体的途径可能很多，而不同个体接触到的环境污染物的种类数量也不一定相同，这就导致在危害作用因果关系判断上的复杂性。

（4）长期性 很多环境污染物可长期滞留于空气、土壤和水中，并长时间作用于人体。由于剂量低较难发觉，故往往数年或数十年健康危害才会明显表现出来，有的则要到子代个体危害才得以显现。

3. 环境污染危害的表现形式

（1）急性危害 急性危害是指机体受到大量的环境污染物作用，短期内便出现中毒反应或死亡，主要包括大气污染的烟雾事件、事故性排放的环境污染事件、核泄漏事故、环境生物性污染引起的急性传染病等，其均会对当地的人群健康和生态环境造成难以估量的损失。

（2）慢性危害 低浓度环境污染物长期、反复对机体作用而引起的危害称慢性危害，慢性中毒是慢性危害的主要类型。此外还可导致一些非特异性损害，如暴露人群免疫力下降、人群中一般疾病患病率和死亡率增加、儿童生长发育受到影响、人群感染性疾病患病率增高等。

（3）致癌作用　WHO 指出，癌症是导致人类死亡的主要原因。据估计，80% ~ 90% 的肿瘤与环境因素有关，国际癌症研究机构截至 2012 年确认的人类致癌物质、混合物和致癌接触环境有 108 种，其中 90% 与化学因素有关。

（4）致畸作用　人类出生缺陷又称为先天畸形。随着工业的发展，大量化学物排入环境，造成环境污染日益加重。化学物在孕期，特别是胎儿器官形成期对胚胎发育和结构畸形的发生有着重要影响。

（5）干扰内分泌功能　环境内分泌干扰物通过干扰生物或人体内保持自身平衡和调节发育等过程，从而对生物或人体的生殖、神经和免疫系统等功能产生影响。目前已证明具有内分泌干扰作用的化学物有 100 多种。

（6）环境污染引起的疾病　主要有公害病、职业病和食物中毒等。公害病是由严重的环境污染引起的一类地区性中毒性疾病，具有明显的地区性、共同的病因、相同的症状和体征，如伦敦烟雾事件、洛杉矶光化学烟雾事件等。职业病是生产环境中存在的各种有害因素所引起的一类疾病，2002 年新颁布的《职业病名单》将职业病分 10 类 115 种。食物中毒是指摄入有毒食物引起的中毒，其中许多食物中毒与环境污染有关，例如有机磷农药污染蔬菜等农作物引起的食物中毒。传染病也可由环境污染引起，例如，水体特别是饮用水被污染引起的伤寒、霍乱、痢疾等介水传染病的暴发流行。

第二节　社区食品卫生与健康

案例导入

某市一高中学校，学生统一在学校食堂进食晚餐，次日凌晨 1：00 出现首例患者，8：00 ~ 10：00 陆续有 50 余名学生发病，主要症状为腹痛、腹泻、呕吐，少数伴轻度发热。

问题：

1. 食物中毒的特征有哪些？
2. 一旦怀疑食物中毒，应如何处理？

食品是人类赖以生存和发展的物质基础。食品安全是指食品无毒、无害，符合应有的营养需求，对人体健康不造成任何急性、亚急性或者慢性危害。随着我国经济的高速发展，以及国际食品贸易的日益扩大，危及人类健康、生命安全的重大食品安全事件屡屡发生，食品安全已成为一个全世界关注的公共卫生问题。

一、食品污染的防治

食品污染是指食品及其原料在生产加工、贮存、流通等过程中受到有害物质的侵袭，造成食品安全性、营养性和（或）感官性状发生改变，导致对健康危害的现象。食品污染的种类繁多，根据污染物的性质，可分为生物性污染、化学性污染和物理性污染 3 类。

（一）生物性污染

生物性污染主要是微生物的污染，包括细菌和细菌毒素、霉菌和霉菌毒素、肠道病毒等；除微生物污染外，寄生虫如蛔虫、囊虫、绦虫及其虫卵，以及昆虫如甲虫、螨、蛾、蝇等均可造成食品污染。

1. 食品腐败变质 食品腐败变质是指食品在特定环境下，受到以微生物为主的多种因素作用引起的食品成分和感官性状改变，从而使食品的食用价值降低或完全丧失的各种变化，如鱼、肉、禽、蛋腐臭，蔬菜、水果腐烂，粮食霉变及油脂酸败等。

（1）食品腐败变质的原因 食品腐败变质是以食品本身的组成和性质为基础，在环境因素的影响下，由微生物的作用所引起的。

1）食品本身的组成和性质：包括食品本身的营养成分、水分、pH 值和渗透压等，它在决定食品是否会发生及发生何种腐败变质的过程中占有基础地位。通常意义上讲，食品水分含量越高越有利于细菌繁殖，而 pH 值较低的酸性食品则可抑制多种微生物的生长。

2）微生物的作用：微生物是引起食品腐败变质的重要原因，微生物主要为细菌、酵母和真菌，其中以细菌为数最多。微生物能产生分解食品中特定成分的酶，使食品发生具有一定特点的腐败变质。

3）环境因素：包括环境温度、湿度、紫外线和氧等。通常情况下，环境温度越高、湿度越大越有利于细菌繁殖，氧和紫外线均可加速食品组成成分氧化分解。

（2）防止食品腐败变质的措施

1）低温保藏：低温可以抑制微生物的生长繁殖和酶的活动，使食品发生组织自溶和营养素分解的速度减慢，但并不能杀灭微生物或破坏酶，因而只能是延长食品的保存期限。通常情况下，肉类在普通家用冰箱冷藏下可存放 5～7 天，冷冻情况下可存放 1 个月。

2）高温保藏：食品经过高温处理后可破坏其中的酶类，并杀灭大多数微生物。若同时配合真空、密闭等处理可更好地延长食品保存期限，常用的高温防腐方法主要有巴氏消毒法和高温灭菌法。

3）脱水与干燥保藏：原理是将食品中的水分降至微生物繁殖所必需的水分以下。

4）腌渍和烟熏保藏：常见的腌渍方法有提高酸度、盐腌、糖渍保藏等。

5）辐照保藏：主要是用放射线对食品灭菌、杀虫、抑制发芽等，以延长食品的保藏期限。

2. 食品细菌污染 食品细菌污染是食品安全中最常见的问题。食品细菌中以非致病性细菌为主，且多数为腐败菌。

（1）常见的食品细菌

1）假单胞菌属：典型的腐败菌具有分解蛋白质和脂肪的能力，是导致新鲜冷冻蔬菜、肉、禽和海产品腐败变质的重要细菌。

2）微球菌属和葡萄球菌属：为革兰阴性菌，因营养要求较低而成为食品中极为常见的菌属，可分解食品的糖类并产生色素。

3）芽孢杆菌属和芽孢梭菌属：是罐头类食品中常见的腐败菌。

4）肠杆菌科各属：多与水产品、肉和蛋的腐败有关。

5）弧菌属和黄杆菌属：主要来自海水或淡水，故鱼类和水产品中多见。

6）嗜盐杆菌属和嗜盐球菌属：多见于咸鱼，易引起咸肉和腌渍食品的腐败变质，且产生橙红色素。

7）乳杆菌属：乳制品中多见。

（2）食品的细菌污染指标

1）细菌总数：是指被检样品的单位重量（g）、容积（mL）或表面积（cm^2）中所含有的在严格规定的条件下（培养液、pH 值、培养温度、时间、计数方法等）培养所生成的细菌菌落总数。食品的细菌总数一方面是食品清洁状态的标志；另一方面是预测食品的耐保藏性，即利用食品中细菌数量作为评定食品腐败变质程度的指标。

2）大肠菌群：食品中大肠菌群的数量是采用相当于 100g 或 100mL 食品中的最近似数来表示，简称大肠菌群最近似数。大肠菌群已被许多国家用作食品生产上质量鉴定的指标。

（3）食品细菌污染的预防措施

1）食品原料：防治食品原料的细菌污染是最重要的途径，如果用受到细菌污染的原料来加工生产食品，将使食品质量受到严重影响。

2）生产运输：要求食品加工车间保持洁净无尘，通风良好，温度适宜，容器、工具清洁无菌，尽可能采用密闭、连续、自动化的生产装置。选用合理的食品储存方式，以抑制细菌的生长、繁殖。

3）食品烹调加工：采用合理的烹调方法，彻底杀灭细菌。

4）做好从业人员的卫生管理工作：食品企业的从业人员是食品污染和疾病传播的重要途径之一，一定要对其定期进行体检。

5）加强防止食品污染的宣传教育，对食品进行细菌总数、大肠菌群和致病菌的监测。

3. 食品霉菌及霉菌毒素污染　霉菌是真菌的一部分，在自然界中分布广泛，与食品安全关系密切的霉菌主要有曲霉菌属、青霉菌属和镰刀菌属。霉菌毒素是指霉菌在其所污染的食品中产生的有毒代谢产物。

（1）霉菌污染食品的评定指标　对霉菌污染食品质量的评价主要有两方面：①霉菌污染程度：以单位重量（g）或体积（mL）的食品或 100 粒粮食中的霉菌总数表示。②检测食品中的霉菌菌相构成：所谓霉菌菌相是指食品中污染霉菌的种类。一般食品中有较多的曲霉和青霉预示食品即将霉变；根霉和毛霉的出现常表示食品已经霉变。

（2）黄曲霉毒素　黄曲霉毒素是由黄曲霉和寄生曲霉产生的一类有毒代谢产物，具有极强的毒性和致癌性。由于该毒素主要污染粮食和油料作物，对动物具有急、慢性毒作用和致癌作用，故世界各国都将黄曲霉毒素作为食品卫生的必要监测项目。

（3）预防措施　预防黄曲霉毒素污染和中毒的措施主要为防霉、去毒与限制食品中黄曲霉毒素的含量。

1）防霉：是预防粮食被黄曲霉毒素污染的最根本措施。粮食收获后，应及时干燥；仓储时应注意温度、湿度；化学熏蒸剂防霉、γ射线照射、选择抗霉良种也有利于防霉。

2）去毒：包括挑去霉粒、碾压加工及加水搓洗、植物油加碱去毒等方法，将毒素去除或破坏毒素。

3）限制食品中黄曲霉毒素含量在国家限量标准内。

（二）化学性污染

化学性污染是指有害化学物质的污染。食品的化学污染物种类繁多，危害最严重的是农药、有害金属、N－亚硝基化合物等。

1. 农药残留 农药可以提高农作物产量，提高农业的经济效益，但农药的大量使用不仅可通过食物、水、空气和皮肤接触等途径对人体造成多方面的危害，如急、慢性中毒和致癌、致畸、致突变作用，还可对环境造成严重污染，使环境质量恶化，生态平衡破坏等。

（1）农药污染食品的途径

1）施用农药对农作物的直接污染：以蔬菜和水果最为常见。

2）农作物从污染的环境中吸收农药：如水体被污染后，鱼、虾、贝和藻类等水生生物从水体中吸收农药而引起残留。

3）通过生物链污染食品：农药污染环境，经食物链传递可使农药的轻微污染引起农药在生物体内的生物富集。

4）其他来源的污染：包括加工和贮运中污染、事故性污染。总的来说，性质稳定、生物半衰期长、与机体组织亲和力高及脂溶性高的农药，容易经食物链富集，在食品中的残留量就高；施药次数多、浓度大、间隔时间短，食品中农药的残留量亦高。

（2）农药污染的预防措施 预防农药污染的措施主要有：①加强对农药生产和经营管理，重点抓好农药市场监督管理工作。②安全、合理使用农药，积极进行宣传教育工作，加强农药使用者的安全用药意识和技术指导。③制定和完善食品中农药残留限量标准，加强食品中农药残留量的监测。④研究和推广使用高效、低毒、低残留农药，以消除和根本解决化学农药对食品和环境的污染。

2. 有害金属 环境中有80余种金属元素可以通过食物和饮水、呼吸道及皮肤接触等途径进入人体，其中某些元素在较低剂量下即对人体产生明显的毒副作用，如铅、镉、汞等，称为有害金属。即使是某些必需元素如铬、锰、锌等，如摄入过量也可对人体产生较大的毒作用或潜在危害。

（1）有害金属污染食品的途径 ①某些地区的自然环境中有害金属元素的本底值明显高于其他地区。②“工业三废”对土壤、水体和环境的污染，使食品受到直接或间接污染。③食品加工、储存、运输和销售过程中接触的机械、管道、容器，以及添加剂中含有的有毒有害金属元素导致食品污染。

（2）有害金属污染食品的预防措施 ①控制排放金属毒物的污染源是降低金属毒物对环境和食品污染的根本措施。②制定各类食品中有毒有害金属的最高允许限量标准，加强经常性的监督检测工作。③严格农药、化肥、有毒有害金属及其化合物的保管制度，防止误食、误用或意外，以及人为污染食品。④在确保使用的安全性和尽可能减少损失的原则下，根据污染物种类、来源、毒性大小、污染方式、程度和范围、受污染食品的种类和数量等不同情况对已污染的食品进行科学处理。

3. N－亚硝基化合物 N－亚硝基化合物是一类致癌性和毒性均较强的化学物质，在已研究的300多种亚硝基化合物中，90%具有致癌性。

（1）污染来源 N－亚硝基化合物的前体物是硝酸盐、亚硝酸盐和胺类化合物，广泛存在于环境和食品中。在一定条件下，这些前体物可通过化学或生物学途径合成N－亚硝基化合物。天然食品经过腌制、熏制、高温加热、油炸、发酵、烘烤等加工过程或不适当的储藏会生成少量N－亚硝基化合物，如烟熏鱼、腌制鱼、腊肉、火腿、腌酸菜、啤酒和不新鲜的蔬菜等。N－亚硝基化合物可在机体内合成，胃是合成亚硝胺的主要场所。影响合成的因素主要是pH值和微生物。

（2）N－亚硝基化合物污染的预防措施 ①限制食品加工过程中硝酸盐和亚硝酸盐的使用量。②多食用富含阻断N－亚硝基化合物合成的成分或食品，如维生素C、维生素E、大蒜素及某些多酚类等。③控制食品中的微生物污染，保证食品新鲜，降低食品中N－亚硝基化合物的含量。④推广使用钼肥，以降低蔬菜中的硝酸盐含量。⑤制定标准，并加强监测和监督。

（三）物理性污染

食品的物理性污染包括杂物污染和放射性污染。

1. 杂物污染 食品的掺假掺杂是一种人为故意向食品加入杂物的过程，如粮食中掺入沙石、肉中注水、奶粉掺糖等。假冒伪劣产品的安全问题不仅破坏市场经济秩序，而且损害人体健康，应严加管制。

2. 放射性污染 放射性污染对人体的危害主要是摄入食品中的放射性物质对人体各个组织、脏器和细胞产生的低剂量的长期的内照射，主要表现为对免疫系统、生殖系统的损伤和致癌、致畸、致突变作用。食品放射性污染主要来源于放射性物质的开采、冶炼、生产、生活中的应用与排放及意外事故的发生，特别是半衰期比较长的放射性核素污染，如137铯、90锶等，对食品安全的意义更为重要。预防食品放射性污染及其对人体危害的主要措施是加强对污染源的卫生防护和经常性的卫生监督，定期进行食品卫生监测，严格执行国家卫生标准，使食品中放射性物质的含量控制在允许的范围之内。

（四）其他污染

食品添加剂是指为改善食品品质和色、香、味，以及防腐和加工工艺而加入食品中的化学合成或天然物质。随着食品工业的发展，滥用食品添加剂给食品造成了新的污染，如婴儿食品中使用人工合成色素、糖精和香料，甲醛用于海产品防腐，乳制品中添加三聚氰胺，辣椒粉中加苏丹红等。

转基因食品具有高产、生产期短、抗病、抗虫、富于营养等特点，但其生物安全性问题一直为人们所担忧，转基因作物对生态环境是否无害、转基因食品对人类健康的远期效应等都有待于进一步研究。

食品新技术的应用带来新的食品安全隐患，如食品添加剂新品种、新型包装材料、新工艺，以及现代生物技术、酶制剂等新技术不断出现，造成直接应用于食品或间接与食品接触的化学物质日益增多，也成为亟待重视的问题。

二、食物中毒的防治

（一）食物中毒概述

1. 食物中毒的概念 食物中毒是指摄入含有生物性、化学性等有毒有害物质的食品，或把有毒有害物质当成食品摄入后所出现的非传染性的急性、亚急性疾病。食物中毒属食源性疾病的范畴，并且是最常见的一类疾病。

2. 食物中毒的特征

（1）潜伏期短，发病突然，呈暴发性，短时间内可能有多数人发病。

（2）中毒患者临床表现基本相似，以恶心、呕吐、腹痛、腹泻等消化道症状最为常见，病程较短。

（3）发病与摄入的食物有明确关系，中毒患者在相近的时间内都食用过同样的中毒食物，未食者不中毒。

（4）患者对健康人没有传染性，停止食用中毒食物，发病很快停止。

（5）从中毒食品和中毒患者的生物样品中能检出引起中毒临床表现相一致的病原。

（二）常见的食物中毒与预防

根据致病源不同，食物中毒可分为细菌性食物中毒、有毒动植物食物中毒、化学性食物中毒和真菌及其毒素食物中毒四类。

1. 细菌性食物中毒 细菌性食物中毒是最常见的食物中毒。绝大多数细菌性食物中毒发生在暖湿的5～10月。动物性食品是引起细菌性食物中毒的主要食品。细菌性食物中毒发病机制可分为感染型、毒素型和混合型3种，一般都有不同程度的胃肠道症状，感染型食物中毒通常都伴有发热，毒素型食物中毒很少发热，中毒潜伏期的长短与毒素类型有关。

（1）沙门菌食物中毒 沙门菌引起中毒的食品主要为动物性食品。污染原因主要是由加工食品用具、容器或食品存储场所生熟不分、交叉污染，食前未加热处理或加热不彻底引起。预防措施包括加强对肉类食品卫生监督和卫生检验；防止肉类食品在储藏、运输、加工、销售等环节的污染，避免交叉感染；加热以彻底杀灭病原菌是防止沙门菌食物中毒的关键措施。

（2）副溶血弧菌食物中毒　副溶血弧菌引起中毒的食品主要为海产品。中毒原因是被污染食品烹调时未煮熟或熟制品被污染后未彻底加热。预防措施包括低温贮藏各种食品；加热以彻底杀灭病原菌，鱼、虾、蟹、贝类等海产品应煮透。

（3）葡萄球菌肠毒素食物中毒　葡萄球菌肠毒素引起中毒的食品主要是乳及乳制品、肉类、剩饭等。污染原因是被葡萄球菌污染的食物在高温下保存时间较长，产生葡萄球菌肠毒素，食用前没有彻底加热而引起。预防措施包括防止金黄色葡萄球菌污染食物，对乳及乳制品进行消毒和低温保存；从业人员定期健康检查；防止肠毒素形成，食物应冷藏，食物食用前需彻底加热。

（4）变形杆菌食物中毒　变形杆菌引起中毒的食品主要是动物性食品，特别是熟肉和内脏制品冷盘。食品污染的原因有人类带菌者对食品的污染；生熟交叉污染；较高温度下长时间存放，食用前未彻底加热。预防措施包括加强食品卫生管理，避免污染；食品需冷藏，食用前彻底加热。

2. 有毒动植物食物中毒　有毒动植物中毒是指一些动植物本身含有某些天然有毒成分，或由于贮存条件不当形成某种有毒物质被人食用后引起的中毒。常见的有河豚中毒和毒蕈中毒等。

（1）河豚中毒　河豚的有毒成分是河豚毒素，分布在皮肤、内脏和血液中。河豚毒素主要作用于神经系统，阻碍神经传导，可使神经末梢和中枢神经发生麻痹。预防措施包括大力开展宣传教育，使人群了解河豚对人体的毒性作用，以防中毒事故的发生；加强对河豚的监督管理，禁止河豚流入市场，应集中加工处理，其加工废弃物妥善销毁。

（2）毒蕈中毒　毒蕈的毒性主要由其所含有的毒素所致，包括胃肠毒素、神经精神毒素、溶血毒素和肝肾毒素等。预防措施包括加强宣传，避免误食。毒蕈常有的特征是：色泽鲜艳度高，蕈柄上有环状凸起物，不长蛆，不生虫，碰坏后容易变色或流乳状汁液；最可靠的办法是切勿采摘食用自己不认识的蘑菇。

3. 化学性食物中毒　化学性食物中毒是由于食用被化学物质污染的食物或误食化学物质引起的中毒。目前由亚硝酸盐和剧毒农药引起的化学性食物中毒最为多见。

亚硝酸盐中毒是指由于食用亚硝酸盐或亚硝酸盐含量较高的腌制肉制品、泡菜及变质的蔬菜引起的中毒。亚硝酸盐中毒发病急速，中毒的主要特点是由于组织缺氧引起的发绀现象。预防措施包括硝酸盐、亚硝酸盐运输和贮藏要有明显标志，严格管理，防止污染食品和误食误用；腌制肉食食品及肉类罐头的亚硝酸盐量，应严格按照国家标准添加；加强蔬菜运输贮存过程中的卫生管理，不吃腐败变质蔬菜和腌制不充分的蔬菜；加强水质监测，不饮用硝酸盐和亚硝酸盐含量高的井水。

4. 真菌及其毒素食物中毒　真菌产生的有毒代谢产物称为真菌毒素。人们可通过食用被真菌毒素污染的粮食、食品而中毒或食用被真菌毒素污染的饲料喂养的畜禽肉、奶、蛋而致病。常见的种类有赤霉病麦、霉玉米中毒和霉变甘蔗中毒等。

霉变甘蔗中毒指食用了因保存不当而霉变的甘蔗引起的食物中毒。甘蔗节菱孢霉产生的毒素3－硝基丙酸是一种神经毒，主要损害中枢神经系统。预防措施包括对甘蔗加强管理，甘蔗必须于成熟后收割，收割后需防冻，防真菌污染繁殖；严谨出售变质的甘蔗；宣传霉变甘蔗的有关知识，学会辨别变质甘蔗：变质甘蔗外观为失去光泽，质软，结构疏松，表面可无霉点，瓤部比正常甘蔗色略深，呈浅棕色或褐色，可嗅到霉味或酒糟味。

（三）食物中毒的调查与处理

1. 食物中毒的调查 及时组织流行病学专家调查是食物中毒发生后应采取的重要措施。

（1）现场调查 了解中毒发生的时间和经过，迅速掌握中毒人数及中毒者的严重程度；了解餐具、炊具、用具等是否符合卫生要求，食品加工人员个人卫生习惯和健康状况；可疑食品应立即查封，禁止出售或食用；查明患者的发病时间及主要临床症状，积极抢救治疗。

（2）采样送检 通过现场调查，根据初步的病因假设对可疑食品的剩余部分、餐具及用具涂抹物、患者呕吐物、排泄物等可疑物品进行采样，并进行实验室检查，查明病原和中毒原因。

2. 食物中毒的诊断 诊断标准主要以流行病学调查资料、患者的潜伏期和主要临床症状为依据，实验室检查可明确中毒原因。

3. 食物中毒的处理

（1）及时报告当地卫生行政部门 发生食物中毒或者疑似食物中毒事故的单位、接收食物中毒或者疑似食物中毒患者进行治疗的单位，应当及时向当地卫生行政部门报告发生食物中毒的单位、地址、时间、中毒人数、可疑食物等有关内容。

（2）对患者进行紧急处理 停止食用可疑中毒食品；采集患者吐泻物、血液、尿液等标本，以备送检；急救处理，包括催吐、洗胃和清肠；对症治疗与特殊治疗。

（3）对中毒食品控制处理 保护现场，封存中毒食品或可疑中毒食品；采集剩余中毒食品或可疑中毒食品，以备送检；追回已售出的中毒食品或可疑食品；对中毒食品进行无害化处理或销毁；对中毒场所进行相应的消毒处理。

思考题

1. 评价你家或你熟悉的家庭生活环境是否达到基本的卫生要求，存在哪些问题？

2. 社区组织1次“如何防止蔬菜中的残留农药导致中毒”为主题的讨论会，会上大家提出了不同观点：甲认为，应该购买有虫眼的蔬菜，因为有虫子啃过，故其农药含量不会高。乙认为，应购买没有虫眼的蔬菜，因为蔬菜上没有虫眼，肯定无毒。丙认为，有无虫眼都无所谓，但买的时候一定要闻一下，而且食用前应用水浸泡半天左右。丁认为，蔬菜不应用水长时间浸泡，以防营养素流失，最好用合格的食品清洁精清洗。若你是该社区的社区护士，就本次主题讨论做出科学的总结发言。

3. 社区准备组织1次“室内污染杀手”主题的健康教育活动，如果你是主讲者，你准备的健康教育内容包括哪些？

第三章　社区健康教育与健康促进

学习目标

1. 掌握社区健康教育的概念；促进健康行为与危害健康行为的特点；常用社区健康教育方法。

2. 熟悉社区健康教育程序的基本步骤及主要内容；健康促进的概念；健康教育与健康促进的关系。

3. 了解学习健康相关行为改变理论的意义；知信行模式、健康信念模式、格林模式的主要内容。

第一节　社区健康教育

案例导入

某社区为工厂家属区，社区总人口数为7328人，其中男性3125人，女性为4203人，60岁以上人口924人。厂区活动中心主要提供棋牌活动器材，社区内有露天体育锻炼场地，设施陈旧，部分居民反映晚间常举行各种活动，噪声太大影响睡眠。社区居民主要疾病为慢性病，高血压患病率为21%，冠心病为12%，高血脂为15%，糖尿病为10%。社区卫生服务中心为慢性患者建立了健康档案，追踪管理慢性患者。目前，累计规范管理高血压患者642人，糖尿病患者417人。社区卫生服务中心不定期举行讲座，宣传健康保健知识，发盐勺和油勺等，但居民反映很多人都不用。

问题：

1. 在该社区进行健康教育的目标人群主要有哪些？

2. 针对居民不使用盐勺和油勺的情况，社区护士可采用哪些健康教育形式与方法提高效果？

一、概述

（一）社区健康教育的概念

健康教育是以传播、教育、干预为手段，以帮助个体和群体改变不健康行为和建立健康行为为目标，以促进健康为目的所进行的活动及其过程。社区健康教育是在社区范围内，以家庭为单位，社区居民为对象，以促进居民健康为目标，有计划、有组织、有评价的健康教育活动。健康教育与卫生宣传有着重要的区别。卫生宣传仅仅是卫生知识的传播，这种传播多是单向的，受众泛化，以受众接收信息为目标，并不注重信息反馈和效果评价。而健康教育是以知识传播为基础，注重双向交流与信息反馈，强调行为教育和行为干预，以行为改变为目标。因此，不能把健康教育与卫生宣传等同看待，更不能在社区实际工作中以卫生宣传代替健康教育。

（二）社区健康教育的目的和意义

社区健康教育的目的是发动和引导社区居民树立健康意识，关心自身、家庭和社区的健康，积极参与社区健康教育活动，养成良好的行为生活方式，以提高自我保健能力和群体健康水平。社区健康教育是社区卫生服务“六位一体”的重要内容，在社区卫生服务中占有十分重要的地位，是一项高效益的卫生保健战略措施，是开展其他卫生服务工作的先导和基础，贯穿于社区卫生服务各项工作的全过程。同时，开展社区健康教育也是与社区居民建立密切联系的有效途径，有利于树立良好的卫生服务形象。

（三）社区健康教育的对象和内容

社区健康教育面向社区全体居民，帮助每一个人寻找能够使其达到最佳健康水平的行为方式，教他们如何避免身体失调、疾病和意外事故的发生。因此，社区健康教育的对象不仅仅包括患病人群，还包括健康人群、高危人群及患者的家属和照顾者。

1. 健康人群　健康人群是社区中的主体人群，由各个年龄阶段的人群组成。对于健康人群，社区健康教育的主要内容是教会居民关于预防疾病和促进健康的相关知识与技能。由于各年龄段具有不同的生理、心理、社会特点，其健康教育重点也不尽相同。女性的主要健康教育内容包括生殖健康、围生期保健、更年期保健、健康生活习惯的建立等。儿童的主要健康教育内容包括生长发育的促进、常见病的预防、意外伤害的防治等。成年人的主要健康教育内容包括良好生活习惯的维持、避免不良生活刺激、疾病的早期预防、心理健康保健等。老年人的主要健康教育内容包括老年常见病预防及心理健康等。

2. 具有致病危险因素的高危人群　高危人群主要是指那些目前仍然健康，但本身存在某些致病的生物因素或不良行为及生活习惯的人群。这类人群发生某些疾病的概率高于一般健康人群，其主要健康教育内容包括对危险因素的认识、控制与纠正。这类人群是干预的重点，与高危因素有关的疾病预防为首选教育内容，目的是帮助他们自觉地纠正不良的行为和生活习惯。

3. 患病人群　患病人群包括各种急、慢性病患者。这类人群根据疾病的分期可以分为临床期患者、恢复期患者、残障期患者和临终患者。对前三期患者的健康教育重点是促进疾病的康复，主要健康教育内容是与疾病治疗和康复相关的知识与技能。临床期患者更侧重于与治疗相关的内容，恢复期和残障期患者侧重于康复的内容。对于临终患者，健康教育重点是如何使其平静地度过人生的最后阶段，主要健康教育内容包括正确认识死亡、情绪的宣泄与支持等。

4. 患者的家属和照顾者　患者家属和照顾者与患者长期生活在一起，一方面他们可能是同类疾病的高危人群，另一方面长期的照顾工作给他们带来了很大的生理和心理压力，因此对他们的健康教育十分必要。对于这类人群，健康教育的重点是提供给他们足够的照顾技巧，以及自我保健知识。主要健康教育内容包括疾病监测技能、家庭护理技巧和自我保健知识等。

（四）社区健康教育的原则

为了保证社区护理健康教育的效果和质量，社区护士在进行健康教育时应遵循以下四项原则。

1. 护士与健康教育对象之间必须建立融洽的关系　护士在进行健康教育之前应先了解教育对象，与他们建立良好的关系，赢得信任和配合，这是保证健康教育效果的基础。

2. 选择适当的教学内容、形式和时间　社区护士必须选择与教育对象需求相符合的教学内容和可接受的教学形式，以提高教育对象学习的主动性和积极性。

3. 鼓励教育对象积极参与教学活动　教育对象的积极参与是保证教育质量的必要因素。社区健康教育的每一步骤都需要鼓励教育对象积极参与。

4. 及时对健康教育目标进行评价　及时评价是保证教育质量的另一重要因素。社区护士应通过即时评价和阶段评价及时地对健康教育目标进行监测和检查。

（五）社区健康教育的服务形式

1. 提供健康教育资料

（1）发放印刷资料　印刷资料包括健康教育折页、健康教育处方和健康手册等。放置在乡镇卫生院、村卫生室、社区卫生服务中心（站）的候诊区、诊室、咨询台等处，并及时更新补充，保障使用。

（2）播放音像资料　音像资料包括录像带、VCD、DVD 等视听传播资料，正常应诊的时间内在乡镇卫生院、社区卫生服务中心门诊候诊区、观察室、健康教育室等场所或宣传活动现场播放。

2. 设置健康教育宣传栏　宣传栏一般设置在机构的户外、健康教育室、候诊室、输液室或收费大厅的明显位置，宣传栏中心位置距地面 1.5～1.6m 高，并定期更换健康教育宣传栏内容。

3. 开展公众健康咨询活动　利用各种健康主题日或针对辖区重点健康问题，开展健康咨询活动，并发放宣传资料。

4. 举办健康知识讲座　定期举办健康知识讲座，引导居民学习、掌握健康知识和必要的健康技能，促进辖区内居民的身心健康。

5. 开展个体化健康教育　乡镇卫生院、村卫生室和社区卫生服务中心（站）的医务人员在提供门诊医疗、上门访视等医疗卫生服务时，需开展有针对性的个体化健康知识和健康技能的教育。

知识拓展

我国公民健康素养

2007 年，原卫生部组织医药卫生各领域百余名专家，研讨并界定中国公民健康素养的基本内容。2008 年 1 月，原卫生部公告（2008 年第 3 号）全文发布了《中国公民健康素养——基本知识与技能（试行）》。这是全世界第 1 份由政府颁布的关于公民健康素养的官方公告。《公告》分为三个部分共 66 条，包括基本知识和理念、健康生活方式与行为、基本技能。宣传普及《公告》内容，配合有关部门开展公民健康素养促进行动是社区健康教育的基本内容之一。

二、社区健康教育相关理论

（一）健康相关行为

健康相关行为是指个体或群体表现出的与健康和疾病相关的行为。根据对健康的影响分为促进健康行为和危害健康行为两大类。

1. 促进健康行为 促进健康行为是个体或群体表现出来的、客观上有益于自身和他人健康的一组行为。可分为五大类：

（1）基本健康行为 指日常生活中一系列有益于健康的基本行为，如合理营养、平衡膳食、适当的身体活动、积极的休息与适量睡眠等。

（2）戒除不良嗜好 不良嗜好指的是对健康有危害的个人偏好，如吸烟、酗酒与滥用药物等。戒烟、戒毒、不酗酒、不滥用药物等为戒除不良嗜好行为。

（3）预警行为 指对可能发生的危害健康的事件预先采取预防措施从而预防事故的发生，以及能在事故发生后正确处置的行为，如驾车使用安全带，溺水、车祸、火灾等意外事故的预防及发生后的自救和他救行为。

（4）避免环境危害行为 指避免暴露于自然环境和社会环境中的有害健康的危险因素中，如离开被二手烟污染的环境、在存在污染的环境中工作时穿戴防护用具、不接触疫水、积极应对各种紧张生活事件等。

（5）合理利用卫生服务 指有效、合理地利用现有卫生保健服务，以维护自身健康的行为，包括定期体检、预防接种、患病后及时就诊、遵从医嘱、积极配合治疗护理、积极康复等。

2. 危害健康行为 危害健康行为是指不利于自身和他人健康的一组行为。可分为以下四类：

（1）不良生活方式 日常生活和职业生活中行为的固定形式（习惯）及其典型特

征的总和称为生活方式。不良生活方式是一组习以为常的、对健康有害的行为习惯，包括能导致各种成年期慢性退行性病变的生活方式，如吸烟、酗酒、缺乏运动锻炼、高盐高脂饮食、进食过热、过快、过硬等。其对健康的影响具有潜伏期长、特异性差、协同作用强、广泛存在等特点。不良生活方式与肥胖、心血管系统疾病、早衰、癌症等的发生关系密切。

（2）致病性行为模式　是指导致特异性疾病发生的行为模式，国内外研究较多的是 A 型行为模式和 C 型行为模式。

1）A 型行为模式：是一种与冠心病密切相关的行为模式，又称“冠心病易发性行为”。表现为争强好胜，工作节奏快，有时间紧迫感；警戒性和敌对意识较强，喜欢竞争，但一旦受挫就容易不耐烦。有关研究表明，具有 A 型行为者冠心病的发生率、复发率和死亡率均显著高于非 A 型行为者。

2）C 型行为模式：是一种与肿瘤发生有关的行为模式，C 是 cancer（癌症）的第一个字母，又称“肿瘤易发性行为”。其核心行为表现是情绪过分压抑和自我克制，爱生闷气，表面隐忍而内在情绪起伏大。研究表明，C 型行为模式者患宫颈癌、胃癌、结肠癌、肝癌、恶性黑色素瘤的发生率高出其他人 3 倍左右。

（3）不良疾病行为　疾病行为是指个体从感知到自身有病到疾病康复全过程所表现出来的一系列行为。不良疾病行为可能发生在上述过程的任何阶段，常见的行为表现形式有疑病、瞒病、恐病、讳疾忌医、不及时就诊、不遵从医嘱、求神拜佛、自暴自弃等。

（4）违规行为　指违反法律法规、道德规范等有关的危害健康行为。违规行为既直接危害行为者个人健康，又严重影响社会健康，如药物滥用、性乱等。吸毒可直接产生成瘾的行为，导致吸毒者身体的极度衰竭，静脉注射毒品，还可能感染乙型肝炎和艾滋病；混乱的性行为可能导致性传播疾病和艾滋病。

（二）健康相关行为改变理论

行为改变理论能帮助我们解释行为改变的动力和过程，以及外部影响对行为的作用效果。近几十年行为改变理论发展迅速，学习行为改变理论的主要目的是指导健康教育者理论联系实际，科学制订健康教育与实施方案，正确理解健康教育对象行为改变的原理与机制，提高健康教育的活动效果。行为改变理论主要有知信行模式、健康信念模式和格林模式 3 种。

1. 知信行模式　知信行（knowledge - attitude - believe practice，KABP 或 KAP）是知识、态度、信念和行为的简称。该模式认为，卫生保健知识和信息是建立积极、正确的信念与态度，进而改变健康相关行为的基础，而信念和态度是行为改变的动力。只有当人们了解了有关的健康知识，建立起积极、正确的信念与态度，才有可能主动地形成有益于健康的行为，转变危害健康的行为（图 3 - 1）。

行为改变是最终目的，“知”是知识的学习，是改变行为的基础，通过学习改变原有认知，消除过去观念的影响，并获得进一步的知识和技能。“信”是人们对自己生活

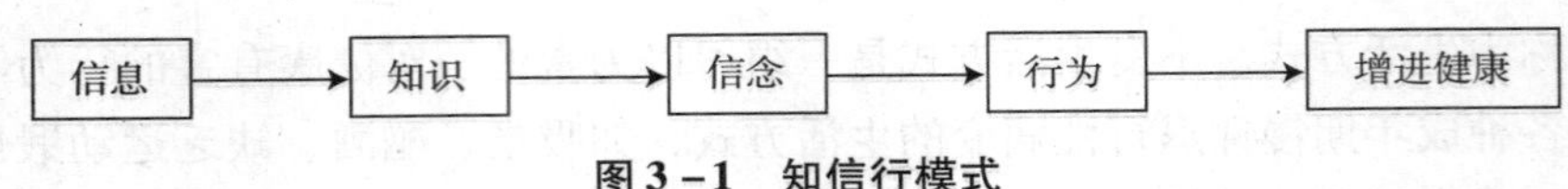

图 3-1 知信行模式

中应遵循的原则的信仰，通常与感情、意志一起支配人的行动，是改变行为的动力。信念的形成往往在通过对知识进行思考后发生，信念的转变在知、信、行中是关键。“行”是具体的行动，是将已经掌握并且信仰的知识付诸行动，它是要达到的目标。

人们从接受知识到改变行为是一个非常复杂的过程，知、信、行三者之间存在因果关系，但并不一定导致行为反应发生的必然性。很多因素可能影响到知识到行为的顺利转化（图 3-2）。在促使人们健康行为的形成、改变危害健康行为的实践中，只有全面掌握知、信、行转变的复杂过程，才能及时、有效地消除或减弱不利影响，促进形成有利环境，进而达到改变行为的目的。

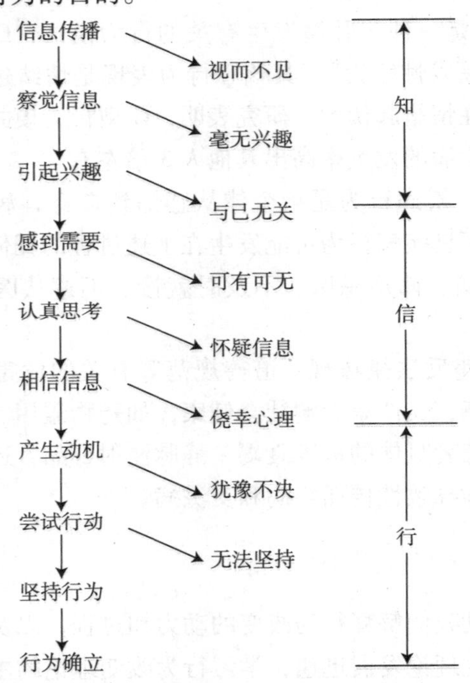

图 3-2 接收信息与改变行为的过程

2. 健康信念模式　健康信念模式（health belief model，HBM）是由美国社会心理学家在 20 世纪中期提出的，是人们接受劝导、改变不良行为、采纳健康行为的重要模式。该模式按认知理论原则，强调个体的主观心理过程，即期望、思维、推理、信念等行为的主导作用。健康信念是人们接受知识、接受劝导、改变不良行为、采纳健康行为的关键。

健康信念的形成主要有三方面的作用。

（1）*对疾病威胁的感知*　认识到疾病的威胁，并进一步认识到问题的严重性，开始有行动的打算，包括：①知觉到易感性：指个体对自身出现某种健康问题可能性的判断。对疾病威胁的感知程度越高，是促使人们产生行为动机的直接原因。②知觉到严重性：指个体对罹患某种疾病严重性的判断，包括两方面的反应，一是对临床后果的判断（如死亡、伤残、疼痛等），二是对产生的社会后果的反应（工作烦恼、家庭生活影响、失业等）。

（2）对行为效益和障碍的认识　包括：①知觉到采取行动的益处：指人们对采取或放弃某种行为后，能否有效降低患病危险性和减轻后果的判断。②知觉到采取行动可能遇到的障碍：指人们意识到假如采取健康行为时，会面临的客观存在的障碍或自己心理上的障碍，如行为复杂、花费太高、时间安排冲突等。感觉到障碍越多，越会阻碍个体对健康行为的采纳。

（3）具有自我效能　自我效能是指对自己执行健康行为的能力的自信。即一个人对自己的能力有正确的评价和判断，相信自己一定能通过努力成功地执行一个期望结果（如坚持运动）的行为，并善于寻找其他可借助的力量（如教育、朋友等），从而影响行为。自我效能高的人，更有可能建立健康的行为。

关于行为生活方式的改变一般遵循以下步骤：首先，人们感到目前的不良行为对健康造成威胁（对疾病威胁的认识）。其次，相信改变不良行为会得到非常有价值的结果，并清楚认识到行为改变中可能出现的困难，且有克服的办法（知觉到采取行动可能遇到的障碍）。最后，人们感到有信心、有能力做出行为的改变（具有自我效能）图3-3。

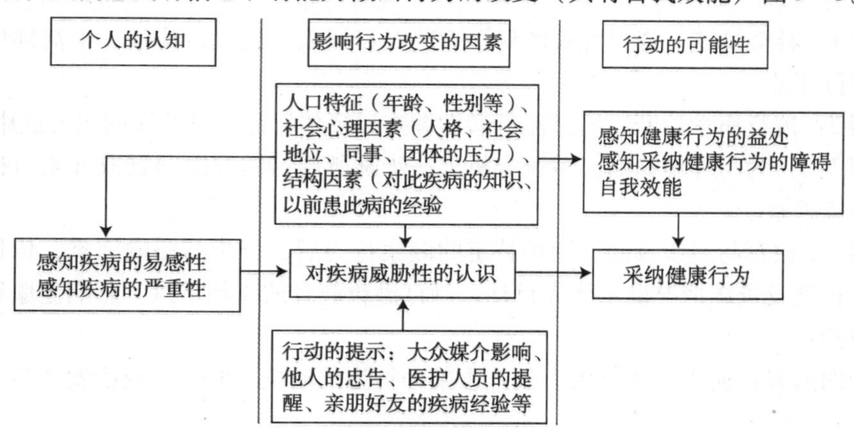

图3-3　健康信念模式示意图

3. 格林模式　格林模式又称PRECEDE-PROCEED模式，是由美国著名学者劳伦斯·格林提出的。该模式是基于目标人群和目标社区需要的综合性制订体系，是以评价和研究社区和人群需要开始，倒推满足这些需要的步骤和措施。

格林模式由两个阶段组成：

（1）PRECEDE阶段　PRECEDE（predisposing，reinforcing and enabling constructs in educational/environmental diagnosis and evaluation）阶段是指在教育/环境评价中应用倾向因素、促成因素和强化因素。

（2）PROCEED阶段　PROCEED（policy，regulatory，and organizational constructs in educational and environmental development）阶段是指在执行教育和环境干预中运用政策、法规和组织的手段。

格林模式具有从“结果入手”的程序特点，从最终的结果追溯到最初的起因，并在设计干预计划前对产生结果的重要影响因素做出诊断。根据该模式的思维方法，健康教育计划设计可分为9个基本步骤（图3－4）。

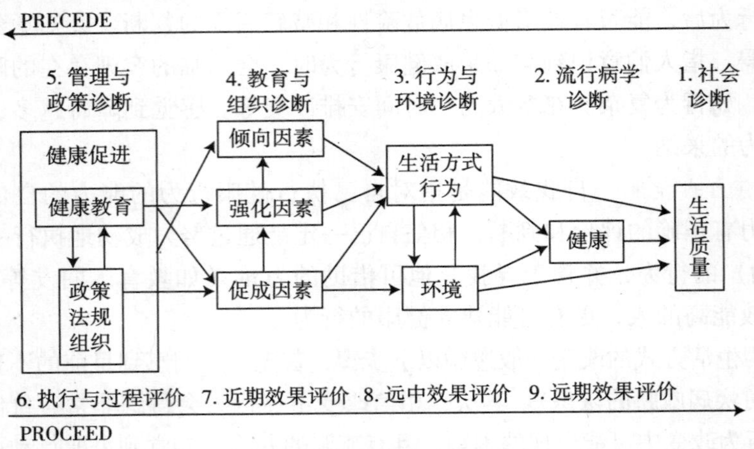

图3－4 格林模式的基本框架

步骤1：社会诊断。通过客观的科学方法对目标人群的人口特征、生活环境及其生活质量进行评估。

步骤2：流行病学诊断。通过流行病学调查，评估目标人群存在的主要健康问题。

步骤3：行为与环境诊断。系统分析上一步骤所确定的健康问题或计划目标有关的行为和环境因素。

步骤4：教育与组织诊断。明确特定的健康行为后，分析其影响因素，依据各种因素的重要程度及资源情况确定优先目标，制订健康教育的干预重点。影响健康行为的三类因素包括：

①倾向因素：通常先于行为，是产生某种行为的动机、愿望，或诱发产生某种行为的因素。

②促成因素：指促使某种行为动机或愿望得以实现的因素，包括个人技能、医疗资源、法律政策等可促使行为和环境改变的各种因素。

③强化因素：存在于行为发生之后，是对行为积极或消极的反馈，主要来自社会支持，同伴影响，领导、亲属和医护人员的劝告与态度，也包括人们对行为后果的感受。

步骤5：管理与政策诊断。对制订和执行计划的组织和管理能力的评估，以及在计划执行中资源、政策、人员能力等对执行计划可能产生的影响的判断。

步骤6～步骤9：实施与评价阶段。在完成计划设计后，通过有效的实施，使计划中的预期目标得以实现，获得预期的效果。评价是全面检测、控制、保证计划方案取得应有效果的关键性措施，贯穿于计划设计和实施计划的全过程。

三、社区健康教育的方法

社区护理人员掌握健康教育的基本方法和技能，可促进社区卫生服务中心健康教育的开展，提高社区居民健康服务的水平。社区健康教育方法主要有讲授法、提问与讨论、案例分析、示教与反示教、健康教育材料的使用等，在具体实施中，社区护士可根据教育对象的特点和教育内容的不同，综合选择这些方法。

（一）讲授法

该方法容易组织，适用于系统的健康知识传播，是最常用的教育方法，如糖尿病患者的饮食治疗、高血压患者的家庭用药指导等。

健康教育中应用讲授法时的注意事项：

1. 讲授时间　每次讲授的时间不要过长，最好不超过 2 小时，一般以 30 ~60 分钟为宜。一般成年人注意力集中的时间大约在 1 小时，时间过长容易引起疲劳，降低听课效果。

2. 参与人数　一般社区健康教育活动每次以不超过 30 人为宜，这样有利于护士与教育对象之间的互动，能够提高教育对象的听课兴趣，有利于护士观察教育对象的反应。

3. 讲授技巧　讲授时应重点突出、直观生动。语言应当生动鲜活，尽量用可以理解的生活用语代替专业用词，用身边的例子代替枯燥的说教。

（二）提问与讨论

提问和讨论是促使健康教育目标达成的一种必不可少的教学手段，也是调动居民在健康教育活动中积极参与的最常用的方法。一般由主讲者提出希望大家回答或讨论的问题，然后通过教育对象的反馈或讨论了解其对相关内容的掌握程度。

健康教育应用提问与组织讨论时的注意事项。

1. 提问的注意事项

（1）问题应有目的性　每一个问题都要精心准备，要为一定的目的服务，或激发兴趣，或开启思路，或用于评价等，并设法使教育对象感到所提问题与自己的利益相关，以吸引对方注意和回答问题。

（2）把握提问等候时间　提问题时要注意对方的表情和感受，应创造轻松愉快的交流气氛，不要一个接一个问题地问，应给对方间隙。

（3）评价和反馈的技巧　当教育对象对问题进行回应时，不轻易进行评论，当教育对象充分发表自己的看法。过快评价容易打消其思考和表达的积极性，对以后的类似活动造成消极影响。

2. 讨论的注意事项

（1）控制小组人数　每组讨论人数以 5 ~6 人为宜，最多不超过 20 人，这样每个人才能有机会参与，做到有效沟通。

（2）明确主题　组织者要提前充分准备，对需要讨论的主题和可能出现的问题做到心中有数，以便控制讨论的节奏与方向。

（3）讨论时间预留充分　根据讨论内容决定讨论时间，一般需要 5～10 分钟。

（4）发挥主持引导作用　由护士根据讨论的内容和预期的目的引导讨论，同时可以做记录，注意不要评价正确与否，以免阻碍讨论的进行。讨论后可以对教育对象的反应给予反馈，说明其对知识或技能的掌握程度如何，应当如何保持或改进。

（三）示教与反示教

社区健康教育有传授保健技能的内容，示教与反示教是一种偏重于技能操作的教学方法。示教是指教育者通过示范指导，详细展示某一个具体行为操作过程的教学方法。反示教是由教育对象在教育者的帮助下重复操作的全过程。

进行示教与反示教时的注意事项：

1. 充分准备　示教前对所示教的内容充分了解，并对学习者的能力进行先行评估，对容易出现的问题有充分的认识，这样在示范时才能既准确又有针对性。

2. 分解示范　对于较为复杂的操作，或者教育对象年纪较大时，应当把整个操作过程分解成简单的步骤，让教育对象掌握每一个分解步骤之后，再连贯操作。示范时，每一个小动作务求正确，适当放慢动作。

3. 指导反示教　教育对象反示教时，护士需仔细观察每一个步骤是否正确，及时给予指导或纠正；也可与学员共同总结操作的步骤和要点，必要时发给教育对象一些参考资料。

（四）案例分析

社区健康教育活动中，借助一些案例分析，可以提高教育对象解决实际问题的能力。有时为了增强教育对象改变信念和行为的说服力，也可采用案例分析。

运用案例分析时的注意事项：

1. 案例要恰当　所举的例子与教育对象的风俗、宗教信仰、文化水平和生活背景相适应。

2. 案例要准确　引用的案例应准确，而不是道听途说的，否则不能起到正面效果。

3. 要“喜新厌旧”　尽量引用新鲜的例子，以给人“刚刚发生”的感觉。

4. 要“好近恶远”　尽量选择教育对象身边发生的事例或接近他们实际生活的例子，使他们觉得近在眼前。

5. 用好“正反案例”　案例有正面的也有反面的，因人因事的不同可以选用正面或反面的例子以求达到最好的效果，也可采用正反两方面的例子相互衬托，起到强化作用。

（五）健康教育材料的使用

健康教育材料是指配合健康教育工作使用的资料或物品，包括印刷材料、音像制品和实物模具等。

印刷材料如报刊、小册子、传单、折页、墙报、图片、宣传画等。音像制品如幻灯片、录像带、录音带、电影片、光盘影碟等。实物模具如人体模型、器官标本等。在进行健康教育时，借助健康教育材料，能使健康信息和保健技能的传授更生动、更直观、更容易理解，取得比仅用语言要好的效果。在使用健康教育材料时，首先要知道是属哪一类材料，然后根据材料的不同内容、不同形式和不同的传播对象，选择恰当的使用方法。

1. 使用面向个体的材料 一般来说，对于面向个体使用的材料，社区护士应该对使用方法给予指导。如宣传单（册）的使用等。社区护士在使用时应注意：

（1）向使用者强调使用该材料与健康的重要关系，引起对方重视。

（2）帮助教育对象理解材料的一般内容。

（3）提示材料的重点内容，引导教育对象加强学习和记忆。

（4）帮助教育对象掌握材料中的某些方法和技能。

2. 使用面向特定群体的材料 社区护士经常会收到有关部门提供的展板、挂图、录音带、幻灯片，乃至标本、模型等健康教育材料，也经常要组织特定的教育对象，向他们进行宣传讲解。

在使用面向群体的健康教育材料时的注意事项：

（1）组织的对象应该是有相同背景的特定人群。

（2）选择的时间最好是大部分参与者能够接受的时间。

（3）选择的地点和场所要考虑到教育对象较易到达，又安静，不受干扰。

（4）展示的画面、文字力求让教育对象看得见，看得清。

3. 使用面向大众的材料 社区护士经常会收到或购买可供公共场所张贴的健康教育材料，如宣传画、墙报、报纸等。一般来说，这类材料只能由大众选择性地接受，社区护士不可能向居民进行直接的讲解、说明。

使用面向大众材料的注意事项：

（1）*地点* 在允许张贴和摆放使用的地点，要选择人们经常通过而又易于驻足的地方，如候诊室、街道集市上的布告栏。

（2）*位置* 挂贴的高度应以成人看阅时不必过于仰头为宜。

（3）*光线* 宣传品应挂贴在光线明亮的地方。

（4）*更换* 应注意根据宣传重点和季节等因素更换材料。

四、社区健康教育的程序

社区健康教育程序是护理程序在健康教育工作中的应用。社区健康教育是有组织、有计划、有目的的教育活动，其基本步骤包括需求评估、确认问题、制订计划、组织实施及评价。

（一）社区健康教育需求评估

在制订一项健康教育活动时，首要的不是社区护士主观上要解决什么问题，而是这个社区需要我们解决什么问题？哪些问题能通过健康教育干预得到解决？目前应优先解决的健康问题是什么？当社区护士在社区开展健康教育工作之前，一般需要进行以下方面的评估。

1. 社区环境评估 主要是对社区的社会环境进行评估，以了解社区人群居住或工作环境及可能存在的健康风险。一般包括社区物理环境和人文社会环境两个方面。

（1）*社区物理环境* 了解该社区的边界范围；社区自然环境是否适宜居住；社区周围有无污染源或危险环境；社区设施设备情况，是否威胁社区安全；医疗保健服务的地点距离居住地的远近，提供的服务是否及时等。

（2）*人文社会环境* 了解这个社区的民族特征、价值观念、生活方式、风俗习惯、伦理道德、教育水平、语言文字、社区内组织机构、社会资源现状等。

2. 流行病学评估 流行病学评估的主要任务是确定哪个健康问题是最严重的问题，是哪些行为因素和环境因素引起的这些健康问题。具体目标包括：①评估因健康问题而受累的是哪一类人群，不同性别、年龄、职业间的流行是否相同，其中哪一类人群受影响最大。②与该健康问题有关的各种影响因素是什么，影响最大的是什么因素。③健康教育的目标人群是哪些，要解决什么问题。④健康教育预期能达到什么效益，什么时候达到，这些效益能持续多长时间。

3. 教育对象评估 对教育对象进行评估的主要目的是掌握教育对象的一般状况，了解教育对象的学习能力、学习态度和动机等。教育对象的一般状况包括年龄分布、性别构成、职业状况、受教育程度、家庭经济条件及一般的生活习惯等，这部分资料可以通过问卷调查的方式获得。学习能力可以通过观察、测量、考核等方式确定，学习态度和动机可以通过访谈、问卷调查等方式进行考察。

单独依靠社区护士一般难以进行全面、详细的社区健康教育需求评估，需要借助社区居委会、业主委员会等其他资源，由社区卫生服务团队成员共同完成。

（二）社区健康教育的诊断

社区健康教育诊断是指社区健康教育者或社区护士根据已收集的资料，进行认真分析，从而确定教育对象现存的或潜在的健康问题及相关因素，明确所要推广的健康行为。如果同时存在几个健康问题，可以按重要性原则、有效性原则和可行性原则进行优先问题的筛选。

1. 重要性原则 主要看疾病或健康问题的频度和危害程度。可以通过分析社区人群中发病率、病残率、死亡率，以及疾病或健康问题造成的经济负担、社会负担、康复成本、经济损失来确定其重要性。

2. 有效性原则 主要看疾病或健康问题是否能通过健康教育手段得以解决。干预计划执行以后是否能收到预期的效果和社会效益，如降低发病率、死亡率等。

3. 可行性原则 主要分析社会和政策对疾病与健康问题干预的支持力度和有利条件，包括健康教育是否会受到居民，尤其是干预对象的支持和赞同；也包括领导的支持、社会相关部门的配合，人力、物力、财力、技术资源的条件等。

（三）制订社区健康教育计划

确定社区健康教育问题后，社区护士应与其他社区卫生服务人员、社区基层组织领导和教育对象共同磋商制订社区健康教育计划。健康教育计划要注重以社区居民为中心，充分利用社区内外可以利用的资源。计划内容包括以下几点：

1. 确定目标人群 目标人群是指健康教育计划干预的对象或特定群体。通常确定优先解决的健康问题时，涉及疾病或健康问题在社区人群中的分布。受健康问题影响最大、最严重、处在最危险状态的群体，一般就是健康教育干预的目标人群。目标人群一般分为三级：

（1）一级目标人群 是指预期接受教育后直接采纳所建议的健康行为的人群，如预防脑卒中的健康教育计划中，一级目标人群是高血压患者。

（2）二级目标人群 是指与一级目标人群关系密切，并对一级目标人群的信念、态度和行为有一定影响的人群，如患者的家属等。

（3）三级目标人群 是指对计划的执行有重大影响作用的人群，如领导层、行政决策者、经济支持者等。如果没有弄清健康教育的准确对象，而只是泛泛地在人群中做宣传，可能会白白浪费时间、人力、物力和财力。

2. 制定目标 目标是健康教育计划活动的总方向，是指在执行计划后，预期应该达到的目的和结果。目标有总目标和具体目标。

（1）总目标 通常为宏观的、远期的、较为笼统的结果。例如，通过该活动的实施，使社区内吸烟人数减少，与吸烟有关的慢性病发病率得到控制。

（2）具体目标 是为实现总目标所要达到的具体结果，要求是明确的、具体的、可测量的指标。一个具体目标要包含5个要素："3W""2H"，即who（对谁）、what（什么变化）、when（多长时间）、how much（变化程度）、how to measure it（如何测量）。

一项健康教育目标通常包括教育指标、行为指标和健康指标3个方面。

（1）教育指标 是指为实现行为改变应具备的知识、态度、信念和技巧等，是反映健康教育近期干预效果的指标。如实施母乳喂养健康教育半年后，100%的孕妇能说出母乳喂养的好处。

（2）行为指标 是指健康教育实施后，干预对象的行为变化指标，也是反映计划中期效果的指标。如实施母乳喂养健康教育两年后，社区90%的孕妇实现母乳喂养。

（3）健康指标 是指通过健康教育的实施，反映干预对象健康状况改善情况的指标。要使干预对象的健康状况发生改变通常需要一个较长的时期，所以健康指标反映的通常为远期效果，包括发病率的降低、健康水平和生活质量、平均期望寿命的提高等。例如，实施预防高血压健康教育计划3年后，社区内40岁以上的居民高血压患病率由13%下降到8%以下。

3. 制订社区健康教育方案 健康教育方案的质量与健康教育活动的效果密切相关。方案内容包括培训的内容、方法、资料、时间、地点、组织与承办单位等。应注意选择内容要有针对性，应符合教育对象需求，并乐于被接受；地点可根据需要选择卫生机构、公共场所、工作场所或学校等。

（四）社区健康教育的实施

实施即是将计划中的各项措施变为实践。在实施社区健康教育时，应注意做好以下几点工作。

1. 首先开发领导层，以得到社区基层领导和管理者的支持。
2. 协调社会各界力量，为实施计划创造良好的内、外环境。
3. 认真做好健康教育者的培训工作，包括准备教材、组织教学内容和设计教学方法等。
4. 鼓励教育对象积极参与，并应用沟通技巧与其建立良好的合作关系。
5. 积极进行调查研究和探索，探索新的教育形式和教育方法的运用。
6. 及时总结，促进交流，推广好的经验。

（五）社区健康教育的评价

社区健康教育评价是全面监测计划执行情况、控制计划实施质量、确保计划实施成功的关键性措施，也是评估项目计划是否成功、是否达到预期效果的重要手段。社区健康教育的评价应贯穿社区护理教育活动全过程。社区护理健康教育评价可分为形成评价、过程评价和效果评价。

1. 形成评价　形成评价是在健康教育计划设计阶段对计划内容进行评价，包括健康教育目标的合理性、健康教育活动的可行性、健康教育资料的完善性、教育者完成该计划的能力等，目的是为了完善项目计划，避免工作失误，使计划更合理、更可行，达到理想效果。

2. 过程评价　过程评价是计划实施过程中监测计划中各项工作进展，了解并保证计划的各项活动能按计划进行，而对计划全过程进行的评价。

3. 效果评价　效果评价是针对健康教育活动的作用和效果进行评价。常用的评价指标有：

（1）*反映个体或群体卫生知识水平的指标*　包括卫生知识知晓率、卫生知识合格率。

（2）*反映个体或群体卫生习惯或卫生行为形成情况的指标*　包括健康行为形成率、不良行为或习惯改变率、卫生保健活动参与率。

（3）*反映社区健康教育工作的指标*　包括卫生知识普及率、健康教育覆盖率、干预活动覆盖率。

（4）*反映健康状况的指标*　包括生理指标（身高、体重、血压等）、心理指标（人格测量指标、智力测验指标等）、疾病与死亡指标（发病率、患病率、死亡率、病死率、婴儿死亡率、平均期望寿命等）。

（5）*反映生活质量的指标*　生活质量指数、功能状态量表、生活质量量表等。

社区健康教育活动的方法多种多样，实际工作中可根据情况灵活应用，采取适当的方法实施评价，以达到理想效果。

第二节　健康促进

案例导入

某石化炼化公司是一家以加工燃料为主的特大型石油化工联合生产企业，有近万名职工。由于生产过程具有高温、高压、易燃、易爆、易中毒等特点，安全、环境、健康成为企业关注的重点。公司将健康促进列入公司发展规划，提出以整体企业行动创建健康企业的目标：按世界卫生组织西太区的健康促进文件——《健康新地平线》所提出的“以群众为基础，以健康为中心”的理念，按健康促进五大活动领域，充分挖掘企业内外资源，努力创建健康工作场所和健康社区，不断提高公司的整体环境质量和生活质量，创建健康企业并实现可持续发展之路。

问题：

1. 结合此案例说出健康教育与健康促进的区别。
2. 健康促进的五个活动领域包括哪些？

一、概述

（一）健康促进的概念

1986 年在加拿大渥太华召开的第一届国际健康促进大会上，世界卫生组织发表了《渥太华宣言》。该《宣言》指出，健康促进是促使人们提高、维护和改善他们自身健康的过程，是协调人类与环境的战略，它规定个人与社会对健康各自所负的责任。结合我国的实践经验和文化背景，有学者将健康促进定义为：健康促进是充分利用行政手段，广泛动员和协调个人、家庭、社区及社会各相关部门履行各自对健康的责任，共同维护和促进健康的一种社会行为。

（二）健康促进的五个活动领域

1. 建立促进健康的公共政策　健康促进超越了保健范畴，它将健康问题提到了各个部门、各级领导的议事日程，使其了解他们的决策对健康的影响，并承担健康的责任。

2. 创造健康支持环境　人类与其生存的环境是密不可分的，健康促进在于创造一种安全、舒适、满意、愉悦的生活和工作环境。任何健康促进策略必须提出：保护自然、创造良好的环境，以及保护自然资源。

3. 增强社区行动　充分发动社区力量，挖掘和利用社区资源，建立相应机制，增进自我帮助和社区支持，提高社区解决健康问题的能力。

4. 发展个体技能 通过提供信息、健康教育和提高生活技能以支持个人和社会的发展，促使人们更有效地维护自身的健康和他们生存的环境，并做出有利于健康的选择。

5. 调整卫生服务方向 卫生服务应改变以患者为目标、以治疗为中心的服务体系，形成以全人群为目标、将健康促进作为重要组成部分的卫生服务模式。卫生部门不仅仅提供临床治疗服务，同时也提供预防和健康促进服务。

（三）健康促进的三项基本策略

1. 倡导 倡导政策支持，社会各界对健康措施的认可，调整服务方向，激发社会关注与群众参与，从而创造有利于健康的社会经济、文化和环境条件。

2. 赋权 健康是基本的人权。赋权是通过帮助人们具备正确的观念、科学的知识、可行的技能，激发其健康的潜力，使其获得控制健康危险因素、做出有益于健康的决定和采取行动的能力。

3. 协调 协调是使利益冲突各方围绕促进和保护健康的目标而协调配合的过程，如协调个人、社区、卫生机构、社会经济部门、政府和非政府组织形成强大的联盟与社会支持体系，共同努力，实现健康目标。

二、健康教育与健康促进的关系

健康教育与健康促进是不可分割的整体，相辅相成。健康促进以健康教育为基础，含义比健康教育更广泛。健康促进不仅包括健康教育的行为干预，还强调行为改变所需的组织支持、政策支持、经济支持等环境改变的各项策略。健康促进涉及个人和群体生活的各个方面，健康教育则侧重于影响那些有改变自身行为愿望的人群。健康教育与健康促进的比较见表 3－1。

表 3－1 健康教育与健康促进比较

项目	健康教育	健康促进
工作内容	传播卫生知识和有关卫生政策法规信息；对目标人群进行健康观、价值观的认知教育和保健技能培训；针对危害健康行为进行干预	促进制定有利于健康的公共政策，创造支持性环境；促进社会动员，加强社区行动；开展健康教育，发展个人技能；调整卫生服务方向
工作目标	以行为改变为目标	以建立广泛的社会联盟，实现个人、家庭、社区和社会各部门履行对健康的社会责任为目标
特点	以知识传播为基础，并注重双向交流与信息反馈；注重行为教育和行为干预；健康教育计划注重设计和评价；评价注重行为目标	以倡导履行社会责任、建立合作关系和联盟为主要工作方法；将健康教育与政治、组织和经济干预相结合；注重环境改变
理论	以行为学、心理学、传播学、教育学、社会学和流行病学、预防医学等理论为基础形成健康教育理论	以健康教育理念为基础

思 考 题

林某，男，52 岁，身高 170cm，体重 85kg。无既往史，自述无身体不适。喜欢吃脂肪含量较高的食物、腌制类食物和油炸类食物，饮酒 30 年，平均每天饮酒量 200mL 以上。平均每天吸烟 20 支，烟龄 20 年。

问题：

（1）林某可能存在的主要健康问题是什么？

（2）对林某进行健康教育需求评估还需收集哪些方面的资料？

（3）针对林某的健康问题可能应用的健康教育方法有哪些？

社区护士进一步了解到，与林某生活习惯类似的居民该社区人数较多。该社区居民的主要疾病为高血压，患病率为 25%，脑卒中为 3%。社区卫生服务中心拟开展 1 次健康教育讲座。

问题：

（1）开展健康教育讲座前需要与哪些部门或人员进行沟通？

（2）制订一份社区健康教育的实施计划。

第四章　以社区为中心的护理

学习目标

1. 掌握社区护理评估的内容；评估时收集资料的方法；社区护理诊断的陈述方式；社区健康档案的种类和内容；流行病学的调查步骤。

2. 熟悉社区护理诊断、护理计划、护理实施、护理评价的步骤；社区健康档案的建立和保管；流行病学和健康统计指标在社区护理中的应用。

3. 了解社区护理诊断的分类；建立社区健康档案的目的和意义；流行病学的研究内容和方法。

第一节　社区护理程序

案例导入

永安路社区辖区总面积1.2km²。现有居民6592户，居民人数19698人。其中外来人口1136人，60岁以上老人4228人，妇女9025人，儿童1812人。社区居民健康状况：高血压患者3985人，冠心病患者468人，糖尿病患者1506人，脑卒中患者169人，恶性肿瘤患者263人。社区居民饮食和营养方面：人均自报日食盐摄入量为8.2g，高于WHO推荐的食盐摄入量4～6g的标准；日摄入脂肪量占总热量摄入的38%，高于30%的要求。

问题：

1. 对该社区进行社区评估时还应收集哪些资料？
2. 该社区有哪些健康问题？制订一份社区护理计划。

护理程序（Nursing Process）是以恢复或增进护理服务对象的健康为目标所进行的一系列护理活动。护理程序分评估、诊断（或问题）、计划、实施和评价五个步骤。

社区护理程序是通过评估社区护理对象的身心状况和社会适应能力，确认现存的或潜在的健康问题，制订适合社区护理对象的护理计划，采取适当的护理措施以解决社区护理对象现存的或潜在的健康问题，使社区护理对象恢复健康或达到最佳健康状态的一个持续的、循环的动态过程（图4－1）。

一、社区护理评估

社区护理评估是指有计划、有系统地收集、记录、核实、分析、整理有关护理对象（个人、家庭、社区）健康状况资料的过程。护理评估是护理程序的基础，是护理程序的第一步。其目的是发现健康问题，找出导致这些问题的相关因素，从而为确定护理措施提供参考和依据。

（一）社区评估的内容

社区特征包括社区人群、社区地理环境和社区社会系统3个方面，社区护理评估可从这3个方面着手。

1. 社区人群　社区的核心是人，不同的人群有不同的健康要求，满足社区人群的健康要求是社区健康的标志，社区评估就是了解社区人群特征、社区人口组成和社区人群的健康需求等。

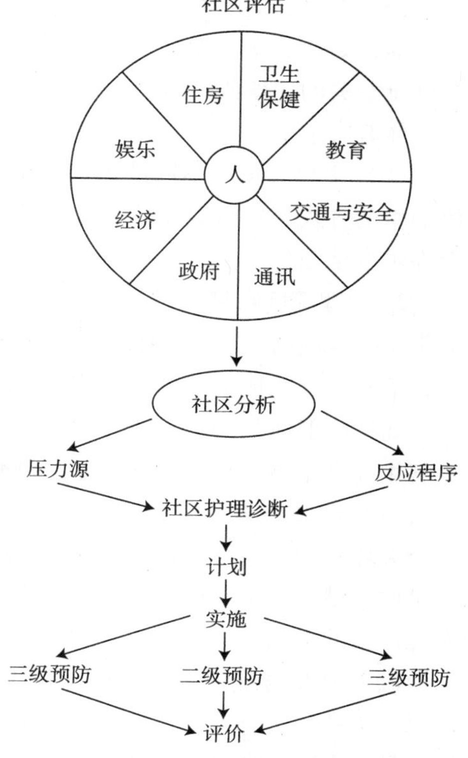

图4－1　以社区为护理对象模式

（1）*人口数量和分布*　人口数量和分布影响社区所需医疗保健服务的数量和类型。人口过多、密度过大会使社区卫生保健服务的工作负荷增加，影响服务质量，增加生活压力和环境污染的可能性。人口过少、密度过小会降低社区卫生服务资源的利用率，为提供健康服务增加难度。人口数的变化趋势也会影响社区对卫生保健服务的需求。

（2）*人口构成*　人口构成包括年龄、性别、婚姻、职业、文化程度、籍贯等基本特征。社区不同的人口构成会有不同的医疗保健需求，根据不同年龄构成可确定社区主要需求；根据婚姻构成可了解社区的主要家庭类型及判断有无潜在影响家庭健康的因素；职业构成可间接反映居民收入水平，判断职业对健康的影响程度；文化程度构成可为制定健康教育方案提供参考。

（3）*人口变动情况*　由于某些因素的影响，社区人口可出现大量增长或流失。人口增长时，对卫生保健的需求会增加，人口减少时则需求也会减少。根据人口变动情况，整合社区服务机构的人力、物力等资源，既可使社区居民的健康需求得到满足，又不会造成医疗资源的浪费。

（4）*健康状况*　包括社区居民的主要健康问题、患病原因、平均寿命、残障率、死亡率与死亡原因及犯罪率等，找出影响社区人群健康的主要问题和影响健康问题的主要因素，可以得出有关的统计资料。平均寿命常作为评价健康状况的指标。一般而言，平均寿命越高，健康状况越好。社区人口的死亡率和罹病率也可作为评价社区人口健康状况的指标之一。

（5）健康行为　健康行为是指社区居民的健康信念、健康行为、求医行为和高危人群等，如饮酒率、吸烟率、饮食习惯、疾病预防和治疗行为、卫生机构利用率、有无与健康有关的迷信或习俗等。社区的失业率、离婚率、暴力事件等也可反映该社区居民的整体健康水平。

（6）文化特征　不同的民族、不同的宗教信仰具有不同的文化特征，其对社区居民的生活方式、价值观和健康行为有很大影响，社区护士应在尊重民族文化习俗的基础上提供卫生服务。

2. 地理环境特征　每个社区所处的地理环境是特有的，环境为人们提供资源，也会带来一定威胁。社区健康状况受地理位置、自然环境、人文环境和资源多少的影响。在评估时，社区护士不仅要收集与地理特征相关的资料，还要收集与之相关的社区活动，如社区群体是否了解地理环境特性的危险因素、是否已采取相应的措施、是否能充分利用社区资源、是否有应对危害因素的准备等。

（1）社区的基本资料　进行社区评估时应明确社区的名称、大小、地理位置、与整个大环境的关系等。社区所处的地理位置不同，对社区人群的健康影响不同。如该社区是位于城市还是乡村，是位于城市的商业区、工业区还是住宅区；如果位于工业区，有无污染的可能；位于商业区有无噪音带来的健康影响。

（2）环境与气候　社区环境包括物理环境、生物环境和社会文化环境，这些环境使每一个社区都有其独特性，并可对社区居民的健康产生一定影响。如社区是否靠近河川，是否会引起洪水、传染病流行，对健康或生命有无威胁，社区居民能否很好利用这些自然资源；气温是否过冷或过热、湿度如何；社区周围是否有污染源；文化生活是否丰富多彩等。

（3）动、植物特性　包括动、植物的分布，动物饲养管理，绿化覆盖面积，以及动、植物对社区健康的影响等。社区的绿化情况如何，是否存在有毒有害的动、植物，动、植物对自然环境、居民健康的影响，居民是否知晓防范措施。

（4）人为环境　人为环境是指由人为因素造成的环境状况，主要指空气污染、水源污染、噪声污染，以及土地不正当使用造成的泥土流失，动物、植物生态环境的改变对居民所造成的危害等。例如，空气污染严重地区，小儿哮喘的发生率会大大增高。进行社区护理评估时，要注意人为环境是否会破坏社区的自然环境，是否还需要再建设一些人为环境以方便社区居民的生活。

3. 社会服务系统　完善的社区应具备卫生保健、经济、政治、教育、福利、娱乐、交通与安全、通讯、宗教等九大社会系统。社会系统的各种功能可以满足人们在社区生活中的不同需要。对社区进行护理评估时，要注意评估各系统是否健全，能否满足居民的需求。

（1）卫生保健系统　卫生保健系统是社区服务系统中最重要的内容，包括社区内健康服务机构的种类和功能、地理位置、经费来源、技术水平，以及卫生服务资源的利用率、居民的接受度和满意度等。社区护士要判断这些保健机构能否为社区中所有居民提供全面连续的健康服务。同时，还要评估社区的转诊程序，以及保健机构与各系统间的协调状况。

（2）经济系统 社区居民的经济状况与其健康有着密切关系，如经济收入、职业类别、失业率、贫困户比例等。落后的经济状况不利于社区环境的改善，经济发达则有利于卫生保健机构设备的更新和社会福利事业的发展。

（3）教育系统 评估内容包括社区人群受教育状况，如文盲、小学、中学、大专及以上学历者占社区人口比例；社区内外的教育资源，如学校类型、数量、地理位置、师资情况、教育经费投入、学校健康保健服务；居民的接受度和满意度；社区儿童和适龄人口上学率等。

（4）政治系统 评估内容包括与社区人群健康保健相关的政策、用于卫生服务的经费，以及社区主要管理机构（如居委会、民政局等）的分布情况、工作时间和联系方式，以便实施计划时能得到其支持。政治环境的稳定关系到社区持续而稳定的发展，政府对民众健康的态度和相关政策关系到健康计划能否顺利执行。

（5）交通与安全系统 评估内容包括社区保护性服务机关和设施，如派出所、消防队，居民对保护性机关和设施的满意度；评估交通设施的数量、分布、是否便利，能否满足居民需求；社区的治安现状、居民的安全感，社区是否为残障者创造了无障碍通道等。

（6）社会服务及福利系统 评估内容包括社会服务机构，如商店、饭店、旅馆；满足特殊需要的机构，如托儿所、家政服务公司等。了解这些机构的分布和利用，以及政府所提供的福利政策，民众的接受度和满意度，有利于社区的健康教育和健康促进。

（7）娱乐系统 评估内容包括娱乐设施的种类、数量和分布，开展娱乐活动的情况，居民的满意度，社区中是否存在对健康有潜在威胁的娱乐场所，如 KTV、网吧等。

（8）通讯系统 评估内容包括社区居民获取信息的途径和社区内的大众传播媒体情况，如电视、报刊、网络、公告栏、信件等，为制订护理计划时选择合适的沟通途径提供依据。社区的通讯功能是否完善关系到社区信息的传递是否畅通，直接影响向社区居民提供健康相关知识。

（9）宗教系统 评估内容包括社区中有无宗教组织、宗教类型、居民的信奉程度，以及其对居民健康的影响等。宗教信仰与社区居民的生活方式、价值观、健康行为和疾病的发生具有相关性。

进行社区评估时，为提高评估效果与效率，评估前可根据社区的实际情况和具体需求将评估内容制成简表，以使资料搜集更全面。评估内容还可根据世界卫生组织（WHO）提出的初级卫生保健评价指标要求进行。这些指标包括居民健康指标、社会经济指标、卫生保健指标和卫生政策指标四类。

（二）社区护理评估的方法

一个完整的社区护理评估必须包括主观资料和客观资料，评估者可根据不同的目的、不同的对象选择不同的评估方法，或综合运用多种方法。

1. 社区实地考察 社区实地考察又称挡风玻璃式调查法（windshield survey），也称周游社区调查法，是指调查者通过实地考察，观察社区人群的生活形态、互动方式，了解不同社区的地理位置、社区绿化、环境卫生和经济发展等情况。

2. 访谈法 访谈法是通过与社区居民交谈而获取相关信息的方法，是社区评估中最常用的一种方式。访谈可以在短时间内获得大量信息，甚至找出社区健康问题的焦点。访谈可了解社区的发展过程、社区的特性、社区存在的健康问题和社区成员的需求等。访谈分正式访谈和非正式访谈。

（1）*正式访谈* 正式访谈是指事先选择访谈对象并预约访谈时间的访谈。访谈对象需选择社区中不同层次具有代表性的人员，如长期在社区居住、比较了解社区、对社区发展和建设比较关心的人，可以是社区的居民，或社区工作人员，或社区中有影响力的人，目的是从不同角度获得较多的信息，更好地了解社区。

（2）*非正式访谈* 非正式访谈是与社区居民的随机性交谈，无需预约。这种访谈方式可以比较真实地了解社区居民的健康观念、保健意识、健康保健需求及对社区的看法等。

3. 问卷调查 问卷调查是通过事先设计问卷或调查表向调查对象收集资料的过程。社区中有许多问题无法直接观察或收集，如对社区服务机构的满意度、人际冲突、家庭危机、工作压力、未婚流产和性病发生率等，采取无记名的问卷形式有利于全面了解这些情况。

设计合理、质量较高的问卷是调查成功的基础。调查问卷分为开放式和封闭式两种。设计问卷需注意的问题：①一个问题只能问一件事，避免一题多问，以方便调查对象做出明确回答。②避免诱导性问题。③慎重处理敏感与隐私问题。④问卷的信度和效度应在可接受范围。⑤认真考虑问题的排列顺序。

问卷调查以正式的随机抽样为佳，其结果更具代表性。问卷调查的资料搜集方法主要有信访法和有计划的访谈两种。

4. 查阅文献 查阅文献是指通过各种记录、书面材料、网络查阅社区相关资料等，采用二手资料分析法，整理出一些可能影响社区健康的因素，如全国性或地方性的人口普查、健康保健资料；或通过有关部门，如环保局、卫生局、居委会等报道的资料了解社区的相关信息；或通过期刊、报纸、杂志、网络、媒体等途径获得社区的健康资料。

5. 参与式观察 调查者直接参与社区活动，调查者以社区成员的角色出现，通过直接观察，收集社区居民当前的健康状况和健康需求资料，了解社区活动安排和社区居民参与情况。

6. 社区讨论会 社区讨论会可分为专题小组讨论和选题小组讨论两种形式。专题小组讨论是一种社会调查研究性质的方法，主要是收集调查对象思想、意识、行为和态度等方面的资料。选题小组讨论是一种程序化的讨论，常用于确定问题的严重程度和工作的优先顺序等。

通过社区讨论会，可以了解社区居民对社区问题的看法和态度，了解社区居民的需求及参与社区活动的积极性，并共同商讨解决社区问题的方法和途径。讨论会前，需先确定讨论内容和讨论提纲，了解参与讨论者的背景。

二、社区护理诊断

社区护理诊断是关于个人、家庭或社区对现存的或潜在的健康问题及生命过程的反应的一种判断。社区护理诊断是制订护理措施的依据。社区护理诊断需基于对社区充分了解的基础上作出，一般按如下步骤进行。

（一）整理分析资料

1. 确认资料的真实性　通过社区评估小组或其他人员对资料进行复核，以确定资料的真实性和有效性。

2. 资料整理　将社区评估的所有资料进行分类。一般可分为社区环境特征、人群特征和社会系统三类，采用定性与定量相结合的方法，将所获得的社区健康资料进行归纳整理。对观察、访谈和讨论获得的资料采用文字描述法进行分析，对查阅文献和调查问卷获得的资料通过计算平均数、率、百分比、构成比等进行统计，最后将统计结果采用图、表的形式予以呈现。如社区人口年龄、性别构成表（表4－1），社区居民家庭构成表等（表4－2）。

表4－1　社区人口年龄、性别构成表

年龄组（岁）	女性人数（%）	男性人数（%）	合计人数（%）
0～5			
6～14			
15～24			
25～			
……			
合计			

表4－2　社区居民家庭构成表

家庭类型	户数	百分比（%）
核心家庭		
主干家庭		
联合家庭		
单亲家庭		
其他		
合计		

3. 分析资料　分析资料是将已归类的资料和数据进行整理和比较。资料整理后，先找出可疑资料，然后与相关的护理诊断标准进行比较。比较的标准可根据需要参照省市标准、国家标准或国际标准，判断是否符合护理诊断的定义和诊断依据，并寻找与之有关的因素，然后提出护理诊断。比如，将社区65岁以上的老年人口比例与国家或国际水平比较，以确认该社区是否存在人口老龄化的问题，并采取相应的措施。

（二）提出社区护理诊断

1. 社区护理诊断的分类　目前，常用的护理诊断有北美护理诊断协会（North American Nursing Diagnosis Association，简称NANDA）提出的护理诊断分类方法和专用于社区护理实践的Omaha系统护理诊断分类方法。

知识拓展

护理诊断与美国护理实务分类系统

目前，美国护士学会（ANA）已经认可的护理实务分类系统有：

1.1 NANDA 护理诊断分类系统。

1.2 Iowa 的护理措施分类和护理结果分类系统。

1.3 Saba（Georgetown）的居家健康护理分类系统。

1.4 Omaha 的社区护理分类系统。

1.5 Ozbolt's 的患者护理资料分类系统。

1.6 手术室的护理诊断、护理措施和护理结果分类系统。

其中，社区护理分类系统和居家健康照顾分类系统用于社区和居家护理的护理实务领域。

（1）NANDA 护理诊断分类法　我国医院使用的护理诊断分类法是 2000 年 NANDA 在第 14 次会议上审议通过的新的分类系统——分类法Ⅱ。其包括 13 个系统，155 项护理诊断，主要用于临床护理诊断分类。该分类法同样适合社区，使用过程中注意诊断所针对的是一个整体，如社区、家庭、群体，而不仅仅是个体。

社区护理诊断可以反映社区居民目前的健康状况，一般分为个人健康护理诊断、家庭访视健康护理诊断和社区健康护理诊断三类。

1）个人健康护理诊断：其以患者或者有健康问题的个人为中心，如“躯体活动障碍：与右侧肢体瘫痪有关”。

2）家庭访视健康护理诊断：其以家庭整体为中心，反映家庭整体的健康状态，如“照顾者角色紧张：与持续的护理需要有关，继发于残疾（偏瘫）”；“家庭就医困难：与收入减少有关”。

3）社区健康护理诊断：其以社区整体健康为中心，反映的是社区和社区群体的健康状况，如“社区成年男子高血压发病率高于全国水平：与社区健康教育不够有关”；“不能有效利用医疗卫生资源：与社区居民缺乏了解卫生人员保健能力有关”等。社区健康护理诊断与个人健康护理诊断步骤的区别见表 4－3。

表 4－3　社区健康护理诊断与个人健康护理诊断的比较

项目	个人健康护理诊断	社区健康护理诊断
适用对象	个人	社区群体和周围环境
主客观资料	症状、体征	社区事件和群体健康状况等
资料来源	询问、检查	文献、档案、居民的反映
收集资料方法	观察、交谈、体格检查法等	调查、筛查、统计方法等
结果	确定个人护理计划	发现社区问题，确定社区护理诊断，制订社区卫生服务计划

（2）Omaha系统护理诊断分类法　该分类法是经美国护士学会（ANA）认可的一个标准化护理语言体系，包括护理诊断分类系统、护理干预分类系统和护理结果评量系统三部分，广泛用于多个国家和地区的社区及家庭护理机构。Omaha系统是专用于社区护理实践的分类系统，并成为社区护理人员制订计划的指南，能对护理业务、记录与资料的信息化进行系统的管理。

护理诊断分类系统是对评估对象的健康问题进行全面、有序的多个独立分类，具体分为四个层面：①将评估出的问题进行范畴划分。②写出具体问题。③对问题进行描述。④对评估对象存在的症状和体征做具体的描述。Omaha护理诊断分类系统将社区健康问题分为环境、心理社会、生理和健康行为四个领域，下属44项具体的健康问题（表4－4）。

表4－4　Omaha护理诊断（问题）分类系统

领域	护理诊断（问题）分类
环境	收入，卫生，住宅，邻居/工作场所，其他
心理社会	与社区资源的联系，社会接触，角色改变，人际关系，精神压力，哀伤，情绪稳定性，照顾，忽略儿童/成人，虐待儿童/成人，生长与发育，其他
生理	听觉，视觉，说话与语言，咀嚼，认知，疼痛，意识，皮肤，神经，运动，呼吸，循环，消化，排便，生殖泌尿，产前产后，其他
健康相关行为	营养，睡眠与休息形态，身体活动，个人卫生，物质滥用（酒精或药品），家庭计划，健康指导，处方用药，特殊护理技术，其他

护理干预分类系统包括选择干预措施、根据评估对象的问题选择干预目标、对采取的干预措施作简要的描述。该系统由4个类别、63项目标和相关项目组成（表4－5）。

表4－5　Omaha护理干预分类系统

项目	内容
类别	指导、指引和咨询，处理和操作规程，个案管理，监督
目标	解剖/生理，行为修正，膀胱功能护理，照顾/为人父母，长期卧床护理，沟通，应对技巧，日间照顾，管教，伤口护理，医疗设备，教育，职业，环境，运动，与他人情感交流，家庭计划，喂养方法，财务，食物，行走训练与康复，生长/发育，家务管理/居住环境，人际关系，检验结果，相关法规，医疗照顾，药物作用及副作用，用药管理，协助用药，身体活动，辅助性护理活动，营养，营养咨询，造瘘口护理，其他社区资源，个人照护，体位，康复，放松/呼吸技巧，休息/睡眠，安全，筛选，受伤护理，精神及情绪的症状，体征，皮肤护理，社会福利与咨询，化验标本收集，精神护理，促进身心发展的活动，压力管理，物质滥用，医疗器材，支持团体，交通运送，促进健康，其他

护理结果评量系统从认知、行为和状况三个方面进行，每个方面有5级度量尺度（表4－6）。

表 4-6 Omaha 护理结果评量系统

概念	含义	1分	2分	3分	4分	5分
认知	个案记忆与理解信息的能力	缺乏认知	少许认知	基本认知	足够认知	充分认知
行为	个案表现出的可被观察的反应或行为	完全不恰当	甚少恰当	间有恰当	通常恰当	一贯恰当
状况	个案表现的主、客观症状、体征	非常严重	严重	一般	很少	完全没有

2. 社区护理诊断的构成要素 社区护理诊断包含健康问题（problem，P）、相关因素（etiology，E）、症状或体征（signs or symptoms，S）三个要素（PES）。

（1）健康问题 健康问题是对社区健康状况或问题的简洁清楚的描述。根据问题的性质可分为现存的、潜在的和健康的护理诊断。现存的和潜在的护理诊断使用较多，健康的护理诊断在社区护士向健康人群提供护理服务时使用。

（2）相关因素 相关因素是指促成健康问题的、与健康问题有关的各方面的危险因素。一个社区的健康问题可能存在多种原因，这些原因之间也可能存在关联，找出这些原因中的主要原因并进行描述。针对明确的原因制订干预措施，方可有针对性地消除或减弱这些原因，从而使问题得以解决。

（3）症状或体征 症状或体征是指社区健康问题的具体表现，常是社区健康问题的诊断依据。

3. 社区护理诊断的陈述 社区护理诊断的陈述方式是以问题为中心，明确指出问题的具体表现和产生的原因。陈述方式与临床护理诊断陈述方式基本相同。

（1）三段式陈述（PSE） 多用于社区现存健康问题的陈述。

例如：社区婴儿死亡率过高：（P） 婴儿死亡率达 2%，（E） 与家长喂养不当有关。（S）

（2）二段式陈述（PE 或 SE） 多用于社区还没有发生，但很可能发生的潜在健康问题的陈述。

例如：社区老年人缺乏照顾：（P） 与社区空巢老人较多，缺乏养老机构有关。（E）

（3）一段式陈述（P） 多用于健康的社区护理诊断的陈述。

例如：社区儿童营养状况良好。（P）

4. 护理诊断的确认 对护理诊断也需要进行评价与反馈，以确定它是否适当及符合客观情况。衡量的标准包括：

（1）应能反映社区护理对象目前的健康问题。

（2）与社区护理对象健康需要有关的各种因素均应考虑在内。

（3）每个护理诊断合乎逻辑且确切。

（4）护理诊断必须以现在取得的各项资料为依据。

护理诊断如果客观、适当，即可制订护理计划。如果达不到上述标准，则需重新估计，并收集更多的资料，并对不确切的资料进行再次核实。

三、社区护理计划

社区护理计划是根据社区护理诊断（健康问题）制订的具体护理目标、对策和措施，是护理行动的指南。为了使社区护理计划能有效地解决社区居民存在的或潜在的健康问题，参与社区护理计划制订人员包括社区护理服务对象、关心社区健康问题者、为完成护理计划可提供帮助且具有决策权的人、社区护理干预措施的具体实施者、为计划提供资源者。社区护理计划的步骤包括：

（一）排列优先顺序

社区护理诊断确定后，会有多个社区健康问题需要解决和处理，但由于时间、人力、物力等方面的限制，须将确定的社区护理问题根据其重要性和紧迫性排出主次。

社区护理诊断排序通常采用墨克（Muecke，1984 年）与 Lancaster（1986 年）提出的优先顺序和量化八项原则：①对社区问题的了解；②社区对解决问题的动机；③问题的严重程度；④可利用资源；⑤预防效果；⑥护士解决问题的能力；⑦健康政策与目标；⑧解决问题的迅速性与持续的效果等。每项社区护理诊断按墨克的 0 ~ 2 分标准，或按 Lancaster 的 1 ~ 10 分标准，评定总和分数，所得分值越高，表示该问题越急需解决。

社区护理诊断也可根据马斯洛人类需要层次论进行排序，优先解决生理需要，其他依次为安全的需要、爱与归属的需要、自尊与自我实现的需要。护理诊断优先顺序的排列还应考虑到服务对象的意见和要求，在保证与临床医疗和护理不发生冲突的前提下，需尊重服务对象的意见，使社区、家庭或患者感到被重视，会主动参与并积极配合医护活动。对社区居民强烈要求解决的问题、危害严重或延期解决危害可能扩散的问题应优先考虑。

（二）制订预期目标

预期目标是通过各种护理活动后护士期望护理对象达到的结果，它是制订社区护理干预措施的指南，是护理评价的标准和依据。它可以是功能的改进、行为的改变、知识的增加、情感的稳定等。

1. 确定目标人群 目标人群是指希望健康状况或健康行为改变达到计划中的预期结果所确定的群体。目标人群根据被评估对象的不同而不同，它可以是社区中的一部分人，也可以是整个社区人群。针对社区中的不同人群，制订不同的有针对性的目标，如“减少婴儿死亡率”和“提高学龄儿童入学率”就是两个护理目标的陈述。

2. 制订预期目标应注意的问题

（1）目标必须是通过护理措施和自身的努力能达到的。

（2）目标陈述要清楚、具体、有时间性。要使用可测量、可观察到的动词描述预期的行为或行动。

（3）目标要切实可行，要与服务对象的能力相符。

（4）要考虑生理状态、精神状态、应对机制、经济状况、设备、家庭支持、社区服务保障等的限制。

（三）制订护理干预措施

护理干预措施是指社区护士为实现预期目标所进行的一系列活动。制订护理干预措施是护理计划实施方案中的主要内容。在制订社区护理计划过程中，护理干预措施的恰当与否，直接关系到预期目标是否能实现。常用的社区护理干预措施有评估性措施，教育性措施和预防、治疗、康复性措施。

1. 评估性措施 评估可以保证护理措施得以安全、有效的实施。评估是任何措施的一部分，在执行护理活动的前期、中期和后期，必须评估该活动是否安全适当。例如，社区护士对产后妇女进行育婴教育前，应了解该妇女所具备的育婴知识情况；教育过程中，应了解该妇女是否理解社区护士所讲的内容；完成教育后，应了解该妇女是否能将所学的知识与实际生活相结合。

2. 教育性措施 健康教育是一种特定的护理活动。健康教育可以是某项护理措施的一部分，也可以作为一个独立的、完整的护理措施而存在。通过健康教育，可以增加人们对某一问题的知识。例如，指导糖尿病患者自我注射胰岛素等。

3. 预防、治疗、康复性措施 预防、治疗、康复性措施是护理干预措施的重要内容。例如，社区护士为婴幼儿接种卡介苗，为需要的患者进行家庭输液及功能训练等。

一个完整的护理计划由护理目标和护理措施组成。护理目标的确定应考虑到该目标能否用护理措施来完成，同时护理措施的确定应考虑到该措施能否达到预期的护理目标。

知识拓展

社区护理措施的类型

根据措施处理问题的领域分类：1992 年美国护理学者 McClodkey 和 Bulechek 出版了《护理措施分类》（《Nursing Interventions Classification》）。该分类方法根据措施所处理的问题类别将护理措施分为基本生理、复杂生理、行为、安全、家庭和保健体系 6 个领域、26 个类别，共 336 个措施。该分类法为护理活动提供了标准化的语言，而且所有的护理措施都与 NANDA 的护理诊断名称相联系，每个护理诊断都有几个相应的护理措施。

四、社区护理实施

社区护理实施是指社区护士将护理计划中的各项措施付诸实践的过程，包括实施前准备、实施计划。

（一）实施前的准备

实施计划前，按照“5W”原则去做，即充分弄清楚实施计划的人员是谁（who），实施者的任务与职责，应该怎样去做，做什么（what）和为什么这么做（Why），何时（when）何地（where）实施计划。

（二）实施计划

实施社区护理计划过程中，社区护士要注意与合作者、服务对象进行良好的沟通，做到分工合作，为其提供良好的实施环境，掌握必要的知识和技能，以保证实施的顺利进行，同时做好记录。

1. 良好的沟通　良好的沟通包括计划执行者之间的沟通、执行者与干预对象间的沟通。有时还需与当地行政部门、街道、居委会等联系，取得他们的认可和政策、经济上的支持。

2. 分工合作　分工合作是指将计划中的护理活动加以组织，任务落实。实施护理计划时，社区护士与其他卫生工作人员应密切配合，保持协调一致，不同的措施要分配给胜任的人员来执行。如家庭访视主要由护士执行，社区康复服务可由康复师或经过培训的医护人员执行，对某些患者的生活照顾可指导家庭成员或保姆完成，对家属的授权需根据家属的文化层次和对患者关心的程度而定。

3. 提供良好的实施环境　措施的实施中，为护理对象提供一个安全、舒适、方便的环境，使之乐于接受干预。

4. 掌握必要的知识与技能实施护理　社区护士应具备多方面的知识，包括社会学、人文科学、心理学和护理学等，能够熟练运用各种护理技术，根据不同情况，开展有针对性的护理活动；解答护理对象的咨询，及时进行健康教育。

5. 及时发现存在的问题，并妥善解决　实施护理计划中常常会遇到一些问题，如突然的气候变化、参与社区活动的人员健康状况改变、活动场地变更等，这些都可能阻碍护理计划的实施。为此，需考虑各种影响因素，以确保护理计划的顺利进行。

6. 评价与记录　计划实施过程中需不断进行评价，以便及时修改、完善社区护理计划，确保社区护理效果，并做好记录。

（1）*记录的内容*　包括护理计划的实施情况、护理效果、护理对象的反应及产生的新需求等。

（2）*记录的要求*　记录内容必须客观、真实、及时、准确。

（3）*记录方式*　包括以问题为中心和以护理对象为中心两种。以问题为中心的记录采用的是 PIO 格式，即问题（Problem）、措施（Intervention）、结果（Outcome）。以护理对象为中心的记录方式是根据健康状况的进展进行文字记录。

五、社区护理评价

社区护理评价是护理程序中最后一个步骤，是对实施护理措施后的情况，以及是否达到护理目标予以评价的过程。护理评价的结果决定是否终止或修改护理计划。若目标达成，说明护理措施有效，解决了社区健康问题；若目标未达成，则需要对其原因进行分析，并重新评估，从而形成护理程序新循环。

（一）评价的类型

社区护理评价根据活动性质可分为过程评价和结果评价两种。

1. 过程评价 过程评价也称形成性评价，是对实施护理程序各个阶段质量的评价。过程评价的重点是评价社区护士是否按照社区护理标准实施社区护理计划，如评估的资料是否全面、准确；所提问题是否明确；计划有无预期目标；措施是否得当，护理计划是否具体；所取得的结果带给社区健康状况改善的作用如何；健康资源利用和消耗相比健康效益是否合理；居民、社区团体对计划项目及服务机构的满意度如何等。过程评价的优点是能够及时获得反馈信息，纠正实施中的偏差。

2. 结果评价 结果评价也称终结性评价，是对执行护理措施后的结果进行评价。一般而言，结果评价包括评价社区护理服务对象对所接受的护理服务的满意度和社区护理目标完成的情况，即服务对象健康问题的解决情况，是否愿意继续接受服务。结果评价的重点在于检查社区健康问题的护理效果，包括收集评价资料、选择评价标准、对比判断、报告结果。评价结果可以是目标实现、目标部分实现和目标未实现，最后根据目标实际程度决定对原有计划的处理。

在实际应用过程中，社区护士可任选其中的一种评价方法，也可两者结合。

（二）评价方法

1. 观察法 观察法是通过对服务对象的表现和行为进行直接观察而获取所需要的资料的过程，可用来测评服务对象健康行为的改变。社区护理人员通过现场观察人群、家庭成员或个体的行为表现，可获得较为真实可靠的评估资料，但比较费时，需投入较多的人力。

2. 调查法 调查的对象有服务对象、护理参与者及其他社区保健人员等。

（1）*座谈法* 座谈法是评估者召集一部分服务对象，通过与服务对象进行双向交流的形式获取信息的过程，具有灵活性强的优点。

（2）*访谈法* 访谈法是个别征求意见的一种方法。通过个别访问交谈，收集服务对象对护理效果的意见、看法和要求。

（3）*问卷法* 问卷法是根据评估目的和内容，制作有关项目的调查表，由服务对象按要求逐项填写，最后获得评估资料。该方法可从系列项目中获取较可靠的信息，避免面谈的偏见。

3. 对比法 对比法是将护理活动的实际结果与国家制定的社区护理实践标准相比较，从而得出一定的结论，以此评价护理效果的优劣。优点是衡量标准有较强的可信度。

（三）评价的步骤

1. 制订评价计划　评价前先要制订社区护理评价计划，一般通过回顾护理目标来确定评价指标。

2. 收集评价资料　如进行结果评价，需要收集反映护理目标和预期结果的资料，过程评价需在护理活动中收集资料。

3. 得出结论　根据收集到的资料进行分析，并与护理目标对照得出评价结果。

4. 重审、修改护理计划　通过评价护理目标是否实现，可以反馈出护理措施是否解决、减轻或预防护理对象的健康问题，以助于护理计划的重审和修改。若护理目标完全实现，说明护理措施是有效的，可以继续执行。若护理目标部分实现或未实现，需仔细分析原因，重审基础资料、护理诊断、护理目标和护理措施，确定是否有新问题产生，并重新确定护理目标，拟定护理措施。

第二节　社区健康档案

案例导入

小李是一位有两年工作经验的社区护士，目前在南城区红旗路社区服务站上班。按照《城乡居民健康档案管理服务规范》的要求，小李将对社区内居住半年以上的户籍和非户籍居民建立健康档案。

问题：

1. 什么是居民健康档案？建立居民健康档案的目的是什么？
2. 健康档案有哪几种？具体包括哪些内容？

居民健康档案是收集和记录居民健康信息的系统化文件。科学、完整和系统的居民健康档案，是全科医生和社区护士掌握社区居民健康状况的基本工具，也是为居民提供连续性、综合性、协调性社区卫生服务的重要依据。建立健康档案和动态管理健康档案是社区护士主要工作之一。

一、概述

（一）建立社区健康档案的目的和意义

1. 掌握社区居民的基本情况和健康现状　健康档案记载着居民个人和家庭的基本情况和健康状况，尤其是健康问题的形成、发展和转归过程中的健康危险因素和干预效果，从健康档案中可以获取社区居民的基本情况和健康现状。

2. 掌握社区居民存在的健康问题　分析健康档案中个人、家庭和社区的健康状况，从而找出存在的健康问题，可为制定临床预防、诊断、治疗和社区护理提供可靠依据。

3. 利于开展社区护理工作　社区卫生服务机构可以定期对不同群体进行体检、发放健康服务卡、开通急救呼叫系统等服务，可以使居民享受24小时居家护理照顾；老年人还可享受多种优惠和优质服务，以及健康教育服务；可与医院合作，开展定向转诊和患者选择医护人员等服务，方便每个服务对象。

4. 利于开展全科医疗服务 建立健康档案可以将服务对象的健康状况根据病种进行分类管理，从而提供优质、方便、快捷的医疗、保健和护理服务。每年1次或两次将健康检查数据录入计算机，并进行统计学处理，可随时对个人健康情况进行对比，通过分析连续资料，对居民健康进行动态监测和管理。

5. 评价社区卫生服务质量和技术水平 健全的健康档案资料能动态观察社区居民的健康状况，并在一定程度上反映社区卫生服务的质量和技术水平。

6. 为教学和科研提供参考资料 健康档案是医疗、护理学研究的基础。经过计算机管理的健康档案，不仅能动态管理和观察社区居民个人的健康指标，也是医学、护理科研和教学的重要资料。

7. 为司法工作提供依据 健康档案是一个服务记录的完整资料库，健康档案的原始记录具有全面、客观和公正的特点，可以为解决医疗护理纠纷或某些司法问题提供客观依据。

（二）建立居民健康档案的方法

《国家基本公共卫生服务规范（2011年版）》城乡居民健康档案管理服务规范中对居民健康档案的建立作了如下要求：

1. 辖区居民到乡镇卫生院、村卫生室、社区卫生服务中心（站）接受服务时，由医务人员负责为其建立居民健康档案，并根据其主要健康问题和服务提供情况填写相应记录。同时为服务对象填写并发放居民健康档案信息卡。

2. 通过入户服务（调查）、疾病筛查、健康体检等多种方式，由乡镇卫生院、村卫生室、社区卫生服务中心（站）组织医务人员为居民建立健康档案，并根据其主要健康问题和服务提供情况填写相应记录。

3. 已建立居民电子健康档案信息系统的地区应由乡镇卫生院、村卫生室、社区卫生服务中心（站）通过上述方式为个人建立居民电子健康档案，并发放国家统一标准的医疗保健卡。

4. 将医疗卫生服务过程中填写的健康档案相关记录表单，装入居民健康档案袋统一存放。农村地区可以家庭为单位集中存放保管。居民电子健康档案的数据存放在电子健康档案数据中心。

确定健康档案建立对象的操作过程见图4－2。

二、社区居民健康档案的种类与内容

社区居民健康档案包括个人健康档案、家庭健康档案和社区健康档案。个人健康档案和家庭健康档案采用以问题为导向的记录方式，社区健康档案则需要通过社区健康调查将社区卫生服务状况、卫生资源及居民健康状况进行统计分析后才得以建立。

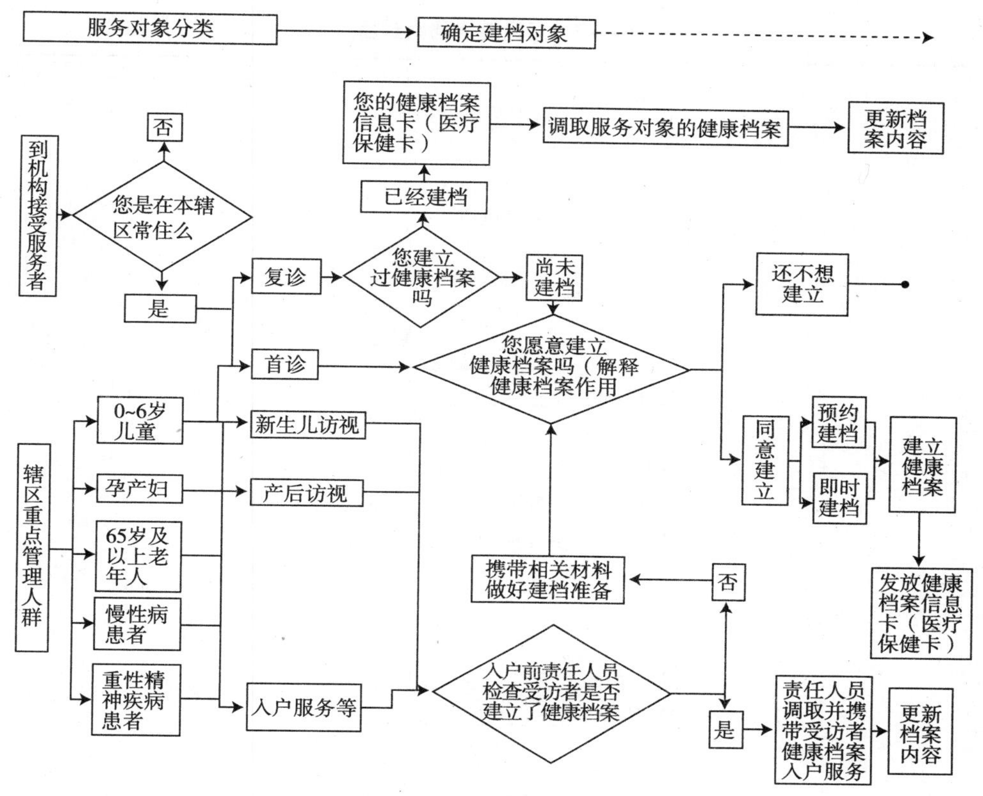

图4－2　建档对象流程图

［摘自《国家基本公共卫生服务规范（2011年版）》城乡居民健康档案管理服务规范］

（一）个人健康档案

个人健康档案内容包括个人基本信息、健康体检、重点人群健康管理记录和其他医疗卫生服务记录。《国家基本公共卫生服务规范（2011年版）》对此有如下基本要求。

1. 居民健康档案封面　姓名、现住址、户籍地址、联系电话、乡镇（街道）名称、村（居）委会名称、建档单位、建档日期、建档人、责任医生（表4－7）。

2. 个人基本资料　包括个人一般资料、既往健康状况、文化资源、个性特征、健康行为与生活习惯、心理评估、社会支持系统、特殊生活事件（表4－8）。

3. 健康体检　包括一般健康检查、生活方式、健康状况及其疾病用药情况、健康评价等。

4. 重点人群健康管理记录　包括国家基本公共卫生服务项目要求的0～6岁儿童、孕产妇、老年人、慢性病和重性精神疾病患者等各类重点人群的健康管理记录。

5. 接诊记录表　主要包括就诊者的主观资料、客观资料、评估、处置计划等。

6. 其他医疗卫生服务记录　包括上述记录之外的其他接诊、转诊、会诊记录等（表4－9、表4－10）。

表 4-7 居民健康档案封面

编号□□□□□□-□□□-□□□-□□□□□

居民健康档案

姓　　名：____________

现 住 址：____________

户籍地址：____________

联系电话：____________

乡镇（街道）名称：____________

村（居）委会名称：____________

建档单位：____________

建 档 人：____________

责任医生：____________

建档日期：______年______月______日

表 4-8 个人基本资料

1. 个人一般资料

姓名：________性别：________出生：________年_____月

籍贯：________职业：________民族：________文化程度：________

婚姻：________家庭角色：____________血型：________

工作单位：____________单位电话：________

个人身份证号：______________邮编：________

医疗费用承担形式：自费□　公费□　医疗保险□　合作医疗□

定点医院：①________②________③________

2. 既往健康状况

曾患主要病史：________现患史：________药物过敏史：________

家族史：________个人史（包括月经史、生育史）：________

住院史：____________手术史：____________

3. 文化资源

医疗知识：0 1 2 3 4 5　　健康价值观：0 1 2 3 4 5

续表

自我保健能力：好□　一般□　差□　　迷信：信□　不信□
宗　　教：基督教□　天主教□　佛教□　伊斯兰教□　其他：＿＿＿＿＿
4. 个性特征
气质类型：胆汁型□　多血质□　黏液质□　抑郁质□　混合型□
性格倾向：外向□　内向□　不典型□
行为类型：A 型□　B 型□　C 型□
智 商：智力障碍：是□　否□
5. 个人行为与生活习惯
身高：＿＿＿＿＿（cm）体 重：＿＿＿＿＿（kg）血 压：＿＿＿＿＿（mmHg）性格：
睡眠习惯：＿＿＿＿＿
锻炼身体：经常□　不经常□　不锻炼□
锻炼方式：跑步□　气功□　太极拳□　游泳□　登山□　郊游□　其他□
吸烟史：有□　无□　每天吸烟支数：＿＿＿＿＿烟龄：从＿＿＿＿＿年至＿＿＿＿＿年
饮酒史：有□　无□　每天＿＿＿＿＿餐　每餐＿＿＿＿＿两　酒的类型：＿＿＿＿＿
饮食习惯：高盐□　高脂□　甜食□　高蛋白□　高能量□
少纤维□　荤食□　素食□　喜热量□　喜生食□
6. 心理评估
保健知识的需求：有□　无□　对定期体检的态度：必要□　不必要□
对慢性病的康复信心：有□　无□　情绪状态：稳定□　不稳定□
7. 社会支持
家庭主要经济来源：＿＿＿＿＿＿＿
同事 0 1 2 3 4 5　朋友 0 1 2 3 4 5　亲戚 0 1 2 3 4 5　邻居 0 1 2 3 4 5
领导 0 1 2 3 4 5　机构 0 1 2 3 4 5　社团 0 1 2 3 4 5　医生 0 1 2 3 4 5
8. 特殊事件
失业□　离婚□　丧偶□　意外事故□　其他□

表 4－9　会诊记录

会诊时间		会诊申请人		备注
原因				
会诊医师		会诊诊断		
处理				

表 4－10 双向转诊记录

转诊日期		转至地点	
转诊医师		转诊诊断	
转诊原因			
接诊医师		接诊诊断	
转回时间		转回诊断	
存在的问题及建议			
接诊医生		接诊护士	

（二）家庭健康档案

家庭健康档案主要是记录与居民健康有关的各种家庭危机及家庭健康问题的系列资料。包括封面、家庭基本资料、家系图、家庭卫生保健记录、家庭健康相关资料、家庭主要健康问题目录和问题描述、家庭各成员健康资料（其形式与内容如前述个人健康档案）。

1. 封面 包括档案号、户主姓名、社区、建档单位、建档医生、建档护士、家庭住址、电话等内容（表 4－11）。

2. 家庭基本资料 包括家庭住址、居住环境、卫生设施、家庭经济状况及家庭各成员基本情况等（表 4－12、表 4－13）。

表 4－11 家庭健康档案封面

编号□□□□□□□－□□□－□□□－□□□□□□

家庭健康档案

户主姓名：________________

详细住址：________________

联系电话：________________

邮　　编：________________

社　　区：________________

建档单位：________________

建档医生：________________

建档护士：________________

建档日期：_____年_____月_____日

表 4-12　家庭基本情况

一、家庭位置	
集居________孤居________	离医疗点________m
离公路________m	离派出所________m
离学校________m	离商店________m
二、住房情况	
楼房________平房________	住房面积________m^2
人均面积________m^2	个人的隐私空间：有________无________
三、居住环境	
通风：好□　一般□　差□	采光：好□　一般□　差□
湿度：好□　一般□　差□	保暖：好□　一般□　差□
卫生：好□　一般□　差□	
四、厨房及卫生设施	
厨房：独用□　混用□	排烟：好□　不好□
卫生：好□　一般□　差□	生熟食品：分□　不分□
燃料：煤气□　液化气□　煤□　木柴□　其他□	
饮用水：自来水□　井水□　河水□　其他□	
厕所：户外□　户内□	
五、家用设施	
家用电器：电灯□　电话□　电视机□　空调□　冰箱□　其他□	
六、经济状况	
经济来源：	
年总收入________元	年人均收入________元
总支出________元	

表 4-13　家庭成员基本情况表

编号	姓名	性别	出生年月	与户主关系	职业	文化	婚姻	患病情况

3. 家系图　家系图即家庭结构图，是收集和分析家庭健康资料的主要工具。它以绘图的方式表示家庭结构及各成员的健康和社会资料，是简明的家庭综合资料，其使用符号有一定的格式（详见第五章第二节家庭健康护理）。

4. 家庭卫生保健记录 记录家庭环境的卫生状况、居住条件、生活起居方式，是评价家庭的功能、确定健康状况的重要参考资料。

5. 家庭健康相关资料 包括家庭结构、功能、家庭生活周期等资料（见第五章第一节家庭与健康）。

6. 家庭主要健康问题 目录中记载家庭生活压力事件及危机的发生日期、问题描述及结果等。

7. 家庭成员健康资料 同个人健康档案。

（三）社区健康档案

社区健康档案是由全科医生和社区护士提供的、以社区为范围的、协调性的医疗保健服务的必备工具，是了解社区卫生工作状况、确定社区中主要健康问题及制定卫生保健计划的重要文件资料。完整的社区健康档案主要包括四部分内容。

1. 社区基本情况资料 包括社区的自然环境及资源分布概况、人文和社会环境状况、经济和社会发展、社区组织现状及社区动员潜力等。

2. 社区卫生服务资料

（1）*卫生服务机构* 包括：①医疗保健机构，如医院、妇幼保健院、疾病控制中心、社区卫生服务中心（站）、私人诊所等。②福利机构，如福利院、养老院、社区养老中心等。③医学教育机构，如医学院校和护理学校等。每个机构的服务范围、优势服务项目、地点等均有必要记录在社区档案中。医生可根据以上情况进行转诊、咨询等，从而充分利用卫生资源，为居民提供协调性保健服务。

（2）*卫生人力资源* 包括本辖区各类卫生服务人员及卫生相关人员的数量、年龄结构、职称结构、专业结构等。

3. 社区卫生服务状况

（1）*医疗服务统计* 如一定时期的门诊量、常见健康问题各类及构成、门诊疾病种类及构成。

（2）*家庭访视和居家护理的人次、转诊统计* 转诊统计包括转诊率、患病种类及构成、转诊单位等。

（3）*住院统计* 包括住院患者数量（住院率）、患病种类及构成、平均住院天数、住院起止时间等。

4. 社区居民健康状况

（1）*社区人口学资料* 包括人口数量、年龄、性别构成、各年龄组性别比、文化构成、职业构成、家庭构成、婚姻状况、出生率、死亡率、人口自然增长率。

（2）*社区居民患病资料* 主要包括社区常见病的发病率、患病率、社区疾病谱及社区疾病分布（包括年龄分布、性别分布、职业分布等）等。

（3）*社区人口死亡资料* 包括社区人口死亡率、婴儿死亡率、社区死因谱及社区死亡顺位等。

（4）*社区人群行为方式与危险因素资料* 人的行为与健康有着密切的联系，不良行为可对人的健康带来很大影响和危害。健康危险因素是指人体内外环境中与疾病发生、发展和死亡有关的各种诱发因素。社区居民健康档案可用表格的形式列出社区内吸烟、酗酒、偏食、缺少体育锻炼、肥胖及有违医行为的人数，并对高血压、冠心病、糖尿病、乳腺癌等病患的危险因素进行评估。

三、社区居民健康档案的管理

（一）社区居民健康档案管理的目的与原则

1. 目的

（1）保证建档质量　社区居民健康档案包括个人健康档案、家庭健康档案和社区健康档案。建档时所收集的资料范围广泛，内容繁多，为保证健康档案的质量，在资料收集和整理过程中都要严格管理，确保入档资料客观、真实、准确、可靠，避免“死档”“假档”。

（2）确保及时归档　每个社区卫生服务机构均需制订完善的社区居民健康档案归档制度，明确规定归档范围及归档时间等，将档案资料及时、完整、系统的归档保存。

（3）便于正常使用　社区居民的健康档案集中保管存放，并有规范的保管、使用、查阅等管理制度，使健康档案在社区卫生服务、评价、科研、教学等工作中充分发挥作用。

2. 原则

（1）规范化、科学化管理原则　社区居民健康档案范围广、数量多、管理年限长，为了便于对健康档案实施集中统一管理，需制订一套切实可行、规范化、科学的管理制度，对各种资料实施管理，以达到方便查找使用、提高工作效率的目的。如对每一份健康档案实施规范化的编号、统一填写标准、规范填写内容等。

（2）逐步完善的原则　优先为老年人、慢性病患者、孕产妇、0～3 岁儿童等建立健康档案，逐步扩展到社区全体人群。

（3）系统性、连续性原则　社区居民健康档案的记录应从围产期保健开始，一直到出生、婴幼儿、青少年、中老年，直至临终关怀。这期间个体、家庭、社区发生的各种健康问题均属于健康档案记录、管理的内容。这种社区卫生服务独具的可及性、连续性、综合性、协调性、人性化的服务特点，决定了健康档案是对服务对象一生所有医疗、护理资料（住院期间详细情况除外）的系统性、完整性和连续性记录。

（4）资源共享原则　完整、系统的社区居民健康档案不仅可为社区卫生服务提供极大方便，还可作为全科医学与社区护理教学、科研的基础资料，为社区内各医疗机构提供协调性服务打下良好基础，并可为社区和卫生行政部门制订卫生方针及预防保健计划等提供科学依据。特别是计算机化管理档案尤其如此。

（5）保密性原则　居民健康档案记录的内容会涉及个人隐私，应注意妥善保存，分级管理。建立电子健康档案的地区，要注意保护信息系统的数据安全。

（二）社区居民健康档案管理的方法

1. 选择合适的建档方式 完整的社区居民健康档案包括个人健康档案、家庭健康档案和社区健康档案。但实际工作中3种档案并不是完全分开的，许多社区在建立个人健康档案的同时也收集个人家庭资料，个人健康档案又是社区健康档案的基础资料。

2. 建立健全管理制度 为使健康档案完整、准确，能全面反映个人、家庭和社区的健康状况，有必要制定有关健康档案的建立、保管、使用和保密制度。健康档案管理需具备必需的档案保管设施，按照防盗、防晒、防高温、防火、防潮、防尘、防鼠、防虫等要求妥善保管健康档案，指定专（兼）职人员负责健康档案管理工作，保证健康档案完整、安全。电子健康档案应有专（兼）职人员维护。

居民健康档案管理具体要求与操作流程见图4－3。

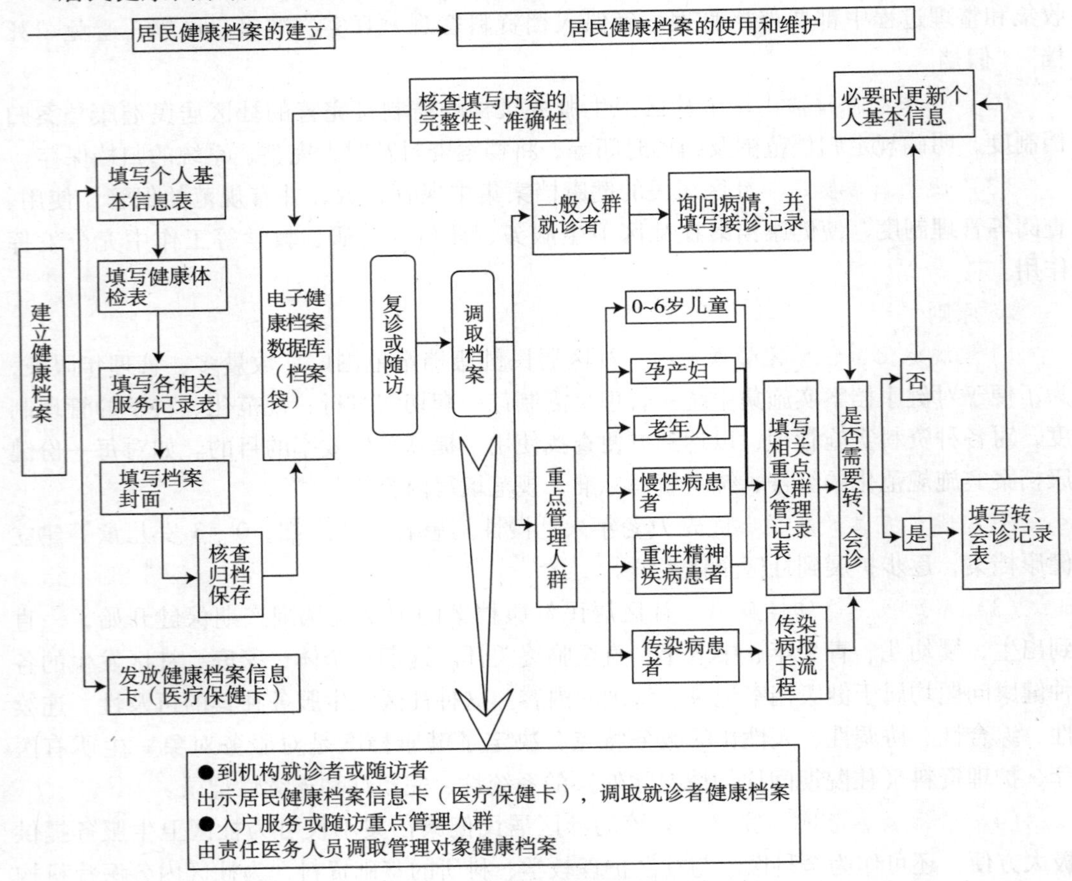

图4－3 居民健康档案管理流程图

［摘自《国家基本公共卫生服务规范（2011年版）》城乡居民健康档案管理服务规范］

3. 有效利用健康档案 健康档案建立后要定期或不定期地分析有关内容，及时发现个人、家庭和社区的主要健康问题，有针对性地提出防治措施，充分发挥健康档案在提高居民健康水平中的作用。

电子化健康档案建立后，可使多个使用者共享。避免重复登记、重复检查造成的资源浪费。同时，基于这一电子平台，社区医护人员结合电话语音、网络通知患者诊疗措施或进行社区保健服务咨询。因为健康档案资料中可能会涉及个人隐私，在共享时要注意其准入制度，没有权限或没有得到允许者不能随便进入该系统，更不能做任何的修改。

4. 健康档案保管与使用　健康档案要统一编号，集中放在社区卫生服务中心（站）或门诊部，并由专人负责保管。档案在装订时，以户为单位，家庭健康档案在前，个人健康档案附后。《国家基本公共卫生服务规范（2011 年版）》中对居民健康档案的使用做如下要求：

（1）已建档居民到乡镇卫生院、村卫生室、社区卫生服务中心（站）复诊时，应持居民健康档案信息卡（或医疗保健卡），在调取其健康档案后，由接诊医生根据复诊情况，及时更新、补充相应记录内容。

（2）入户开展医疗卫生服务时，应事先查阅服务对象的健康档案并携带相应表单，在服务过程中记录、补充相应内容。已建立电子健康档案信息系统的机构应同时更新电子健康档案。

（3）对于需要转诊、会诊的服务对象，由接诊医生填写转诊、会诊记录。

（4）所有的服务记录由责任医务人员或档案管理人员统一汇总、及时归档。

第三节　社区流行病学调查

案例导入

某社区服务站为了解本社区中老年人常见疾病的分布情况，对社区内 620 名老年人中的高血压、冠心病、脑血管疾病和恶性肿瘤的患病情况进行了调查，结果发现，高血压患者 169 人，其中当年发病的 9 人；冠心病 35 人，其中当年发病的 4 人，当年因冠心病而死亡的 5 人；脑血管疾病 19 人，其中当年发病的 4 人，当年因脑血管疾病死亡的 3 人。

问题：

（1）什么是发病率、患病率、病死率？

（2）计算该社区老年人中高血压、冠心病、脑血管疾病的发病率、患病率和病死率？

流行病学是公共卫生学中一门重要的学科，是从人群的角度出发，关注疾病的预防、健康的维护和促进，其理论和方法被广泛应用于人群健康问题的研究和实践，也包括社区护理的研究与实践。社区护理工作需了解社区人群的健康与疾病状况及其变化规律和影响因素，评价社区护理措施的干预效果等，而要实现这一目的，必须运用流行病学调查研究方法开展调查研究，指导社区护理和健康管理工作。

一、概述

（一）流行病学的概念

流行病学（epidemiology）是研究疾病与健康状况在人群中的分布及其影响因素，以及制订和评价预防、控制和消灭疾病及促进健康的策略和措施的科学。该定义有以下四层含义：

1. 研究的对象是人群，且是具有某特征的人群。

2. 不仅研究疾病，而且研究健康状况。

3. 主要研究内容包括揭示现象、找出原因、提供措施、评价效果，研究的重点是疾病和健康状况的分布及其影响因素。

4. 目的是为控制和消灭疾病、促进健康提供科学的决策依据。

（二）流行病学研究的内容

随着医学模式的改变和流行病学学科的不断发展，其研究范围与用途有所扩展。

1. 描述疾病或健康状况的分布 流行病学调查通过疾病在人群中发生、发展和消失的表现，描述疾病在不同时间、不同地区和不同人群中发生多或少的现象，即疾病的人群现象或称疾病分布，这是流行病学研究的起点和基础。如脑卒中和冠心病的发病在寒冷的冬季频发，属于疾病的时间分布。健康状况分布如据联合国长寿之乡的标准，每10万人中拥有百岁寿星7.5人为世界长寿之乡，我国广西的巴马、新疆的和田为世界长寿之乡。

2. 探讨疾病的病因和发病机理 通过现况调查，获得疾病分布情况和病因线索，根据线索，拟定假设来解释疾病分布情况、发病原因及机理，然后利用流行病学分析法、实验法检验假设的正确性，从而确定病因和发病机理。有些疾病通过流行病学调查提供的病因线索，继续分析、追踪，获知其疾病发生的原因及发病机理，如急性呼吸窘迫综合征（SARS）；有些疾病通过流行病学调查获知某些因素是引起疾病的重要因素之一，如吸烟是引起肺癌的重要因素；有些疾病至今病因不明，如原发性高血压、恶性肿瘤等。

3. 用于疾病的诊断、疗效评价和估计预后 通过建立、检验和验证病因假设，探讨疾病在特定的时间、地点和人群中的表现，发现患者的流行病学特征，研究疾病的发展史，提高诊断水平。通过实验研究，选择治疗方案和估计疾病的预后，预测疾病的结局。

4. 为制订疾病防控、促进健康的措施提供科学依据 通过流行病学调查，获得了某种疾病的发病原因和机理，据此制订有效的预防控制措施，以防控该疾病的发生和流行。如SARS，一个新的传染病流行，由于初期对其认识不足，致使在全国范围内流行。通过流行病学调查，对其分布情况、发病机理、传播途径有了新的认识，据此制订了有效的预防控制SARS的措施，从而成功阻止了其在全国范围的更大流行。

（三）流行病学研究的方法

流行病学研究的方法分为观察法、实验法和数理法（图4－4）。

1. 观察法　观察法也称观察性研究，是指不进行任何干预，观察研究对象在自然状态下的疾病和健康问题，从而获得 资料的一种方法。观察法可分为描述性研究和分析性研究两种类型。

（1）描述性研究　也称描述流行病学，是利用已有的资料或通过观察和调查记载的资料，描述疾病或健康在不同时间、不同地区和不同人群分布特征。如对某疾病的情况了解不多的时候，往往从描述该病的分布特征着手，从而获得有关研究假设的启发，进而逐步建立研究假设，为分析流行病学提供线索。描述流行病学是社区护理评估、社区诊断的常用方法。常用的描述性研究有现况研究和筛检。

（2）分析性研究　也称分析流行病学，是对所假设的病因或流行因素在人群中探讨疾病发生的条件和规律，从而验证所提出的假设。分析流行病学是纵向研究，常常要持续一段时间，并选定一个或多个供比较的对照组。常用的分析性研究方法有病例对照研究和队列研究两种。

2. 实验法　实验法也称实验流行病学，是通过比较干预措施后的实验组人群与对照组人群的结果，从而判断干预措施效果的一种前瞻性研究方法。实验性研究可分为现场试验、临床试验和社区干预实验。

3. 数理法　数理法也称理论性研究，是在观察性研究和实验性研究的基础上，用数学公式定量描述病因与宿主之间的数量关系，从而预测疾病的流行规律。

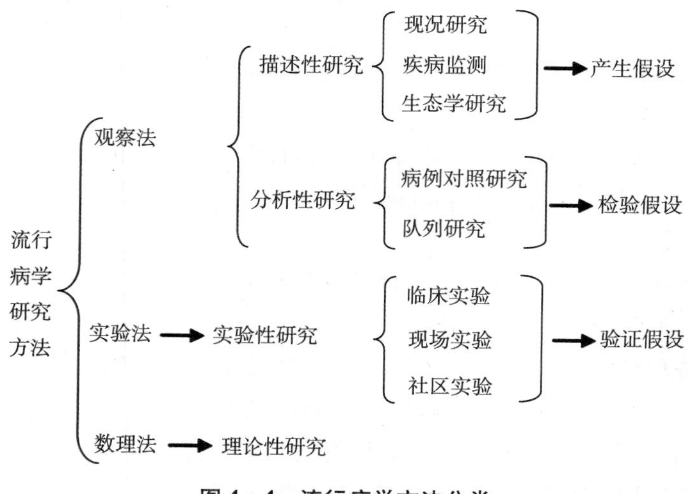

图4－4　流行病学方法分类

（三）流行病学调查的基本步骤

社区护士利用流行病学原理，单独或与他人合作对社区进行流行病学调查，以了解影响社区居民健康与疾病的各种可疑因素，从而制订切实可行的预防控制策略和护理计划。因调查目的和调查方法不同，流行病学调查的步骤也有差异，其基本步骤如下：

1. 拟订调查计划

（1）*明确调查目的* 为保证调查的科学性、准确性、可行性及必要性，必须明确调查的目的。调查前要认真阅读有关文献，走访有关机构，并听取专家意见，必要时组织有关人员座谈、讨论，并结合当前社会及该社区主要的卫生问题来确定。

（2）*确定调查的时间、地点和人群* 调查时间包括调查起始时间和调查持续时间；调查地点根据需要选择一定的社区、机关、学校或家庭。

（3）*确定调查人群* 调查人群取决于调查方法及抽样方法。如确定是调查社区全体居民还是部分居民，如果是部分居民，就要决定抽样方法和样本大小。

（4）*确定调查方法* 根据不同的调查目的决定调查方法。如为了早期发现患者，可进行普查；为了寻找可疑病因，可采用病例对照调查。

2. 编制调查表 调查表是调查的关键，调查的质量直接反映在调查表上。

（1）*调查表形式* 包括一览表（一人一表）、卡片表（多人一表）和编码表（适合计算机用表）。

（2）*调查项目* 又称变量，包括：①一般项目：姓名、性别、年龄、职业、文化程度、住址、民族等。②临床资料：症状、体重、发病日期、就诊日期、治疗情况、疾病转归等。③实验室检查资料：各种检查结果、诊断级别等。④流行病学资料：接触史、接种史、潜伏期、症状期、传染期等。⑤社区护士的签名、日期等。

调查项目的确定要求简单、明确，便于被调查者回答，必要时需增加具体说明。如调查“吸烟”一项，应明确1天吸多少支烟为吸烟；吸过半年，现在不吸，算不算吸烟等。

3. 培训调查人员 调查前认真做好调查员培训，做到统一认识、统一方法、统一标准。

（1）*调查员的要求* 调查员应明确调查的目的、意义、方法和注意事项等，并要有认真的态度、吃苦耐劳的精神和熟练的询问技巧，不能采取诱导式、启发式提问，防止调查结果的偏倚。

（2）*保证调查信度* 进行模拟调查演练，使调查员真正掌握每项调查问题的要求，对有疑问的调查项目，应及时统一认识。

4. 组织准备和经费落实 包括调查人员、组织人员和实施人员的落实，经费的核算及实验仪器的准备等。如果是范围较大的调查，则要取得当地行政主管部门的支持，并做好各方面宣传工作，使调查对象了解调查的意义，愿意合作。

5. 实施调查计划 按拟订调查计划实施，实施时应注意以下几点：

（1）联系社区，取得支持。联系好相应调查的居民区、学校或企业，取得当地居委会或单位领导支持，保证调查的顺利开展。

（2）保证现场调查质量。安排现场质量监控员，明确职责，及时核实原始记录表格并整理资料，做好数据录入准备工作。

（3）调查中若出现不清楚或失访情况，应及时核实或酌情安排补访。

6. 总结调查工作

（1）调查资料的收集、整理和分析　收集资料可采取询问法、填表法、现场观察法等；整理分析资料要根据调查目的，对收集的资料进行全面、系统的整理，包括资料的编码、制表、填写、计算，或将数据输入计算机，并用相应的统计软件进行整理分析，得出调查结果。

（2）书写调查报告　将调查分析结果写成书面调查报告或论文，内容包括调查目的、方法、主要结论、讨论或建议等，为社区疾病防控、卫生决策和社区护理提供科学依据。

二、疾病的发生、分布与三级预防

（一）疾病的发生

1. 病因的概念　流行病学中的病因一般称为危险因素，是指使某病发病概率增加的因素。随着疾病谱和医学模式的转变，人们对病因的认识在不断变化。

2. 疾病发生的基本条件　即致病因子、宿主和环境，又称疾病发生的三要素。当三个要素同时存在、相互作用、在一定条件下平衡失调时，才能发生疾病。

（1）致病因子　能引起疾病的因素统称为致病因子，是疾病发生和流行的直接病因和首要条件。致病因子根据性质可分为生物因素、物理因素和化学因素。各种致病因子的致病能力由3方面因素决定：①致病因子毒性或毒力的强弱。②环境中致病因子的剂量或浓度。③致病因子进入体内后的变化规律。

（2）宿主　宿主是能给病原体提供营养和生存场所的生物体，包括人和动物。人的多方面因素与疾病有关，如生理特征（年龄、性别、妊娠、营养、免疫和健康状况等）、行为特征（性格、嗜好、风俗、习惯等）和遗传特征（染色体和基因）。

（3）环境　人类生活的环境包括自然环境和社会环境，两者对疾病的发生有重要的影响。病因和宿主均处于环境中，三者相互作用从而决定疾病是否发生。环境因素不但影响致病因子的存在、分布和强度，还影响宿主对病因的易感性和暴露机会。

（二）疾病的分布

疾病的分布是指以疾病频率为指标，描述疾病在不同地区（空间）、不同时间（时间）和不同人群（人间）中的分布规律，简称三间分布。通过研究疾病的三间分布，可以为疾病的研究提供病因线索，并指出进一步研究的方向和途径；确定卫生服务的重点；为合理地制定疾病的防制、保健策略和措施提供科学依据。

1. 疾病三间分布的特征

（1）人群分布　疾病的发病率、死亡率常随人群的年龄、性别、职业、种族、民族、婚姻状况等特征的不同而有差异，也与人群的不同行为和环境有关。研究疾病的人群分布有助于确定危险人群和探索致病因素。

（2）时间分布　任何疾病都会随时间的推移而不断发生变化。研究疾病的时间分布特点能找出某些病因和流行因素的线索。疾病时间分布的形式有短期波动、季节性、周期性、长期趋势。

(3) 地区分布 疾病的发生往往受人们居住地的自然环境和社会生活条件的影响，多数疾病的发生或多或少存在着地区差异。因此，研究疾病的地区分布可为疾病的病因及流行因素提供线索。疾病的地区分布常表现为：

1) 疾病在国家间与国家内的分布不同。例如，糖尿病在发达国家的患病率高于发展中国家；我国血吸虫病的发生只限于有钉螺滋生的长江流域及其以南的13个省、市和自治区。

2) 明显的城乡差别。例如，流行性感冒、水痘、百日咳等呼吸道传染病在城市易于传播和流行；肠道传染病、寄生虫病和农药中毒等发病率农村显著高于城市。

3) 由于自然因素和社会因素的影响，一些疾病在某一地区的发病率经常较高或只在某一地区发生，表现为地方性，如地方性氟中毒、鼠疫等。

在实际工作中疾病的描述往往是三间综合进行的，只有这样，才能全面获取有关病因线索和流行因素的信息，以利于提出病因假设。移民流行病学是利用移民人群综合描述疾病的三间分布，从而找出病因的一种研究方法，是进行疾病分布综合描述的一个典范，常用于肿瘤、慢性病和某些遗传病的研究及其病因和流行因素的探讨。

2. 疾病流行强度 疾病的流行强度是指某种疾病在某地区一定时期内、某人群中发病数量的变化及其病例间的联系程度，提示疾病的社会效应，常用散发、暴发、流行、大流行等表示。

(1) 散发 散发是指某病在某地区人群中发病率呈历年的一般水平，各病例之间在发病时间和地点方面无明显联系，表现为散在发生。确定散发状态需参照当地前3年该病的发病率水平而定。

(2) 暴发 暴发是指在一个局部地区或集体单位的人群中，短时间内突然发生许多临床症状相似的患者，如食物中毒、托幼机构的麻疹、流行性脑脊髓膜炎等的暴发。

(3) 流行 流行是指某病在某地区的发生显著超过该病历年发病率的3~10倍时的水平。

(4) 大流行 大流行是指疾病迅速蔓延，涉及地域广，短时间内可跨越省界、国界或洲界，发病率超过该地一定历史条件下的流行水平。例如，2003年SARS的大流行，几个月的时间就波及32个国家和地区；流行性感冒和霍乱也曾多次形成世界性大流行。

(三) 疾病的三级预防措施

疾病的预防不仅仅是指预防疾病的发生，还包括疾病发生后阻止或延缓疾病发展及切断或减少其传播，最大限度地减少疾病造成的危害的所有措施。因此，预防疾病可以根据疾病自然史的不同阶段，相应地采取不同的措施，即疾病的三级预防。

1. 一级预防 一级预防又称病因预防，是指在疾病发生之前，对健康人采取的控制和消除致病危险因素的预防措施，是预防、控制和消灭疾病最根本、最积极的社会性预防措施。它包括针对个体健康的措施和针对人群健康的社会和环境措施。

（1）针对个体健康的措施　包括健康教育、有组织的预防接种、做好婚前检查和禁止近亲结婚、注意妊娠和儿童期的卫生保健，以及对某些疾病的高危个体服用药物预防疾病的发生等措施。

（2）针对人群健康的社会和环境措施　包括制定和执行各种与健康有关的法律、规章制度及有益于健康的公共政策；利用各种媒体开展公共健康教育，提高公众的公共健康意识和自控能力；防止致病因素危害公共的健康。例如，加强环境监测，开展卫生防护；加强食品卫生的执法监督；修建公共体育场所；禁止公共场所吸烟等措施。

开展一级预防常采取双向策略，即把对整个人群的普遍预防和对高危人群的重点预防结合起来，二者相互补充可以提高预防效率。

2. 二级预防　二级预防又称临床前期预防，或“三早”或“五早”预防，是在疾病的潜伏期（临床前期）为了阻止或减缓疾病的发展、促使疾病好转或痊愈而采取的早期发现、早期诊断、早期治疗的“三早”预防措施。对于传染病，除采取“三早”预防措施外，还应采取早期报告、早期隔离的措施，以切断或减少其传播，即做到“五早”预防。

（1）早期发现　主要有普查、筛选、定期健康检查、群众自我检查、高危人群的重点项目检查和设立专科门诊等方法。

（2）早期诊断　在早期发现的基础上，通过提高医务人员的诊断水平，尽早明确诊断。

（3）早期治疗　疾病一经诊断，及时治疗，以利于疾病的转归。早期治疗措施包括早期用药、合理用药、心理治疗、做好护理工作等。

3. 三级预防　三级预防又称临床期预防，是在疾病的临床期（又称发病期），针对确诊的患者采取及时、有效的治疗和功能康复措施。其目的是防止伤残或死亡，促进功能恢复，力争病而不残、残而不废，提高患者的生存质量，延长其寿命，降低病死率。

三级预防措施贯穿于疾病的全过程。对不同类型的疾病，三级预防策略的侧重点有所不同。一级预防主要适用于病因较明显的疾病预防；二级预防主要是对病因不甚明确的疾病采取的措施；当疾病已不可逆转时主要靠三级预防措施。

三、流行病学在社区护理中的应用

（一）流行病学与社区护理的关系

社区护理与流行病学的共同点是均关注群体的健康和疾病的预防。不同点是流行病学侧重关注社区人群健康及疾病的分布、影响分布的因素、病因及疾病预防和控制；社区护理关注的是在社区生活的个人、家庭、群体和社区整体的健康水平与健康状况。因此，流行病学研究的重点是人的疾病与健康，社区护理研究的重点是人的生活健康。

（二）社区护理相关的流行病学应用

社区护理使用流行病学调查方法的目的是用流行病学调查方法对人群的疾病和健康

问题进行调查，将结果用于社区护理和社区居民的健康管理，制定健康相关政策并应用于卫生行政管理。与社区护理相关的主要流行病学应用有以下几个方面。

1. 进行社区护理评估 社区护士应用流行病学的方法对社区人群的健康状况、与健康相关的危险因素以及可利用资源进行社区人群健康评估；对社区的环境、卫生资源、人力资源等卫生资料进行系统的收集、统计、分析和整理，进行社区的护理评估。

2. 进行社区诊断 社区诊断是对社区人群的健康状况、影响健康的危险因素，以及可利用的卫生资源进行评估，从而为社区卫生服务提供科学依据。例如，通过流行病学调查，可以得知哪些是危害居民健康的主要疾病，它们与哪些行为与生活方式有关，与哪些环境因素有关。通过流行病学调查，了解社区环境状况、医疗卫生资源、居民卫生服务需求、居民卫生习惯和生活方式等。在了解情况的基础上确定社区卫生服务和社区护理工作的侧重点，科学制订社区护理计划、措施，并保证实施。

3. 发现高危人群及防控疾病 通过疾病与健康状况的分布研究，提供疾病的某些危险因素或流行因素的线索，发现与疾病有关的高危人群（易患某病的人群），对疾病预防控制做到早期发现、早期诊断、早期制定措施等。

4. 了解疾病危险因素 流行病学从疾病在不同人群中分布的差异出发，提出病因假设，并结合各种研究手段推理论证。研究的结论一是为进一步运用实验室技术证实确切病因指出方向；二是在确切病因尚未明确之前，人类至少可以有效地预防和控制疾病。

5. 了解导致疾病流行因素 就社区卫生服务而言，了解导致疾病的流行因素或途径，通常比了解病因更重要，是有针对性地预防和控制疾病的前提。

6. 评价护理干预措施和卫生服务效果 对疾病的病因、分布和流行因素进行深入调查是制订社区护理干预措施、达到预防控制疾病的前提；在应用某项干预措施后，可通过疾病监测以判断疾病的发展趋势，评价预防措施的效果。常用的效果评价方法有：①比较疾病控制措施实施前后患病率的变化。②采用自然对照法。③分析医院临床病历。④与文献报道的结果进行比较。⑤进行现场实验研究。

四、社区护理中常用的统计学指标

（一）人口学统计指标

通过描述人群生命周期状况获得人口的动态变化。

1. 出生率 出生率亦称粗出生率，表示某地某年平均每千人口中所出生的活产人数，是反映一个国家或地区人口生育水平的常用指标，计算公式为：

$$出生率=\frac{某年活产年产}{同年平均人口数}\times 1000‰$$

年平均人口数是指某一时期内各时点人口数的平均数。计算年平均人口数最常用的公式是算术平均法，即用期初人口数与期末人口数相加后除以2。

2. 死亡率 亦称粗死亡率，表示某地某年每千人口中的死亡人数，计算公式为：

$$死亡率=\frac{某年死亡人口总数}{同年年平均人口数}\times 1000‰$$

死亡率可以按不同年龄、性别、职业、病种、地区、种族等分别计算死亡专率。常用的死亡专率如下。

（1）年龄死亡专率　表示某地某年龄组每千人口中的死亡人数，计算公式为：

$$年龄死亡专率=\frac{某年某地某年龄组死亡人数}{同年龄别平均人口数}\times 1000‰$$

（2）死因死亡专率　表示某年每10万人口中由于患有某种疾病死亡的人数，计算公式为：

$$死因死亡专率=\frac{某年某地某病死亡人数}{同年该地平均人口数}\times 100\ 000/10万$$

死因死亡专率是死因分析的重要指标，反映的是各类病伤死亡对居民生命的危害程度。

（3）婴儿死亡率　是指某年不满周岁婴儿的死亡数占同年活产数之千分比。它是反映社会经济及卫生状况的一项敏感指标。

在婴儿死亡水平研究中要注意人群中0岁组死亡率与婴儿死亡率是不同的指标，婴儿死亡率也不表示婴儿在出生后一年内的死亡概率。

（4）5岁以下儿童死亡率　是指某年5岁以下儿童死亡数与同年活产数之比，以千分率表示。这是近几年来WHO和联合国儿童基金会用来评价儿童健康状况的常用指标。该指标主要反映婴幼儿的死亡水平。

3. 病死率　表示一定时期内（通常为1年），患某病的全部患者中因该病死亡者的比例。

$$病死率=\frac{某时期内因某病死亡人数}{同期患某病的病人数}\times 100\%$$

该指标表示确诊疾病的死亡概率，既可表明疾病的严重程度，也可反映医疗水平和诊断能力，通常多用于急性传染病，较少用于慢性病。

4. 人口自然增长率　每年平均每千人口中自然增加的人数。

人口自然增长率=出生率－死亡率

5. 生育率　表示某地平均每千名15～49岁孕龄妇女中的生育情况。

$$生育率=\frac{某年出生人数}{同年平均孕龄妇女数}\times 1000\%$$

该指标是说明一个地区人口生育水平的基本指标，受当地人口的性别、年龄结构、婚姻状况和生育水平的影响。

（二）疾病统计指标

疾病统计指标主要用于对疾病与健康状况的测量，包括发病指标和反映疾病危害程度的指标。

1. 发病率　发病率是指在人群中某种疾病发生频率的指标，表示在一定期间内、一定人群中某病新病例出现的频率。

$$发病率=\frac{一定期间内某人群中某病新病例数}{同时期暴露人口数}\times k$$

式中 K 为比例基数，不固定，可以是 100%、1000‰、10000/万、100000/10 万等，相应的出生率分别为百分率、千分率、万分率、10 万分率。比例基数可根据各指标的要求选用，原则上是使计算结果至少保留 1 位整数。

流行病学中可用作描述疾病的分布，通过比较某病不同人群的发病率来探讨发病因素，提出病因假说，评价预防和控制措施的效果。

2. 罹患率 通常多指在某一局限范围，短时间内的发病率。观察时间可以日、周、旬、月等为单位。常用于描述疾病的暴发流行情况，如传染病等，是发病率的形式之一。

$$罹患率=\frac{观察期内病倒数}{同期暴露人口数}\times k$$

3. 患病率 患病率亦称现患率，是指某特定时间内总人口中，曾患有某病（新、旧病例）所占的比例。根据时间不同可分为期间患病率和时点患病率。时点患病率的时间长度为不超过 1 个月。期间患病率通常超过 1 个月。

$$时点患病率=\frac{某一时点一定人群中现患某病新旧病例数}{该时点人口数}\times k$$

$$期间患病率=\frac{某观察期间一下人群中现患某病新旧病例数}{同期的平均人口数}\times k$$

期间患病率实际上等于某一特定期间内开始时的患病率加上该期间内的发病率。患病率通常用来表示病程较长的慢性病的发生或流行情况。

4. 感染率 感染率是指平均每 100 位受检者中感染某病原体的人数。其性质与患病率相似，常用于传染病和寄生虫病统计。

$$感染率=\frac{受检阳性人数}{受检总人数}\times 100\%$$

5. 续发率 续发率是指在某些传染病最短潜伏期到最长潜伏期之间，易感接触者中发病的人数占所有易感接触者总数的百分率。

$$续发率=\frac{一个潜伏期内易感接触者中发病人数}{易感接触者总人数}\times 100\%$$

（三）反映疾病防治效果的指标

1. 治愈率 治愈率是指受治患者中治愈的频率，主要用于急性病危害或防治效果的评价。

$$治愈率=\frac{治愈患者数}{受治患者数}\times 100\%$$

2. 有效率 有效率是指治疗有效人数占受治患者人数的百分比，主要用于急性病危害或防治效果的评价。

$$有效率 = \frac{治疗有效人数}{受治患者数} \times 100\%$$

3. 生存率　生存率是指在接受某种治疗的患者或患某病的人中，经若干年随访（通常为1、3、5年）后，尚存活的患者数所占的比例。

$$n年生存率 = \frac{随访满\,n\,年尚存活的病例数}{随访满\,n\,年的病例数} \times 100\%$$

该指标反映的是疾病对生命的危害程度，用于评价某些病程较长疾病的远期疗效，如某些慢性病、癌症、心血管疾病等的研究。

思考题

1. 社区护士小张在工作中发现，本社区小学生中戴眼镜的较多。她想了解该社区小学生的视力情况，以指导护理工作。

问题：

（1）需收集哪方面的资料？

（2）通过什么方法收集相关资料？

2. 社区护士小王在进行社区健康评估时发现，该社区某年的婴儿死亡率是25.4‰，其所在市的婴儿死亡率是15.2‰，所在省的婴儿死亡率是10.5‰，国家的婴儿死亡率是11.7‰。

问题：

（1）用图表法分析此资料。

（2）确定该社区存在的健康问题，并制订护理干预措施。

3. 小李是某社区服务站的护士，在整理居民健康档案时发现，有的健康资料未及时放入档案袋，有的则放错了档案袋，导致无法连续提供居民的健康状况。

问题：

（1）一份完整的居民健康档案包括哪些内容？

（2）建立居民健康档案的方法有哪些？

4. 某社区共有32万人，其中男性18万人，女性14万人，新出生婴儿420人，死亡人数3900人。疾病普查发现，该社区有冠心病患者5万人，高血压患者6万人，糖尿病患者2万人。

问题：

（1）以上资料，可以使用哪些统计学指标？

（2）如何计算？

第五章 以家庭为中心的护理

学习目标

1. 掌握家庭健康护理程序的运用；家庭访视计划的制订与实施；家庭生活周期中各阶段的护理要点。

2. 熟悉家庭生活周期的分期及各阶段的发展任务；家庭对健康的影响；家庭健康护理的内容，家庭访视的目的；家庭结构及功能；居家护理的内容。

3. 了解家庭的定义、类型；家庭健康护理的概念、特点；家庭访视的类型、步骤；居家护理的概念、形式。

以家庭为中心的护理是以家庭作为最基本单位，充分利用家庭内部及外部资源，采取适宜的技术，以解决家庭内健康问题的一系列护理活动。家庭是构成社区的基本单位，家庭环境直接影响家庭成员的健康观和生活方式，以家庭为中心的护理，可提高家庭对健康问题的应对能力，更有利于改善家庭中某一个成员的健康状况，达到提高人群整体健康水平的目的。

第一节 家庭与健康

案例导入

王某，女，29岁，某商场家电售货员，结婚1年，孕32周。丈夫刘某，32岁，销售人员，经常出差，平均每月出差15~20天，不出差时经常很晚回家。王某曾多次要求丈夫换工作，未果。近1个月来，王某常常情绪低落，不明原因落泪，因担心对宝宝不利，故来社区咨询。

问题：

1. 王某的家庭处于家庭生活周期的哪个阶段？
2. 应该给予王某哪些方面的护理指导？

家庭是个人生活的重要场所，家庭与个人的物质生活、精神生活及身心健康关系密切。家庭是个开放、发展的社会系统，对其成员的人生观、价值观、社会化等方面都有非常重要的影响。早期的家庭是指传统式的婚姻家庭，随着社会的发展，逐渐出现了一些特殊类型的家庭，如同居家庭、丁克家庭、无父母的未婚子女家庭、同性恋家庭等。家庭健康与个人健康关系密切，社区护士应充分了解各种类型家庭的特征，提供个体化的健康护理服务。

一、概述

（一）家庭的概念

传统的家庭是以婚姻和血缘关系为纽带的社会生活组织形式。广义的家庭则认为，家庭是一种重要的关系，由两个或多个成员组成。成员之间具有婚姻、血缘、情感、经济供养关系。家庭为其成员提供一个安定的环境，家庭成员之间彼此相爱、互助共享。

家庭具有5种特征：

1. 养育和教育子女社会化、保护和照顾家庭成员的功能。
2. 家庭作为社会的最小单位与社区保持密切的关系，并随之发展。
3. 家庭成员间承担各自的角色与责任，并在不断相互作用中培养良好的互动关系。
4. 成员之间无论以哪种关系共同生活，其成员都认同家庭是其生活的港湾。
5. 家庭是发生健康问题的重要场所，是需要护士帮助的护理对象。

（二）家庭的类型

根据家庭成员之间的关系，可将家庭分为以下几种类型：

1. 核心家庭 核心家庭是由一对夫妇及其未婚子女（包括领养子女）组成的家庭，也包括一对夫妇组成的家庭，是现代社会的基本家庭单位。此类家庭结构牢固，关系稳定，但是家庭可利用资源少，遇到危机时，容易导致家庭危机或家庭解体。

2. 扩展家庭 扩展家庭包括主干家庭和联合家庭。主干家庭是由一对夫妇与父母和未婚子女或未婚兄弟姐妹聚居生活的家庭，是核心家庭的纵向扩大。联合家庭是指由至少两对或两对以上同代夫妇及其未婚子女组成的家庭，包括父母和几个已婚子女，以及孙子女组成的家庭，或两对以上已婚的兄弟姐妹组成的家庭，是核心家庭的横向扩大（我国传统大家庭即此类型）。扩展家庭的特点是人数多、关系复杂，但当出现危机时家庭资源的可利用性也大。

3. 其他类型家庭

（1）*无子女家庭* 即婚后夫妇双方选择了不要子女（也称丁克家庭），或无生育能力的家庭。

（2）*单亲家庭* 是指夫妻双方有一方离婚、鳏寡、未再婚的单身父母及其子女或领养的子女组成的家庭。

（3）*重组家庭* 夫妻一方再婚或者双方再婚，与其一方或双方共同子女组成的家庭。

（4）*断代或跨代家庭* 即只有一代未婚青少年与祖父母（或外祖父母）组成的

家庭。

(5) 单人家庭　一方或双方离婚后鳏寡或那些终身不娶、终身不嫁而独身居住生活的男人或女人。

(6) 空巢家庭　只有老两口生活的家庭。

此外，还有分居家庭、无父母的未婚子女共同居住家庭、非亲属关系的人组成的家庭、同性恋家庭，以及由实体婚姻产生的其他多人共居等。这类家庭由于其家庭结构的特殊性，有可能发生或诱发各种健康问题，社区护士应给予更多的关注和支持。

(三) 家庭结构

家庭结构是指家庭成员的构成及其互动的特征，包括家庭外部结构和家庭内部结构。家庭结构与家庭及其成员的健康有着密切的关系，社区护士要做到实施家庭所需要的护理，完成促进家庭健康，满足家庭的健康需要，处理存在的或潜在的家庭健康问题等护理任务，必须对家庭结构有充分的认识和理解。

1. 家庭的外部结构　家庭的外部结构即家庭的类型。我国以核心家庭居多，其他类型的家庭比例呈增长趋势，家庭成员的成分和数量决定着家庭的外部结构。

2. 家庭的内部结构　家庭的内部结构是指家庭成员间的相互作用和相互关系，包括家庭角色、家庭权力、沟通方式和家庭价值观四个方面。

(1) 家庭角色　家庭角色是指家庭成员在家中所占有的特定位置，是社会对家庭成员职能的划分，反映了该成员在家庭中的相对位置及与其他成员之间的关系。如父亲、母亲、丈夫、妻子、儿子、女儿等，每个角色都有相对固定的权利和义务，如父母有抚养未成年子女的义务，也有要求成年子女赡养的权利等。家庭角色会受社会变化、特定的家庭教育程度和文化、宗教背景等因素的影响。家庭成员应尽力履行社会和家庭所赋予的角色行为，同时掌握角色技巧，适应角色的变化，以确保家庭的健康发展。

(2) 家庭权力　家庭权力是指家庭成员影响、控制和支配其他成员现存的和潜在的能力。权力影响家庭的决策。了解家庭中谁的权力影响家庭健康卫生的决策对社区护士是非常必要的。家庭的权力结构有 4 种类型。

1) 传统权威型：由家庭所在的社会文化传统决定，如父系社会的家庭把父亲视为权威人物，而不考虑其社会地位、职业、收入、健康及能力等因素。

2) 情况权威型：家庭权力随家庭情况的变化而发生转移，由经济供养能力决定，如丈夫失业由妻子赚钱养家，权力自然由丈夫转移到妻子。

3) 分享权威型：也称民主家庭。家庭成员权力均等，彼此商量决定家庭事务。

4) 感情权威型：由家庭感情生活中具有凝聚力的成员担当决策者，其他的家庭成员因对他（她）的感情而承认其权威。如“妻管严”“小太阳”。

家庭权力结构并非是固定不变的，有时会随着家庭生活周期阶段的改变、家庭变故、社会价值观的变迁等家庭内外因素的变化而变化，也可能一个家庭存在多种权利结构，不同时期也可以有不同类型。家庭权利结构是社区护士进行家庭评估、制订护理计划的重要参考资料。

（3）沟通方式 沟通是情感、愿望、需要，以及信息和意见的交换过程，是家庭成员调控行为和维持家庭稳定的有效手段，也是评价家庭功能状态的重要指标。沟通过程是通过信息发送者、信息、沟通渠道、信息接收者及反馈五个环节来完成的，任何一个环节出现问题都会影响到家庭成员间的相互关系。观察家庭沟通的意义在于通过它了解家庭功能的状态。良好的沟通能化解家庭矛盾、解决家庭问题，增进情感。

（4）家庭价值观 家庭价值观是指家庭判断是非的标准，以及对某件事情的价值所持的态度或信念。其形成受传统、宗教、教育水平、经济状况等因素的影响，在相同的社会环境中是极不容易改变的。家庭价值观影响着家庭成员的思维和行为方式，也影响着家庭生活方式、教育方式、健康观念、健康行为等，是家庭生活的一部分。护士只有了解家庭的价值观，特别是健康观，才能确认健康问题在家庭中受重视的程度，制订出切实可行的护理计划，有效地解决问题。

（四）家庭的功能

家庭具有满足家庭成员个体需求和社会最基本需求的功能。社区护士了解家庭功能有利于在家庭发展过程中利用家庭资源开展护理服务。

1. 情感功能 情感功能是形成和维护家庭的重要基础，是家庭的基本功能之一。生活在一起的家庭成员相互关心、相互支持，表露和交流彼此的情绪和感受，从中享受家庭之外无法得到的精神安慰与寄托，并保持家庭成员和谐的心理状态。

2. 生殖养育功能 生殖养育功能是指生育子女、繁衍后代的功能，包括生养子女、教育子女等。这也是家庭最原始的功能，是人类种族和社会的生存、延续的最基本需要。

3. 社会化功能 社会化功能是指一个人通过学习群体文化，学习承担社会角色，把自己融入群体中的基本过程。家庭可提供社会教育，是子女完成社会化的重要场所。每个家庭都在向其成员传授社会生活和家庭生活的知识和技能，并引导其学习社会行为规范，教育他们如何胜任自己的社会角色。同时，社会也向家庭提供法律上的保障，使其能够在社会环境中健康发展。

4. 经济功能 家庭必须向其成员提供充分的物质资源，满足家庭成员的衣、食、住、行等各方面的经济需求。经济供养是维系家庭的重要纽带。

5. 健康照顾功能 健康照顾功能是指保护家庭成员的健康、照顾患病家人的功能，主要包括提供合理饮食、保持有益于健康的居住环境、提供适宜的衣物、提供保持健康的卫生资源与配合社区整体健康工作等。

（五）家庭生活周期

家庭生活周期是指人们经历的从结婚、生产、养育儿女到老年、相继去世的各个阶段连续的过程。家庭在生活周期的不同阶段其发展任务亦不同。这个过程中的任何重大事件，如结婚、分娩、患病、死亡等，不仅会对家庭系统及其成员的心理、发育产生影响，还会对家庭成员的健康造成影响。社区护士应掌握家庭不同阶段的特点，妥善处理不同阶段的家庭健康问题，使家庭顺利度过生活周期的各个阶段。

1. 家庭生活周期及其发展任务 杜瓦尔（Duvall）在1997年提出的家庭生活周期是目前应用最为广泛的家庭发展模式，共分为8个阶段，每个阶段都有其发展的任务（表5－1）。

表5－1 杜瓦尔的家庭生活周期

阶段	定义	主要发展任务
新婚	男女结合	建立家庭，双方适应及感情沟通，生活方式和性生活调节，计划生育
第一个孩子出生	0～30个月	适应父母的角色，母亲产后的恢复，承担经济和照顾孩子的压力
有学龄前儿童	30个月～6岁	抚育孩子，注意孩子的身心发育及安全防护，孩子上幼儿园
有学龄儿童	6～13岁	促使孩子身心发展及社会化，孩子上学问题
有青少年	13岁至离家（大约20岁）	青少年的教育与沟通，青少年的性教育及与异性交往、恋爱
孩子离家创业	最大到最小的孩子离家	父母与子女之间逐渐转为成人关系，父母渐感孤独
空巢期	父母独处至退休	恢复夫妻两人的生活，重新适应及巩固婚姻关系，计划退休后的生活，适应与新家庭成员的关系
退休	退休至死亡	适应正在衰退的体力，适应经济收入的减少及生活依赖性的增加，建立舒适的生活节奏，面临老年病、衰老、丧偶、死亡等

杜瓦尔的家庭生活周期是在将家庭看成核心家庭而进行划分的，实际上，由于某些原因家庭发生变故或子女婚后未离家，或单亲家庭、非亲属关系家庭等形式的出现，该模式并非适用于所有家庭。

社区护士了解家庭的生活周期及其发展任务，有助于鉴别正常和异常的家庭发展状态，预测和识别在特定阶段可能或已经出现的问题，以便及时进行健康教育和提供咨询，并采取必要的预防和干预措施。

2. 家庭生活周期中各阶段的护理要点

（1）新婚期 指导新婚夫妇相互适应和感情沟通，调节性生活，制订家庭计划，包括计划生育、建立和处理好新的亲戚关系。

（2）第一个孩子出生 维持良好的夫妻关系，适应角色转换（增加父亲或母亲的角色），承担养育子女的责任。此期的护理要点为：①制订家庭计划。②孕期、产后保健。③婴幼儿保健。④增进父母抚育婴儿所需要的能力。

（3）学龄前、学龄儿童和青少年期 此期的护理要点为：①增进亲子关系及维持良好的沟通。②防止幼儿意外事故及常见病、传染病的发生。③维持满意的家庭婚姻关系。④协助孩子适应学校生活。⑤协助做好儿童不同时期的健康保健。⑥协助培养孩子良好的人生观、价值观。

（4）孩子离家创业 父母与子女之间的关系逐渐转变为成人间关系，同时在家庭的分系统方面需再作调整。如父母多余的时间，通过培养兴趣爱好进行填补。此期的护理要点为：①家庭婚姻的再调适。②对高龄父母的照护。③放手让孩子健康成长。

（5）空巢期 子女成年另组家庭，如何重新适应两人生活，彼此照顾、养老成为此阶段的生活重心。此期的护理要点为：①稳固婚姻关系。②更年期保健及慢性病的防治。③提供健康环境。④培养兴趣爱好，为离退休做准备。

（6）退休期 此期重点是维持自我的完整性，适应丧偶及亲朋好友的逐渐凋零，健康渐差状况。此期的护理要点为：①适应离退休后的生活。②对收入减少、健康状况衰退、丧偶的调适。③维持满意的生活安排。

二、家庭对健康的影响

（一）遗传的影响

研究表明，有些疾病是受到家庭遗传因素的影响而产生的，如21－三体综合征、血友病等遗传病。很多遗传性疾病对健康的影响是终生的。

（二）对生长发育的影响

家庭是儿童生理、心理和社会性成熟的必要条件，父母的行为对儿童的生长发育、人格形成有着重大影响。问题家庭与儿童的躯体、行为方面的疾病有着密切联系。例如，长期丧失父母照顾与自杀、抑郁和社会病态人格3种精神障碍有关。

（三）对疾病传播的影响

由于家庭成员在生活中关系密切，故利于某些疾病的传播，如传染性疾病。Meyer和Haggerty（1962年）的研究表明，链球菌感染与急、慢性家庭压力有关；病毒性感染（如病毒性肝炎等）在家庭中有很强的传播倾向，以6岁以下儿童多见。此外，母亲患神经性疾病，其子女患神经性疾患的危险性增大。

（四）对发病和死亡的影响

生活方式与健康和疾病有诸多联系，许多疾病的发生均与不健康的生活方式和生活习惯有关，如癌症、心脑血管疾病等。另外，很多疾病发生前都伴有生活压力事件的增多。当家庭压力增加时，其对医疗服务的使用程度也增加。

（五）对康复的影响

家庭的支持对各种疾病，尤其是对慢性病和残疾的治疗和康复有很大影响。家庭的支持可以影响患者对医嘱的依从性，如糖尿病控制不良与低家庭凝集度和高冲突度有关、家长的漠不关心可导致孩子患抑郁症。

（六）对求医行为、生活习惯与方式的影响

家庭成员的健康行为往往相互影响，一个成员的求医行为往往受到另一个成员的影响。

第二节 家庭健康护理

案例导入

刘某，男，37岁，农民，父亲69岁，母亲65岁，均为农民。哥哥因外伤，左腿高位截瘫，出院在家两周，一直由嫂子照顾。嫂子务农，为了照顾哥哥不能去劳动。一个女儿高中在读，一个儿子上小学。近日哥哥出现伤口感染，一家人想去医院，但自哥哥生病以来，家里的经济状况越来越差，嫂子晚上经常失眠，情绪低落。为此，刘某求助于社区服务中心。

问题：

1. 社区护士应从哪些方面收集该家庭的健康资料？
2. 该家庭存在的主要健康问题有哪些？

健康家庭是指家庭系统在生理、心理、社会文化、发展和精神方面的一种完好的、动态变化的稳定状态。健康家庭一般具有家庭成员健康、家庭功能健全、家庭内在结构健全、家庭发展任务完好、家庭与环境相互作用良好和具有一定的适应能力六个方面的特点，家庭健康护理是通过一系列的护理干预，促进和维护其健康状态。

一、概述

（一）家庭健康护理的概念

家庭健康护理是以家庭为服务对象，以家庭护理理论为指导，以护理程序为工作方法，护士与家庭共同参与，确保家庭健康的一系列护理活动。目的是促进和维护家庭健康，维持家庭稳定，预防家庭成员发生疾病和帮助家庭成员治疗、护理及适应疾病，以发挥家庭最大的健康潜能。

（二）家庭健康护理的特点

家庭健康护理的对象是家庭，主要针对有患病成员或在家庭生活周期的某一阶段出现健康问题的家庭。其特点主要表现在以下几个方面：

1. 家庭护理的场所较自由，主要为家庭、社区或家庭认为合适的地方。
2. 护理过程既注重家庭群体健康，也注重每一个家庭成员的健康。
3. 家庭健康护理服务可以是自愿、无偿的福利性服务，也可以是有偿的商业性服务。
4. 家庭健康护理服务具有连续性，是从家庭建立到结束，贯穿于整个家庭生活周期的连续性服务。
5. 家庭健康护理服务内容具有广泛性，任何可能影响到家庭成员健康的问题都是家庭健康护理关注的问题。

6. 护理程序是开展家庭健康护理的基本方法。社区护士运用系统和整体的科学理念去观察、分析和解决社区家庭现存的或潜在的健康问题，从而促进服务对象的健康水平。

（三）家庭健康护理的内容

1. 与家庭及其成员建立良好的信赖关系。良好的信赖关系是社区护士开展家庭健康护理的基础，也是保证护理干预顺利实施、提高护理质量的重要因素。

2. 向家庭中的患者提供预防、医疗、康复和护理服务，为家庭中的患者提供居家护理服务，提供与患者有关的医疗行为和咨询服务，教育患者及其家属提高对健康的认识，承担对患者的照顾责任。指导患者自我护理，教会家属一般护理技术，熟悉一般卫生知识与膳食指导，帮助患者尽可能在居家内康复。

3. 协助家庭合理利用内部和外部健康资源，增进身心健康。协助家庭早发现和预防家庭危机，充分利用家庭资源来解决家庭问题。

4. 协助家庭获得或改善健康的生活环境。

5. 鼓励和指导家庭参与社区活动。鼓励家庭积极参与社区组织的各种健康教育活动，从中获取健康保健知识，提高自我保健意识，养成良好的生活方式，增强战胜疾病的信心，降低疾病发病率及致残、致死率。

知识拓展

国际家庭护理会议

1988 年，加拿大阿尔伯塔省卡尔加里大学护理学院首次举办国际家庭护理会议，以后每 3 年举办 1 次。会议的主要宗旨是进行家庭健康护理相关研究成果的发布、讨论家庭健康护理的相关问题、表彰在家庭健康护理方面做出卓越的贡献者等。

会议议题分别是“家庭护理——为 21 世纪服务”“开放空间——畅谈家庭护理”“治愈家庭、治愈社区——在实践、教育与研究中做出创新”“从观察到干预——家庭护理的分界线”“让家庭护理随处可见——从知识建构到知识的转化”等。

二、家庭健康护理程序

家庭健康护理程序是运用护理程序对家庭进行护理的一种方法。当家庭健康出现问题时，社区护士通过对家庭资料的收集、整理和分析，找出家庭的健康问题，提出护理诊断和护士需要援助的项目，根据其诊断制订相应的家庭护理援助计划，并实施和评价，通过效果评价，做出必要修正，以促进家庭健康。

（一）家庭健康护理评估

家庭评估是家庭健康护理程序的第一步，可为确定健康问题提供可靠依据。家庭评估是一个持续性和反复进行的过程。通过家庭评估，社区护士可以了解家庭所关心的健康问题，增进对家庭健康活动的认识，提高对家庭组织结构和家庭运作情况的了解程度，确认家庭的需要，为护士与家庭合作提供机会，并把家庭介绍到其他专业或部门，帮助家庭增强促进自身健康的责任感，明确家庭的健康状况。

1. 家庭健康评估的内容 家庭健康评估的目的是收集与家庭健康相关的资料，明确健康问题给家庭带来的影响及家庭自身应对问题的能力，使社区护士和家庭能共同实施应对健康问题所采取的方式方法。资料来源主要是护理对象，其次为服务对象的亲属、朋友、同事以及其他医护人员和服务对象的病历、各种检查报告等（表5-2）。

表5-2 家庭健康评估的内容

评估项目	评估具体内容
家庭一般资料	1. 家庭结构、家庭地址和联系方式 2. 家庭成员资料（姓名、性别、年龄、职业、家庭角色、文化程度、婚姻状况） 3. 家庭成员的健康状况 4. 家庭健康管理状况 5. 家庭成员的生活习惯和生活时间（饮食、睡眠、家务、育婴、休假） 6. 家庭经济（主要收入来源、医疗保险等） 7. 住宅环境（住房面积、交通便利程度等） 8. 社区环境（与邻居和友人的交往、社会保健设施） 9. 家庭文化背景、宗教信仰、社会阶层
家庭中患病成员的状况	1. 疾病的种类和日常生活受影响的程度 2. 愈后状况的推测 3. 日常生活能力 4. 家庭角色履行情况 5. 疾病带来的经济负担及承受能力
家庭发展阶段及任务	家庭目前的发展阶段、目前的发展任务以及家庭履行发展任务的情况
家庭结构	1. 家庭成员间的关系（患者与家庭成员间、家庭成员间） 2. 沟通与交流（思想交流、情感交流、语言交流） 3. 原有角色和变化后角色（家庭主要角色、次要角色、起决定作用者、有无代替者） 4. 家庭权力（传统权威型、情况权威型、分享权威型、情感权威型） 5. 家庭与社会的交流（收集和利用社会资源的能力） 6. 价值观与信仰
家庭功能	1. 家庭成员间的情感 2. 培养子女社会化的情况 3. 家庭的自我保健行动
家庭与社会的关系	家庭与亲属、社区和社会的关系，家庭利用社会资源的能力

续表

评估项目	评估具体内容
家庭资源	1. 内部资源：经济来源、维护支持、健康照顾、情感支持、信息和教育、家庭住所或设施的改造 2. 外部资源：社会资源、文化资源、宗教资源、经济资源（家庭外地赞助、收入、保险、福利等）、教育资源、环境资源、医疗资源
家庭应对、处理问题及危机的能力和方法	1. 家庭成员对健康问题的认识（对疾病的理解和认识等） 2. 家庭成员间情绪上的变化（不安、动摇、压力反应等） 3. 家庭战胜疾病的决心（参与护理等情况） 4. 应对健康问题的方式（接受、回避、逃避、交换意见达成共识、角色转变与调整、收集资料、有效利用社会资源） 5. 生活调整（饮食、睡眠、作息时间） 6. 对家庭成员健康状况的影响（疲劳、失眠、精神压力性疾病） 7. 经济影响

2. 家庭评估的常用工具　家庭评估量表和图谱在家庭评估过程中的应用比较广泛。

（1）*评估量表*　如家庭功能评估表，用于评估家庭的功能状况（表 5－3、表 5－4）。

表 5－3　APGAR 评估家庭功能评估表

评价指标	经常这样	有时这样	几乎很少
1. 当我遇到问题时，可以从家人那里得到满意的帮助	□	□	□
2. 我很满意家人与我讨论各种事情以及分担问题的方式	□	□	□
3. 当我希望从事新的活动或发展时，家人能够接受并给予支持	□	□	□
4. 我很满意家人对我表达感情的方式及对我情绪（如愤怒、爱）的反应	□	□	□
5. 我很满意家人与我共度时光的方式	□	□	□

说明：若回答“经常”得 2 分，“有时”得 1 分，“很少”得 0 分。总分在 7～10 分为家庭功能良好，4～6 分为家庭功能中度障碍，0～3 分为家庭功能严重障碍。

APGAR 名称的含义：A 适应度（adaptation），反映家庭遭遇危机时，利用家庭内外资源解决问题的能力；P 合作度（partnership），反映家庭成员分担责任和共同做出决定的程度；G 成熟度（growing），反映家庭成员通过互相支持所达到的身心发展与自我实现的程度；A 情感度（affection），反映家庭成员间相互关爱的程度；R 亲密度（resolve），反映家庭成员间共享时间、金钱和空间的程度。

表 5－4　PRACTICE 家庭功能评估表

P：presenting problem（s）　出现的问题
问题描述：由何人发现、如何发生、家人解决问题的办法
R：roles　角色
扮演的角色、家庭做主的人
A：affect　情感

续表

P：presenting problem（s） 出现的问题
情绪表现、谈话中感情的波动
C：communication 沟通
谁在描述情形、语言、非语言（肢体语言）的沟通情形，因病患表现出的沟通情形
T：times 时间
家庭成员处于何期：求偶、成家、孕育儿女、退休、鳏寡
I：illness 疾病
过去或现在所患的疾病、急（慢）性病、与医疗保健机构接触的情况
C：coping 应付
家庭支持系统、家庭资源、过去与目前的适应情况
E：environment 生活环境
家庭所处位置、娱乐消遣、社会资源利用情形、经济情况

（2）家庭成员一般资料列表 可根据工作需要，设定表格相应内容（表5－5）。

表5－5 家庭成员一般资料列表

姓名	性别	出生日期	婚姻状况	职业	档案号

（3）家庭结构图 又称家系图，是收集和分析家庭健康资料的主要工具，以家谱的形式展示家庭结构和成员关系，能直观、综合、简单地展示家庭结构、关系、家族史和家庭成员健康状况等信息。

家系图的主要内容：①可包含三代或以上成员。②不同符号代表特定含义。③从上到下表示由长辈到晚辈，同一水平代表同一代人，从左到右表示由大到小，夫妻之间一般遵循男左女右的原则。④也可根据需要标明家庭成员的年龄、所患疾病、职业、出生或死亡日期、主要健康问题等。常用的家庭结构图符号及含义见图5－1，家庭结构图见图5－2。

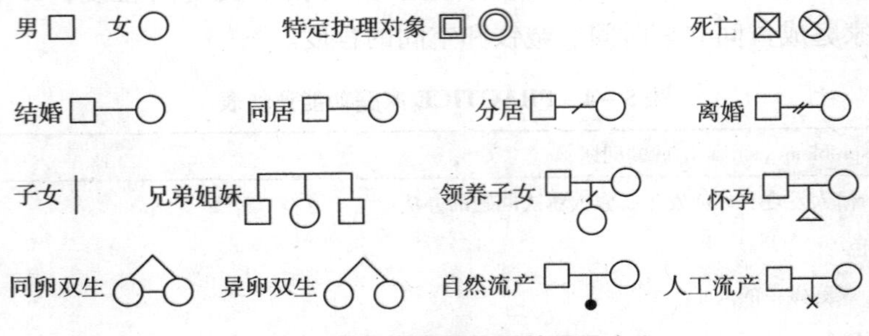

图5－1 常用家庭结构图符号及含义

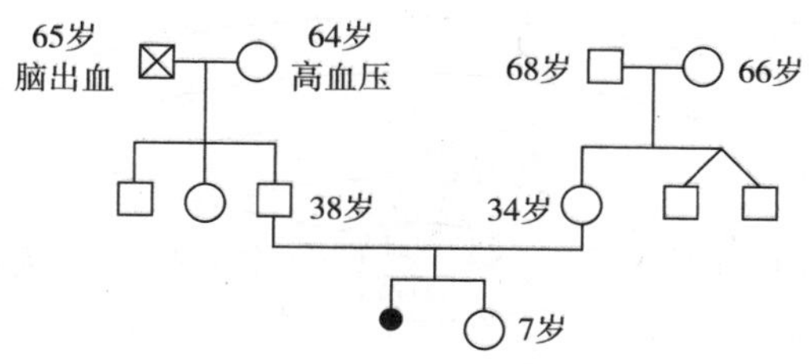

图5－2 家庭结构图举例

（4）家庭社会关系图 家庭社会关系图是表示家庭成员间的关系和关系程度、健康状况、社会问题的标志。通常用家庭社会关系、家庭社会支持度两种图形表示。家庭社会关系图和家庭结构图都是家庭评估的基本组成部分。其作用是直观、综合、简单地展示家庭结构、关系、家族史和家庭成员健康状况等信息，指导家庭护理实践。无论采用哪一种家庭评估模式和评估表，都应绘制家庭结构图和家庭社会关系图。家庭社会关系图（图5－3）表示家庭及其各成员和与家庭有关的所有社会关系之间的关系；社会支持度图（图5－4，图中直线表示支持程度）是家庭中某一成员与家庭内、外的相互作用，用于判断家庭目前的社会关系以及可利用的资源。

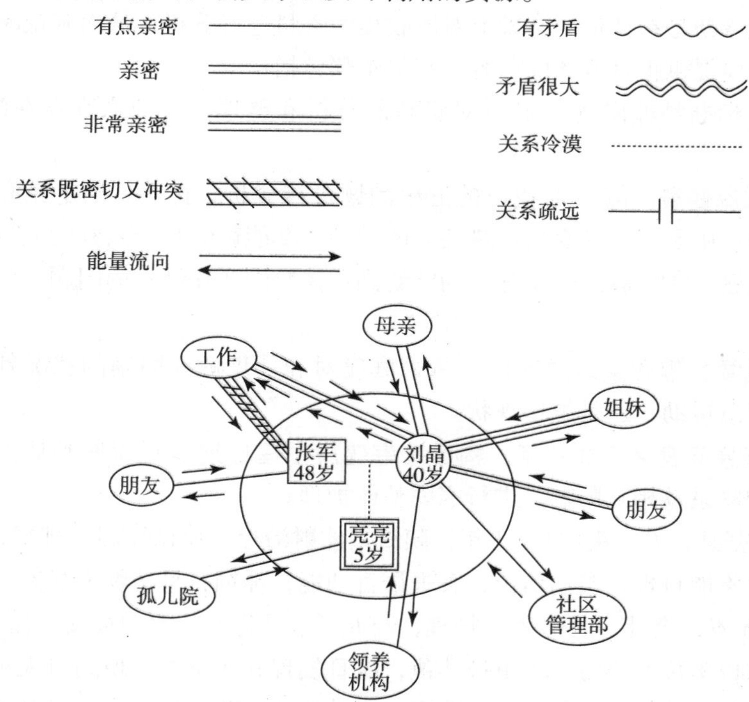

图5－3 家庭社会关系图符号含义及举例

3. 家庭健康护理评估的注意事项

（1）全面、客观地收集健康资料 社区护士在收集家庭健康资料时，不仅要注意收集患者的资料，也要注重收集家属及其照顾者的资料，要采取主动帮助解决问题的态度，说话注意方式方法。如："您一直在家里疗养，日常生活和疾病治疗等方面一定会

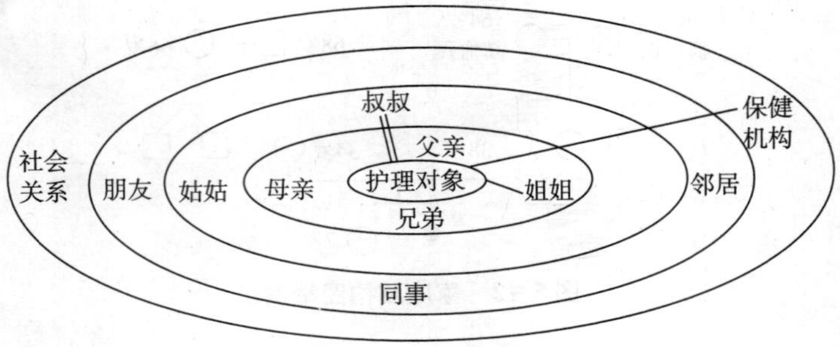

图5-4 社会支持度

遇到许多困难吧，我们会尽全力帮助您，有什么困难或需要帮助的地方请告诉我。”

（2）客观分析资料，做出判断 由于家庭的多样性，很难用统一的标准要求和护理，在分析资料和判断问题时，力求真实、客观，不能凭经验或盲目将问题归类，以免影响护理效果。

（二）家庭健康护理诊断

家庭护理诊断是在评估的基础上对所收集的资料进行分析，从而确定家庭所存在的健康问题及需要提供护理服务的内容。基本步骤包括：

1. 分析、诊断护理问题 通过对资料的分析和整理，找到家庭存在的健康问题，并进行分类。

2. 确定家庭健康问题 对找出的健康问题进行分析、排序。确定家庭问题的优先顺序应考虑的原则是：①家庭成员最关心的问题。②能影响整个家庭的问题。③家庭成员易实施的问题。④家庭通过实际行动能看到或体验到变化结果的问题。⑤急救或紧急的问题。

3. 判断需要护理和援助的项目 从家庭应对和处理健康问题的状况判断所需援助的程度，是紧急援助，还是维持现状。

4. 分析健康问题之间的关系、构建家庭健康护理计划 从家庭整体上分析各种健康问题之间的联系及相互影响，进行家庭整体护理。

案例1：张某，女，糖尿病13年，胰岛素注射治疗，血糖控制不理想，1年前因脑出血生活完全不能自理，被动体位，丧失语言功能，鼻饲，呈植物人状态。主要由老伴王某（男，66岁，会计，已退休）护理，与儿子、儿媳和4岁的孙女同住。1周前王某将妻子张某扶以坐位5小时，未更换体位，次日发现其骶尾部出现鸡蛋大小的压疮，已破溃，近日有扩大趋势，疮面有脓性渗出。王某自述，每日早、中、晚翻身3次，由于张某体重70kg，儿子经常不在家，只有自己能有力气帮其翻身，儿媳根本翻不动身，压疮的出现让其苦恼不已，对压疮的发展表示无能为力。

家庭护理诊断：

P：家庭处理治疗计划不当。

S：妻子张某植物人状态，糖尿病患者，被动体位，儿子经常不在家，只有丈夫王某能为其翻身，每天早、中、晚翻身3次。张某被动坐位5小时，次日骶尾部出现鸡蛋大小的压疮，近日有扩大趋势，疮面有脓性渗出。

E：①照顾者缺乏压疮预防和护理的相关知识。②照顾者家庭护理操作方法不正确，翻身压力大。

分析：以上案例是社区护士利用观察和面谈方法收集的资料，分析资料得到以下健康问题：①照顾者每天为患者翻身3次，患者完全被动体位，局部受压时间过长。②糖尿病史使患者局部压疮愈合困难，而且血糖控制不理想。③由于照顾者没有掌握为患者翻身的正确方法，导致翻身成为照顾者的负担。④压疮部位护理不得当，由于再次受压、粪尿污染等因素疮面感染化脓，延长压疮愈合时间。

（三）家庭健康护理计划

家庭护理计划是针对护理问题制订完整的家庭整体护理计划，是护理行为的指南。内容为确定护理对象、明确护理目标、选择护理干预措施和制订护理计划。其中家庭护理目标的确定是关键，鼓励服务对象与家属共同参与目标制订，目标的陈述需简单明了，切实可行，服务对象愿意接受，并可被观察和测量，以增强服务对象及其家属的信心。护士应与家庭成员就每一项干预措施达成一致意见，并要求干预的建议措施切合实际，可操作性强。

1. 确定护理对象　案例1的护理对象为妻子，糖尿病患者。家庭的照顾者，包括丈夫和子女。

2. 明确护理目标　案例1的短期目标是丈夫及子女能掌握帮助患者翻身的正确方法，能够定时为其翻身；对已破溃部位的护理适当，压疮得以控制或好转。

3. 选择护理干预措施　采取健康教育和实践指导的方式使照顾者掌握患者的家庭护理方法及注意事项，减少压疮的发生，并对压疮部位积极应对。具体措施见护理计划的制订。

4. 制订护理计划　制订家庭护理计划主要有互动性原则、特殊性原则、实际性原则、意愿性原则和合作性原则。社区护士根据个体或家庭、社区的评估资料，做出有关的家庭护理诊断后，应按上述原则制订书面的家庭护理计划，书写格式见表5－6。

表5－6　家庭护理计划格式

护理诊断	目标	护士－家庭活动	依据	评价
有关个体、家庭的护理诊断	长期目标和短期目标	执行的护理干预	科学理论依据	可观察或测量的结果

案例1的护理计划如下：

【护理诊断】

家庭处理治疗计划不当。

【长期目标】

患者压疮康复；不再发生压疮。

【短期目标】

1. 照顾者掌握帮助患者翻身的正确方法，定时翻身。

2. 对已破溃部位的护理适当，压疮得以控制或好转。

【护理干预】

1. 社区护士在家庭访视时教会照顾者（包括丈夫及子女）帮助患者翻身的正确方法。

2. 照顾者实践翻身操作，社区护士进行指导，纠正不足，提出注意事项。

3. 对照顾者进行压疮预防和护理的健康教育。

4. 积极治疗全身性疾病（糖尿病），对糖尿病的饮食控制和用药护理进行指导，合理控制血糖。

5. 心理护理，提高照顾者护理患者的自信心和责任感，提高家庭护理质量。

【评价】

1. 照顾者能做到每 2 小时翻身 1 次，操作方法正确省力。

2. 压疮部位得以控制或好转。

3. 照顾者能够与医护人员配合积极控制血糖。

4. 照顾者自述护理压力减轻，态度积极。

（四）家庭健康护理实施

实施家庭健康护理是将计划中各项措施付诸行动的过程。实施包括组织计划的进行、书写护理记录和继续评估。社区护士在家庭护理的特殊服务中扮演着多种角色，既是决策者、实施者，又是教育者、组织者、评价者。要求社区护士具有较强的独立工作能力、扎实的业务理论知识、熟练的护理技能和良好的人际沟通能力。

1. 家庭护理措施 主要包括：①帮助家庭应对疾病和各种压力。②介绍或强化有效的家庭交流方式、应对技巧和行为。③为家庭联系所需资源。④指导各家庭成员的行为与家庭目标、需要和活动协调一致。⑤为缺乏自护能力的家庭提供直接的照顾和护理。⑥对家庭进行健康教育。⑦排除阻碍家庭计划落实的障碍。

2. 护理记录 社区护士为护理对象采取家庭护理措施后，应及时书写护理记录。

（五）家庭健康护理评价

护理评价是将服务对象护理后的结果与原定的护理计划中的目标相对比的过程。评价虽是护理程序的最后一个步骤，但却贯穿护理程序的每个步骤之中。评价包括过程评价和终末评价。过程评价是贯穿于社区护士与家庭交往的全过程，用于护理问题出现时，指导有关目标、护理活动和重点需求的修改。终末评价用于家庭与护士关系的终末阶段，目的是总结与家庭交往的效果。

1. 影响评价的因素 资料的可靠性、可利用的资料、家庭企盼的高低、家庭与护士的交流状况、护士的态度。

2. 评价内容

（1）对家庭成员的援助 包括患者和家属日常生活质量提高的程度，患者和家属对家庭健康问题的理解程度、自我保健的意识和情绪稳定程度。

（2）促进家庭成员的相互作用　包括家庭成员的相互理解，家庭成员间的交流，家庭成员的亲密度和爱心，家庭成员判断和决策问题的能力，家庭角色的分工。

（3）促进家庭与社会的关系　包括社会资源的有效利用和环境条件。

3. 护理目标的实现程度　护理目标的实现程度分目标完全实现、目标部分实现和目标未实现。

4. 评价结果　评价结果有3种情况。①修改计划：当新问题出现或实际情况与计划不符时及时修改护理计划。②继续执行计划：目标定得过高或实施需要时间较长，到了计划设定的时间尚未完成时，可以将计划继续实行。③终止计划：问题已解决，护士可解除对该家庭的援助。

第三节　家庭访视

案例导入

王某，男，52岁，来到社区卫生服务站，寻求社区护士对其弟弟的帮助。其弟，48岁，两年前确诊为重症肌无力。两年来每周由弟媳陪同去医院就诊1次，生活完全依赖他人照顾。弟弟最近夜间痰量增加、咳痰困难，弟媳因为照顾工作繁重倍感疲劳。王某担心这样继续下去会拖垮弟弟的家庭，来社区寻求帮助。

问题：

1. 社区护士在进行家庭访视前应做哪些准备工作？
2. 初次访视时应主要收集哪些健康资料？

家庭访视是家庭护理的基本手段，社区护士通过对辖区内的居民进行家庭访视，达到预防疾病、促进健康的目的。

一、概述

（一）家庭访视的概念

家庭访视，简称家访，是指为促进和维持个体、家庭和社区的健康而在服务对象家里对访视对象及其家庭成员所提供的护理服务活动，是收集家庭健康资料、发现健康问题、实施护理活动的重要手段。

家庭访视的对象可以是存在或潜在健康问题的个人和家庭成员。在服务对象的家庭环境提供相应服务，一方面可以为患者提供安全与熟悉的社会、心理环境，减轻其心理压力；另一方面可以降低因住院而增加的交叉感染机会。

（二）家庭访视的目的

家庭访视的目的是通过了解家庭成员的健康状况，建立健康档案，合理制订和实施家庭护理计划，解决家庭健康问题，提高家庭整体健康水平。

1. 收集资料，建立健康档案 通过家庭访视收集家庭生活环境中有关个人、家庭和社区健康的相关资料，建立个人及家庭健康档案，以便提供整体、连续的护理服务。

2. 协助家庭早期发现健康问题 了解家庭生活环境中影响健康的相关因素，如生活方式、房间布局等，及时协助家庭成员早期发现已经出现或可能出现的健康问题。

3. 指导家庭合理利用健康资源 帮助家庭找到可利用的家庭内部和外部资源，并合理利用，力求在家庭内部解决其健康问题。

4. 提供护理服务 为家庭中患者或残疾者提供疾病护理、康复护理服务。

5. 充分发挥家庭功能 通过健康教育，提高家庭及成员的自我健康管理能力，协助家庭充分发挥家庭功能，促进家庭成员间关系和谐融洽，维持家庭健康。

6. 社区护士与访视家庭建立良好的信赖关系 在访视对象的家庭中，社区护士可以与访视对象进行充分的交谈，消除其紧张情绪，更有利于建立良好的信赖关系，为进一步开展家庭护理工作打下良好的基础。

（三）家庭访视的内容

1. 收集资料 为健康档案的建立提供健康资料。

2. 提供护理服务 如为居家患者进行血尿标本采集，为居家患者及家属提供有关饮食和用药指导等。

3. 开展健康教育 有计划、有目的，或根据实际需要随时开展健康教育，在访视中如发现家庭成员存在影响健康的因素，应及时指出，并予以纠正。

4. 提供健康咨询服务 为家庭提供一切与健康有关的咨询服务，指导其提高健康水平，合理利用健康资源。

5. 协调、合作服务 积极与社区卫生及相关部门协调沟通，共同完成家庭的健康保健工作。

（四）家庭访视的原则

1. 有计划的规范服务。社区护士应严格按照社区护理工作职责和操作规范开展工作，维护服务对象的利益。

2. 保护家庭隐私。这是家庭访视工作最基本的道德准则。

3. 合理利用现有资源。在对家庭和社区资源充分评估的基础上，利用适宜技术，以及家庭内部和外部资源为家庭提供服务指导。

4. 与护理对象共同制订护理计划，并实施和评价。

5. 具有较强的专业知识和娴熟的专业技能。

（五）家庭访视的类型

根据家庭访视目的的不同，家庭访视可分为预防性家庭访视、评估性家庭访视、连续照顾性家庭访视和急诊性家庭访视四类。

1. 预防性家庭访视 目的是预防疾病和健康促进，主要用于特殊人群家庭访视（如妇幼保健）、计划免疫与卫生宣教等。

2. 评估性家庭访视 目的是对照顾对象的家庭进行评估，常用于有家庭危机或心理问题的患者，以及年老、体弱或残疾人的家庭评估。

3. 连续照顾性家庭访视 目的是为患者提供连续性的照顾，常有计划的定期进行，用于慢性病患者、需要康复护理的患者、临终患者及其家属。

4. 急诊性家庭访视 目的是解决临时的、紧急情况，如外伤、家庭暴力、疾病急性期发作、脑卒中、心跳骤停、胎膜早破等各科急症。

二、家庭访视的步骤

家庭访视的步骤可分为访视前准备、访视时和访视后三个步骤。

（一）访视前准备

充分的准备是开展家庭访视的前提，也是直接影响访视效果的重要条件。

1. 确定访视对象和优先顺序 社区护士应在有限的时间、人力和物力的情况下，有计划、有重点、有目的地安排家庭访视的优先顺序。

优先访视应遵循的原则：健康问题影响人数多的家庭；有生命危险的家庭；易导致后遗症的家庭；干预后效果较显著的家庭；如 1 天内访视多个家庭，应根据家庭具体情况，如患者的安全状况、希望访视的时间、交通条件、援助内容等进行优先排序。

2. 确定访视目标 初次访视前，要对所访视家庭的环境有一定了解，熟悉访视家庭的情况，明确访视目的，制订初步的访视计划；进行连续性管理时，管理目标需列出具体要求，每次访视前要根据前次家庭访视资料，制订出明确具体的访视目标。

3. 准备访视用品 根据访视目的和访视内容选择访视物品，并在访视前对物品进行准备和核对。访视物品一般分为两类：一类是访视前应准备的基本物品，一类是根据访视目的增设的物品。

（1）*基本物品* 常用体检工具（体温计、血压计、听诊器、手电筒、量尺）、常用消毒物品和外科器械（乙醇、棉球、纱布、剪刀、止血钳）、隔离用物（消毒手套、围裙、口罩、帽子、工作衣）、常用药物及注射用具、记录单和健康教育材料，以及联系工具（地图、电话本）等。

（2）*增设的访视物品* 根据访视内容增设的物品，如新生儿访视时增设新生儿体重秤、指导母乳喂养和预防接种的宣传材料等。

4. 联络被访家庭 访视时间原则上需事先与访视家庭预约，一般通过电话预约。如果因预约使家庭有所准备而掩盖想要了解的真实情况，可以安排临时性突击访视。

5. 安排访视路线 根据具体情况合理安排 1 天内的访视路线，核实地址，并在工作单位留下访视目的、出发时间、预订结束时间和访视计划，以防出现特殊情况时，单位同事能尽早与访视护士取得联系。

（二）访视时的工作

访视分为初次访视和连续性访视。初次访视的目的是建立联系，获取基本资料，确定主要健康问题。连续性访视是在对前次访视计划评价和修订的基础上，制订新的访视计划，并进行护理和指导。

1. 与访视对象和家庭成员建立关系 初次访视时，社区护士要向访视对象进行自我介绍，确认访视对象的住址和姓名，解释访视的目的和必要性，在征得访视对象同意后进行访视。访视时可向访视对象明确其权利，必要时可签订家庭访视协议。被访家庭可以拒绝访视，并决定什么时候、什么人进行访视。

2. 家庭评估和制订计划 通过观察、交谈等方式收集家庭成员及家庭的健康资料，与访视对象共同制订护理计划。

3. 实施护理 进行健康教育及护理操作等。护理操作中应严格执行无菌技术操作原则和消毒隔离制度，防止交叉感染。操作后妥善处理污染物，整理物品。

4. 访视记录 访视时要对收集到的主、客观资料及进行护理援助和指导的主要内容进行简要记录。记录时注意只记录重点内容，不要为了记录而忽略与访视对象的交谈。

5. 结束访视 与访视对象一起对此次访视进行回顾总结，依据访视对象具体的健康问题，预约下次访视时间。为访视家庭留下访视者的信息，如联络电话、工作单位地址等，以便必要时联系。

（三）访视后的工作

1. 消毒及物品的补充 访视后应及时处理访视包内的物品，如消毒、补充一次性物品等，以备下次访视时使用。

2. 护理记录和书写阶段性访视报告 整理和完善家庭访视记录，分析和评价护理效果和目标达成情况。建立资料库或记录系统，建立家庭健康档案和病历。

3. 修改护理计划 根据家访收集的资料，决定修改、继续或终止护理计划。如果访视对象的健康问题已解决，即可停止访视。

4. 协调、合作 与其他社区工作人员交流访视对象的情况，如个案讨论、开交流会等商讨解决办法。如果现有资源不能满足访视对象的需求，而且该问题在社区护士职权范围内又不能得到解决时，应与其他服务机构、医生、设备供应商等联系，对访视对象做出转诊或其他安排。

（四）家庭访视时的注意事项

1. 着装和安全 着装整洁、得体、便于工作，穿舒适的鞋子，以便必要时可迅速离开危险环境。访视时做好物品管理，尤其是锐器，防止家庭中的小孩误拿、误伤等。访视中如发现不安全因素，如打架、吸毒等应立即离开并与有关部门取得联系；做好有关文件的签字，避免纠纷。

2. 态度 态度和蔼，合乎社交礼节，尊重访视对象及家庭，注意保守家庭隐私。

3. 服务项目与收费 由社区卫生服务机构制订，护患双方要明确收费项目、收费标准和免费项目。一般访视护士不直接参与收费。

4. 合理安排访视时间 一般将访视时间控制在1小时之内。注意避开用餐时间、会客时间和工作时间。最好在家庭成员都在的时候进行访视。

第四节 居家护理

案例导入

李女士，68岁，有一儿子在国外工作。两个月前李女士脑出血，经住院治疗，意识已清醒，病情稳定，但右侧肢体偏瘫，活动受限，由66岁的老伴照顾，现出院，回家休养。其老伴要求建立家庭病床。

问题：

1. 什么叫家庭病床？李女士属于家庭病床的服务对象吗？
2. 怎样为李女士进行家庭病床管理？

居家护理是在家庭环境中为患者提供医疗和护理服务。对慢性病患者、高龄老人、残障者、精神障碍者等人群实施居家护理，不仅能减轻其家属和照顾者的压力，而且能大大降低因住院带来的经济负担。居家护理是社区护理的一项重要内容。

一、概述

（一）居家护理的概念

居家护理是在有医嘱的前提下，社区护士直接到患者家中，应用护理程序，为其提供连续的、系统的基本医疗护理服务。居家护理是一种多学科间相互整合的专业服务，目前在我国多以家庭病床的形式进行居家护理。

（二）居家护理的目的

1. 为居家患者提供连续性的治疗和护理，防止并发症的出现，延缓疾病的恶化，降低复发率和再住院率。
2. 增强居家患者生活自理的意识和能力。
3. 增强家属照顾患者的意识，使其学会相关的护理知识与技能，减轻家庭经济负担。
4. 增加医院病床周转率，降低医疗费用。
5. 扩展护理专业的工作领域，促进护理专业的发展。

（三）居家护理的对象

居家护理对象较广泛，包括各年龄段的患者、患者家属（配偶、子女）、亲友、主要照顾者等。

1. 在家疗养的慢性病患者 如高血压、冠心病、糖尿病和卧床者等。

2. 出院后病情稳定，但还需继续治疗或康复的患者 如术后患者、脑血管意外康复期患者等。

3. 重症晚期在家的患者 如癌症晚期不希望住院，在家中进行化疗和缓解疼痛等支持疗法的患者。

4. 需要康复训练的残疾人 如高位截瘫的患者、先天畸形或后天伤病造成的功能障碍或残疾者。

二、居家护理的形式

居家护理形式主要有社区卫生服务中心、家庭病床和家庭护理服务中心 3 种。目前我国常用的居家护理形式是社区卫生服务中心和家庭病床。

（一）社区卫生服务中心

社区卫生服务中心是由社区护士运用护理程序对本社区内的居家患者提供一系列的护理活动。

（二）家庭病床

家庭病床是以家庭为护理场所，选择适宜在家庭环境中进行医疗、康复的患者，为患者提供连续性、系统的基本医疗和护理服务。家庭病床能最大限度地满足社会对医疗护理服务的需求，是医院住院服务的院外补充形式。

1. 家庭病床的服务对象

（1）老、弱、残、幼、行动不便和季节性发病者。

（2）无需住院治疗的慢性患者。

（3）经医院住院治疗，病情已稳定，但仍需继续治疗或康复的患者。

（4）需要住院，但医院一时无床位或其他原因不能住院的患者。

（5）限于病情和各方面条件，只能在家接受特殊治疗的患者。

（6）晚期肿瘤需要化疗、支持和减轻痛苦的患者。

（7）其他适合于家庭内治疗的患者，如创伤骨科康复期患者，以及其他如计划生育、妇幼保健等。

2. 家庭病床的管理

（1）建床 ①由患者（或家属）提出建床申请，社区卫生服务机构根据收治范围和患者情况确定是否建床。②确定予以建床的，指定责任医师和护士，指导患者（或家属）按规定办理建床手续，签订家庭病床服务协议书。③责任医师首次访视需详细询问建床患者病情，规范书写家庭病床病历。④为避免感染，需进行输液、换药等治疗的患者家庭环境应具备相应卫生条件。⑤同一患者在同一时期内，须由两个以上科室诊治时，以主要疾病科为建床科，其他科室配合治疗，不另建床。

（2）查床　①主管医师需尽快完成建床病历，并根据病情制订查床计划。②定期查床时应做必要的体检和适宜的辅助检查，并作出诊断和处理，向患者或家属交代注意事项，进行健康指导。③实行分级查床制度。对新建床患者，上级医师应在3天内完成二级查床，并在病情变化或诊疗改变时进行二级查床，上级医师应对诊断、治疗方案和医疗文书书写质量提出指导意见。④保证查床质量，做好病程记录和治疗记录。

（3）护理工作制度　责任护士执行医嘱时，应严格遵守各项护理常规和操作规范，上门服务应取得患者及家属的配合，并告知配合的项目及具体内容。责任护士应指导家属进行相关生活护理和心理护理，如防褥疮、翻身和口腔护理等。

（4）撤床　满足下列条件之一者可予以撤床：①经治疗疾病痊愈；②病情稳定或好转；③病情变化，受家庭病床服务条件限制，需转诊；④患者自行要求停止治疗或撤床；⑤患者死亡。

（5）病例书写和保管　家庭病床的患者应建立正式病历，建床后24小时内完成病历书写，撤床后病历由病历室归档保管。

（三）家庭护理服务中心

家庭护理服务中心是对家庭中需要护理服务的人提供护理的机构。目前我国尚未建立，美国称之为家庭服务中心，日本称为访问护理中心。世界发达国家正积极推广和利用这种方式，是居家护理的发展方向。

思考题

1. 李丽娜，女，4岁，先天性白内障患者。爸爸，李杰，33岁，建筑工人，身高160cm，体重55kg。妈妈，柳思琪，29岁，售货员，是家中次女，患下肢静脉曲张。爷爷3年前因脑卒中去世，享年62岁。奶奶，63岁，患高血压病，在农村与叔叔一起居住。姑姑，李娟，29岁，是家里最小的孩子，未婚。外公，柳彭达，61岁，小学教师，已退休。外婆，张娟，59岁，退休工人。姨妈，柳思莹，32岁，公务员。舅舅，26岁，硕士在读，主修电子工程。

问题：为护理对象李丽娜绘制其家庭结构图。

2. 某家庭，父母常年在国外经商，每月给在国内上中学的孩子寄生活费用，但孩子却经常郁郁寡欢，生活和学习均受到不同程度的影响。

问题：

（1）从家庭功能角度考虑，此家庭主要缺失什么功能？

（2）应如何予以护理干预？

3. 患者，女，60岁，高血压病史6年，一直服用硝苯地平（1次5mg，1天2次）

控制血压，半个月来头痛、头晕、乏力、视力模糊，自行将硝苯地平服用次数增加到每日 3 次，但仍不见好转，求助于社区。经查：血压 150/95mmHg（服药后），视网膜动脉变细，血脂略高，血糖正常。无高血压家族史，医疗诊断为高血压病，给予加服小剂量利尿剂，并配合物理疗法。患者现已退休，素日饮食偏咸、偏油腻，无烟酒嗜好，日常活动功能正常，喜欢看电视、打麻将，无宗教信仰。老伴身体健康，两人居住在一普通居民区，两居室，有独立卫生间和浴室，小区环境好。两位老人都是初中文化，对高血压没有更多了解，以为自己可以调整药量来控制血压。此次病情加重，使患者及家属对居家护理的期望提高。他们有一个 35 岁的女儿，已婚育，独立生活，节假日回家探望老人，家庭关系融洽，经济状况和家庭支持系统良好。

问题：

（1）应如何整理该护理对象的家庭资料？

（2）找出该护理对象存在的健康问题，并合理排序。

（3）可提供哪些方面的护理干预？

第六章　社区重点人群的保健与护理

学习目标

1. 掌握儿童生长发育的规律和社区儿童保健的基本任务；社区重点人群（儿童、妇女、中年人、老年人）的保健与护理。

2. 熟悉社区重点人群的生理、心理特点。

3. 了解社区重点人群保健的意义。

社区重点人群是指具有特殊的生理、心理特点或处于一定的特殊环境中，容易受到各种有害因素作用而影响健康的人群。儿童、妇女、中年人、亚健康状态的人群和老年人均属于此类人群。对这些人群提供保健与护理是社区护理的重要任务之一。社区护士应根据他们存在的卫生问题，针对他们的健康需求，有计划、系统地为他们提供预防保健、健康教育、咨询指导等服务，达到治疗和预防疾病、促进健康、提高社区居民整体健康水平的目的。

第一节　社区儿童保健与护理

案例导入

男孩，6个月，家长带孩子到医院进行健康体检，体重6.2kg，身高67cm，出牙两颗，能独坐约5分钟。

问题：

1. 该男孩属于生长发育的哪个时期？

2. 按计划免疫程序应接种哪些疫苗？

儿童的身心健康关系到民族的兴旺和国家的富强，我国15岁以下儿童占总人口的1/3左右，且儿童处于生长发育时期，是人群中易受伤害的对象。因此，保证儿童身心健康发展、防治各种疾病、进行早期教育是社区儿童保健的重要任务。

一、概述

（一）社区儿童保健的概念

社区儿童保健是指社区卫生服务人员根据儿童的生长发育特点，以满足其健康需求为目的，以解决社区儿童的健康问题为核心，为其所提供的系统化服务。

（二）儿童生长发育规律

1. 连续性和阶段性 从胎儿期到青春期，小儿的生长发育是一个连续的过程，但其发展速度不相同，有的阶段快，有的阶段慢。如出生后前半年增长速度最快，尤其是前3个月，出现生长发育第一个高峰，后半年逐渐减慢，至青春期又迅速加快，出现生长发育第二个高峰。

2. 各系统发育的不平衡性 小儿各系统的发育快慢不一，各有先后。如神经系统先快后慢，大脑的发育在出生后1年内发育较快，生殖系统则先慢后快，直到青春期才开始发育，淋巴系统先快而后回缩。其他系统发育与体格发育平行。

3. 生长发育的顺序性 生长发育一般遵循由上到下、由近到远、由粗到细、由简单到复杂、由低级到高级的顺序。如先抬头，后抬胸，再会坐、立、走（由上到下）；先抬肩、伸臂，再双手握物，先控制腿再控制脚的活动（由近到远）；先会用手掌持物，以后发展到用手指端捏取（由粗到细）；先会乱画，再画直线；先学会画圆，再画其他复杂图片、画人（由简单到复杂）；先看、听和感觉、认识事物，再记忆、思维、分析和判断（由低级到高级）。

4. 生长发育的个体差异性 小儿生长发育虽有一定的规律，但由于受遗传、性别、环境、营养等因素的影响而存在着相当大的个体差异，因此，并没有绝对的正常发育标准。在衡量小儿发育时，必须考虑各种因素的影响，尽可能进行连续动态的观察，这样才能做出正确的判断。

二、社区儿童保健的基本任务

（一）定期健康检查

定期健康检查是指对社区内0～6岁的儿童按规定时间定期进行健康检查，目的是系统观察小儿生长发育和营养状况，以及早发现健康问题并采取相应的干预措施，促进儿童的健康成长，减少疾病的发生。

1. 健康检查的时间 1岁以内婴儿每3个月检查1次，分别在生后3、6、9、12个月；1～3岁每半年检查1次；3～6岁每年检查1次。

2. 健康检查的内容

（1）体格测量与评价　测量指标包括体重、身高、头围、囟门、胸围、坐高等；测量的指标可用离差法、百分位法等进行评价；每次测量应选择固定时间，测量用具、测量方法要统一。3 岁时每次体格检查要测量血压，测血压时袖带的宽度为上臂长度的 2/3。

（2）询问个人史和既往史　包括喂养史，如喂养方式，辅食添加的时间、种类和数量，有无挑食、偏食的习惯；生长发育史，如运动功能发育是否正常，语言发育是否正常；预防接种的种类和次数；是否患病及疾病的种类，康复的情况。

（3）全身各系统检查　头部如头颅大小有无异常，前囟大小，有无方颅和颅骨软化，眼睑是否红肿，巩膜是否黄染，外耳有无畸形，听力是否正常，有无龋齿；胸部有无鸡胸、肋骨串珠、肋外翻，听诊有无心脏杂音，肺部有无异常；腹部有无包块，肝脾大小有无异常；外生殖器有无畸形，男婴有无包茎、鞘膜积液，女婴外阴有无异常分泌物；四肢和脊柱有无畸形。

（4）实验室检查　出生后 6 个月和 12 个月检查血红蛋白，1 岁以后每年检查 1 次；1 岁、2 岁各做 1 次尿常规检查；1 岁时做乙肝表面抗体检查；必要时检查血清钙、磷、铁等微量元素水平。

（5）视力　6 岁以前是视觉发育的敏感期，也是易于矫治的时期，要每年进行 1 次检查。

（6）听力　出生后到 3 岁是听觉发育关键时期，有条件的地区可于生后 2 个月、6 个月、12 个月定期进行听力检查。1 ~4 岁每年检查 1 次。

（7）心理智能筛查　常用的方法有丹佛发育筛查（DDST）、绘人试验等，一旦发现异常，及时到专业机构进行全面检测和治疗。

（二）建立社区儿童健康档案

为每 1 位儿童建立健康档案，及时记录社区儿童的健康状况。内容包括儿童姓名、年龄、性别、出生后情况、生长发育状况、营养状况、社会心理状况、疾病情况、计划免疫情况和家庭情况等。通过对社区儿童生长发育和健康情况的调查，对资料进行分析和整理，找出危害社区儿童健康的主要因素，从而采取必要预防措施，提高社区儿童的健康水平。

（三）计划免疫

计划免疫是根据小儿的免疫特点和传染病疫情的监测情况，有计划、有目的地将生物制品接种到婴幼儿体内，以确保小儿获得可靠的抵抗疾病的能力，从而达到预防、控制乃至消灭相应传染病的目的。其获得的方式分为主动免疫和被动免疫两种，预防接种是计划免疫的核心。

1. 计划免疫程序　目前，我国计划免疫的对象主要是 7 岁以下的儿童。免疫程序是根据儿童年龄和各种传染病的流行规律制订的。免疫程序规定了所需接种疫苗的种类、接种对象、接种的年龄、疫苗接种的先后顺序和全程接种的次数及接种间隔时间等。只有严格按照免疫程序进行预防接种，才能使儿童达到和维持较高的免疫水平，进而有效预防、控制相应传染病的发病。根据 2007 年 12 月原卫生部制订的《扩大国家免疫规划实施方案》，我国在乙肝疫苗、卡介苗、脊髓灰质炎减毒活疫苗、白百破疫苗、麻疹疫苗5种国家免疫规划疫苗基础上，将甲肝疫苗、流脑疫苗、乙脑疫苗、麻腮风疫苗纳入国家免疫规划，对适龄儿童进行常规接种。小儿计划免疫实施程序见表6-1。

表6-1　小儿计划免疫实施程序

疫苗	预防疾病	接种对象	接种剂次	接种途径	接种部位	备注
乙肝疫苗	乙肝	0月龄、1月龄、6月龄	3	肌内注射	上臂外侧三角肌	出生后24小时内接种
卡介苗	结核病	出生时	1	皮内注射	上臂外侧三角肌下缘	两个月后接种时，先做结核菌素试验，阴性才能接种
脊髓灰质炎减毒活疫苗	脊髓灰质炎	2月龄、3月龄、4月龄、4周岁	4	口服		冷开水送服，并且在服后的1小时以内禁饮热开水
百白破三联疫苗	百日咳、白喉、破伤风	3月龄、4月龄、5月龄、18~24月龄	4	肌内注射	上臂外侧三角肌	
麻腮风减毒活疫苗	麻疹、腮腺炎、风疹	18~24月龄	1	皮下注射	上臂外侧三角肌下缘	
乙脑减毒活疫苗	乙型脑炎	8月龄、2周岁	2	皮下注射	上臂外侧三角肌下缘	
A+C流脑疫苗	流行性脑脊髓膜炎	3周岁、6周岁	2	皮下注射	上臂外侧三角肌下缘	
甲肝减毒活疫苗	甲型肝炎	18月龄	1	皮下注射	上臂外侧三角肌下缘	

2. 预防接种的准备与实施

（1）建立预防接种卡（册）　社区护士为所辖地段的儿童建立预防接种卡（册），详细记录各种疫苗或菌苗的接种日期、次数、初种或复种，防止漏种或重复接种。

（2）做好预防接种宣传组织工作　根据儿童计划免疫程序确定接种对象，并通过口头、电话、广播、发布和发送通知单等方式，让家长了解接种疫苗的种类、接种时间、地点及注意事项，按时携带接种卡（册）带儿童一起到指定地点进行接种，保证每个儿童都能得到及时、正确的预防接种。

（3）做好接种前的准备工作　接种场所光线明亮，空气新鲜，温度适宜；接种及急救物品摆放有序。对家长说明接种过程中和接种后可能出现的反应及处理措施。认真询问病史，注意接种的时间、间隔及次数，及时发现禁忌证，做好解释、宣传工作，消除家长和小儿的紧张、恐惧心理；接种宜饭后进行，以防晕厥。

（4）实施接种　实施接种者需衣帽整洁，洗手，戴口罩；认真核对接种者，询问儿童健康状况，并根据情况向其本人或监护人提出医学建议；做好解释工作，取得合作。严格按接种操作程序实施疫苗接种，并注意接种后的反应；在接种卡（册）上登记接种疫苗名称及日期。向家长交代接种后的注意事项，预约下1次接种时间及疫苗种类等。

（5）预防接种的注意事项　掌握接种的剂量、次数、间隔时间和不同疫苗的联合免疫方案；接种活疫苗时，只用75%乙醇消毒；抽吸后如剩余药液放置不能超过2小时；接种后剩余活菌苗应烧毁；接种后观察小儿15~30分钟，无异常反应后方可让其离开；及时记录及预约，交代接种后的注意事项和处理措施。

3. 预防接种的禁忌证　接种前认真询问病史和传染病接触史，必要时先做体检。

（1）一般禁忌证　如急性传染病及其恢复期，发热，慢性疾病，较重的心脏病、高血压、肝、肾疾病，活动性结核，活动性风湿症，哮喘，荨麻疹等，严重的湿疹或化脓性皮肤病者，有癫痫或惊厥史者，孕妇及哺乳期妇女等。患病期间不能接种生物制品，待症状缓解、恢复健康后方可接种生物制品。

（2）特殊禁忌证　指对某一种生物制品所特有的，但不是所有的生物制品都不能接种。如怀孕初期不能接种风疹疫苗，结核患者不能接种卡介苗等，包括有明显的过敏史、自身免疫性疾病、恶性肿瘤、神经精神性疾病、免疫缺陷病、皮肤病等。

4. 预防接种的反应　包括一般反应和异常反应。

（1）一般反应　由于疫苗本身含有菌体蛋白、内毒素及其他毒性物质，以及疫苗接种过程中的理化刺激，接种疫苗后会产生局部红肿、发热及全身反应，此称为一般反应。

1）局部反应：往往在接种后数小时至24小时左右发生，注射部位会出现红、肿、热、痛，有时还伴有局部淋巴结肿大或淋巴管炎。红晕直径在2.5cm以下为弱反应，2.6~5cm为中等反应，5cm以上为强反应。局部反应一般持续2~3天。如接种活疫苗，则局部反应出现较晚、持续时间较长。

2）全身反应：一般于接种后24小时内出现不同程度的体温升高，多为中、低度发热，持续1~2天。体温在37.5℃左右为弱反应；37.5℃~38.5℃为中等反应；≥38.6℃为强反应。接种活疫苗需经过一定潜伏期（5~7天）才有体温升高。此外，还可伴有头晕、恶心、呕吐、腹泻、全身不适等反应。

多数儿童的局部和（或）全身反应是轻微的，无需特殊处理，注意适当休息、多饮水即可。重度反应可对症处理。如局部红肿继续扩大，高热持续不退应到医院诊治。

（2）异常反应

1）过敏性休克：过敏性休克一般于注射免疫制剂后数秒或数分钟内发生，表现为烦躁不安、四肢湿冷、呼吸困难、脉细速、恶心呕吐、苍白、口周青紫、惊厥、大小便失禁以致昏迷。如不及时抢救，可在短期内危及生命。应使患儿平卧，头稍低，注意保暖，吸氧，并立即皮下或静脉注射1:1000肾上腺素，必要时可重复注射，病情稍稳定后，应尽快转至医院继续治疗。

2）晕针：个别小儿接种时或接种后数分钟突然发生晕厥，多因精神或心理因素所致，在空腹、疲劳或室内闷热等情况下更容易发生。此时应立即使患儿平卧，头稍低，给予热开水或糖水，必要时可针刺人中、合谷穴。数分钟后仍不能恢复正常者，皮下注射1∶1000肾上腺素。

3）过敏性皮疹：荨麻疹最为常见，一般于接种后几小时至几天内出现，经服用抗组胺药物后即可痊愈。

4）全身感染：有严重原发性免疫缺陷或继发性免疫功能遭受破坏者，接种活菌（疫）苗后可扩散为全身感染，如接种卡介苗后可引起全身播散性结核。

三、儿童各期特点与护理

儿童时期是指从受精卵形成到青春期结束。根据儿童生长发育的特点和不同发育阶段的主要任务，将儿童时期分为胎儿期、新生儿期、婴儿期、幼儿期、学龄前期、学龄期和青春期。我国社区儿童保健服务对象主要是7岁以下儿童，重点是3岁以下儿童。

（一）胎儿期

胎儿期是从受精卵形成至胎儿娩出为止，共40周，约280天。

1. 特点 临床上把胎儿在子宫内的发育过程分为3个时期。胚胎期：自受精卵形成至未满13周；胎儿中期：自满13周至未满28周；胎儿晚期：自满28周至胎儿娩出。胎儿的生长发育极易受母亲及环境因素的影响，严重者可导致发育畸形、流产、死胎等。

2. 护理 通过对孕妇的保健，达到保护胎儿宫内健康发育生长，直至安全娩出。

（1）*加强孕妇营养* 胎儿生长发育所需的营养物质完全依赖孕妇供给。孕妇长期营养缺乏会影响胎儿的生长发育并易导致营养不良。孕妇后期更应加强营养供应，保证胎儿生长发育及分娩后授乳营养的储备。

（2）*预防先天畸形* 指导孕妇避免放射线照射；避免接触铅、汞、苯等化学物质，防止中毒；预防孕期感染，特别是妊娠早期；禁酒、烟。

（3）*预防遗传性疾病* 应避免近亲结婚，有遗传性疾病家族史者怀孕后可通过遗传咨询，预测风险率和产前诊断，以决定胎儿是否保留。

（4）*预防早产* 必须重视定期产前检查，发现危险因素应加强监护，积极处理。

（二）新生儿期

新生儿期指胎儿娩出后脐带结扎到出生后满28天。胎龄满28周至出生后7天，称围生期（又称围产期）。

1. 特点 此期小儿脱离母体开始独立生存，由于内外环境发生巨大变化及机体各系统生理调节能力低下，适应性差，易发生低体温、窒息、出血、溶血、感染等疾病。此期小儿发病率和死亡率都较高，尤其以新生儿早期（生后第1周）死亡率最高。

2. 护理

（1）*家庭访视* 社区护士应根据孕妇保健卡掌握社区内新生儿的情况，并对新生儿进行登记注册，实施家庭访视。顺产新生儿应在产后 3 天、7 天、14 天和 28 天进行访视；剖宫产新生儿应在产后 7 天、14 天和 28 天进行访视。访视内容包括：

1）初访重点：观察新生儿居室内的环境，如温湿度、通风，以及安全状况、卫生状况；了解新生儿出生情况、分娩方式、出生体重、母亲孕期情况；观察新生儿的面色、呼吸；了解新生儿的喂养、睡眠、哭声、吸吮力和大小便等情况，以及母乳分泌情况；测量身长、体重和体温；检查皮肤、黏膜与脐部，注意有无黄疸出现，脐部有无感染出现；检查有无听觉障碍及其他先天性畸形，如先天性髋关节脱臼、先天性心脏病、唇裂或腭裂等；进行喂养和护理指导，如母乳喂养、保暖、预防感染。

2）周访重点：了解新生儿吮奶、哭声、大小便情况，以及喂养护理过程中是否出现新的问题；检查新生儿黄疸程度和脐带是否脱落；检查臀部有无尿布皮炎，皮肤皱襞处有无红肿、糜烂，并根据存在的问题给予指导和示范。

3）半月访重点：检查黄疸是否消退，体重是否恢复至出生体重，如体重恢复不佳，应分析原因。足月儿在生后半月应给予生理量维生素 D，以预防佝偻病。

4）满月访重点：了解喂养、护理情况，测量体重，做全面体格检查；预约接种疫苗的时间；足月儿满月如增重不足600g，应分析其原因。满月访结束时，做出新生儿期访视小结，并指导家长继续进行婴儿的生长发育监测和定期的体格检查。

（2）合理喂养　鼓励和支持母乳喂养。婴儿出生后 2 小时可按需喂养，教授哺乳的方法和技巧，并指导母亲观察乳汁分泌是否充足，新生儿吸吮是否有力。吸吮力弱者可将母乳挤出，用滴管哺喂，1 次量不宜过大，以免吸入气管。如确系无母乳或母乳不足，可指导采用混合喂养。每次先哺母乳，待乳汁吸尽再补充其他乳品，但每日母乳喂养不可少于 3 ~4 次。新生儿 2 周后应补充维生素 D，400IU/d。

（3）日常护理　①新生儿居室应阳光充足，通风良好，足月儿最适宜室温为 22℃ ~24℃，相对湿度为 55% ~65%。②指导家长观察新生儿的精神状态、面色、呼吸、体温和大小便等情况，了解新生儿的生活方式。③新生儿衣服要每日更换，选用柔软、吸水性好的棉布，宽松且易穿脱。尿布最好选用柔软、吸水性好的白色棉布，勤换勤洗；若选用尿不湿时应增加更换次数，随湿随换，以防红臀发生。保持新生儿皮肤清洁，每天沐浴 1 ~2 次。

（4）指导预防新生儿常见病和意外　①新生儿多见脐部感染。脐带一般在出生后 5 ~8 天自行脱落。脐带脱落前如果不注意保持脐部的清洁和干燥，脐部周围皮肤红肿、有脓性分泌物，则提示脐部感染，应及时就诊。指导每天给新生儿沐浴后用棉签蘸取 75% 乙醇消毒脐带残端及周围 1 ~2 次，由内向外旋转式消毒。注意尿布勿覆盖住脐部，以免尿、粪污染脐部。②窒息是新生儿最常见的意外伤害，与溢乳、呕吐物吸入和包裹过紧、过厚、过严等有关。如果发现新生儿发生意外窒息，应迅速去除引起窒息的原因，保持呼吸道通畅。若婴儿心跳呼吸停止，立即做心肺复苏，同时送往医院抢救。

（三）婴儿期

自出生 28 天至满 1 周岁之前为婴儿期，此期喂养以乳制品为主，又称乳儿期。

1. 特点 此期是出生后生长发育的第一个高峰期。机体对热量、营养素、蛋白质的需求量相对较高，由于消化吸收功能不健全，容易出现消化功能紊乱及营养不良。同时，婴儿体内来自母体的抗体逐渐减少，自身免疫功能不完善，易患感染性疾病。

2. 护理

（1）合理喂养 4 个月以前的母乳能维持婴儿的营养需要，4 ~6 个月在继续母乳喂养的同时，开始添加辅食。添加辅食的原则是由少到多、由稀到稠、由细到粗、由 1 种到多种、由流食到半流食到软食，在添加辅食的过程中，指导家长注意观察婴儿的粪便，及时判断辅食添加是否恰当。

（2）日常护理 ①注意皮肤清洁，指导家长每天给婴儿洗澡。婴儿衣着应简单、宽松、便于穿脱和四肢活动。衣服不宜用纽扣，以免婴儿误食或误吸。尿布使用柔软、吸水性强的棉布。②指导家长保证婴儿充足的睡眠。居室光线应柔和，睡前避免过度兴奋。锻炼婴儿定时独立睡觉，睡时嘴里不含东西。注意经常变换睡姿，避免面部和头部变形。③婴儿出牙时指导家长用软布帮助婴儿清洁齿龈和萌出的乳牙，较大的婴儿可给饼干、面包或馒头片等让其咀嚼。④指导家长经常带婴儿到户外，呼吸新鲜空气、晒太阳等，以预防维生素 D 缺乏性佝偻病的发生。有条件的可进行空气、日光、水“三浴”锻炼，以增强体质，提高婴儿对外界环境的适应能力和抗病能力。

（3）早期教育 婴儿期早期教育以大小便训练、视、听能力训练为主，同时注意动作的发展和语言的培养等。

知识拓展

早期教育

早期教育是指孩子在 0 ~6 岁这个阶段，根据孩子生理和心理发展的特点，以及敏感期的发展特点而进行有针对性的指导和培养，为孩子多元智能和健康人格的培养打下良好基础。早期教育侧重开发儿童的潜能，促进儿童在语言、智力、艺术、情感、人格和社会性等方面的全面发展。

（4）预防意外伤害 此期常见的意外伤害有异物吸入、窒息、中毒、跌伤、触电、溺水和烫伤等。婴儿伤害的危险因素来源于婴儿本身、环境和父母。教育父母增强安全意识，减少环境中的危险因素，特别强调意外伤害的预防。

（5）预防疾病 指导家长预防常见病和多发病的发生，如感冒、肺炎、腹泻、佝偻病、营养不良和营养性缺铁性贫血等。

（四）幼儿期

从 1 周岁后到满 3 周岁之前为幼儿期。

1. 特点 此期小儿生长发育速度有所减慢；由于运动功能的发育，孩子活动范围加大，与外界事物接触增多；同时语言、思维和社会适应能力逐渐增强，智能发育较快，开始形成自己的思维意识；因对各种危险的识别能力不够，易发生意外伤害，如中毒、窒息、交通事故等；因与外界接触逐渐增多，但机体免疫功能系统尚为完全建立，传染性和感染性疾病的发病率仍较高；饮食从乳类转换为混合食物，饮食方式由奶瓶过渡到水杯、碗等。

2. 护理

（1）合理营养　幼儿期正处于断奶后、生长发育仍较快的时期，应指导家长给予足够的能量和优质蛋白质，注意各种营养素比例适当、合理。一般每天可安排5~6次进餐，三餐主餐，上下午两主餐之间以乳类、水果和其他面食为点心，注意睡前忌食甜食，以防龋齿。根据幼儿的牙齿发育情况，适时增加细、软、碎、烂的食物，品种和数量不断增加。

（2）日常护理　①幼儿衣着应颜色鲜艳，便于识别，宽松、保暖、轻便易于活动，穿脱简便，便于自理。②幼儿的睡眠时间随年龄的增长而减少。一般每晚可睡10~12小时，白天小睡1~2次。③幼儿不能自己刷牙时，指导家长用软布轻轻擦拭幼儿牙齿表面，逐渐改用软毛刷。3岁后，指导家长培养幼儿独立刷牙，早、晚各1次，并做到饭后漱口。此外，定期进行口腔检查。④养成良好的进食习惯：培养独立进餐能力，不吃零食、不挑食、不偏食，保持愉快、宽松的就餐环境，专心进餐。②培养排便习惯：1岁以后尽量不用尿布，不尿床，逐步养成独立、定时排便的习惯。

（3）早期教育　幼儿期是语言形成的关键时期，指导家长经常与孩子交流，鼓励其多说话，锻炼其语言表达能力。鼓励幼儿主动与他人接触，培养良好的情绪和行为。

（4）预防疾病　加强体格训练，增强机体免疫力；尽量少去人多、空气污浊的场所；避免接触呼吸道感染患者。

（5）预防意外伤害　幼儿时期神经系统和心理发育迅速，行走和语言能力增强，自主性和独立性不断发展，但对危险事物的识别能力差，容易发生意外伤害。指导家长防止意外发生，如异物吸入、烫伤、跌伤、中毒、电击伤等。

（6）防治常见的心理行为问题　幼儿常见的心理行为问题包括违拗、发脾气和破坏性行为等，指导家长针对原因采取有效措施。

（五）学龄前期

自3周岁以后到入小学前（6~7岁）为学龄前期。

1. 特点　此期小儿的体格发育，稳步增长，智能发育更趋完善，好奇、多问、求知欲强、模仿力强是此期小儿的一大特点。此期是早期教育的最佳时期，有利于其养成良好的人格，提高生活自理能力，为上小学做好准备。因活动范围进一步加大，安全意识不强，各种意外的发生仍较多。此期小儿免疫功能逐渐增强，感染性疾病发病率减低，但免疫性疾病，如急性肾炎、风湿热等有所增多。

2. 护理

（1）合理营养　学龄前儿童的饮食基本接近成人，主要以普通米饭、面食为主。指导家长膳食结构注意多样化，荤素搭配；避免不良饮食习惯，避免儿童偏食、挑食和多吃零食的行为。指导家长为儿童提供宽松的就餐环境，不要过于严肃，不在餐桌上数落儿童。

（2）日常护理　①学龄前儿童已有部分自理能力，如进食、洗脸、刷牙、穿衣、如厕等，但动作缓慢、不协调，常需他人帮助，此时仍应鼓励儿童自理。②学龄前期儿童想象力极其丰富，常会出现怕黑、做噩梦、不敢一个人睡觉，需成人陪伴等情况。

（3）学前教育　在游戏中学习遵守规则，学习与人交往，与人相处。培养儿童关心集体、遵守纪律、团结协作、热爱劳动等好品质。在日常生活中锻炼其毅力和独立生活能力，培养其自尊、自强、自信的品格。

（4）预防疾病　每年进行健康检查和体格检查1~2次，筛查与矫正近视、弱视、龋齿、缺铁性贫血、寄生虫病等常见病，继续监测生长发育，加强预防接种。

（5）预防伤害　指导家长对孩子进行安全教育，不可让其独处。注意保管药物和有毒物质；教育孩子遵守道路交通规则；避免儿童单独上树爬墙；家中食物不宜放在冰箱、橱柜等高处，防止儿童站在凳子上去拿发生跌伤。教育儿童不把钱币、果核、锐器放在嘴里；避免用塑料袋蒙嘴或套在头上，以预防窒息。

（6）防治常见的心理行为问题　学龄前期常见的心理行为问题包括吮拇指和咬指甲、遗尿、手淫、攻击性或破坏性行为等，指导家长针对原因采取有效措施。

（六）学龄期

从入小学（6~7岁）到进入青春期前（男孩13~14岁，女孩11~12岁）称为学龄期。

1. 特点　此期小儿体格发育稳步增长，除生殖系统外，其他系统的发育已接近成人水平；智能发育较前更成熟，智力水平接近成人，理解、分析等能力明显增强，是接受科学文化教育的重要时期，需加强教育，促进其各方面能力的全面发展；小儿感染性疾病的发病率较前降低，但由于不良的习惯会使近视、龋齿的发病率增高。

2. 护理

（1）平衡膳食　膳食要求营养充分而均衡，以满足儿童体格生长、心理和智力发育、紧张学习和体力活动等的需求。重视早餐和课间加餐，特别重视补充强化铁食品，以降低贫血发病率。

（2）日常护理　①养成按时睡眠、起床的习惯。②培养儿童每天早、晚刷牙，饭后漱口的习惯，以预防龋齿；养成不吸烟、不饮酒、不随地吐痰的习惯。③培养正确的坐、立、行等姿势，以预防骨骼畸形。

（3）养成良好的学习习惯　注意培养良好的学习习惯，加强素质教育，通过体育锻炼培养儿童的毅力和奋斗精神，通过兴趣的培养陶冶高尚情操。要充分利用各种机会和宣传工具，有计划、有目的地帮助儿童抵制社会上各种不良习气的影响。

（4）预防近视　学龄儿童应特别注意保护视力，教育儿童写字、读书时书本和眼睛应保持1尺左右的距离，保持正确姿势。课堂桌椅要配套，并定期更换座位。教室光线充足，避免儿童在太弱的光线下看书、写字。读书、写字的时间不宜太长，课间要户外活动，进行远眺以缓解视力疲劳。教导学生写字不要过小过密，并积极开展眼保健操活动。一旦儿童发生近视，要及时到医院进行检查和治疗。

（5）防止意外事故　学龄期常发生的意外伤害包括中毒、溺水、交通事故，以及在活动时发生擦伤、挫伤、割伤、扭伤或骨折等。对儿童进行法制和安全教育，学习交通规则和意外事故的防范知识，减少伤残的发生。

（6）防治常见的心理行为问题　学龄儿童对学校不适应是比较常见的问题，表现为焦虑、恐惧或拒绝上学。其原因很多，例如不喜欢学校环境；害怕某位老师；与同伴关系紧张或害怕考试等。指导家长查明原因，采取相应的措施。学习困难的儿童应排除注意多动障碍、情绪行为问题及特殊发育障碍。

（七）青春期

从第二性征出现到生殖功能基本发育成熟，身高停止生长的时期称为青春期。女孩从11～12岁到17～18岁，男孩从13～14岁到18～20岁为青春期。

1. 特点　此期体格生长发育加快，生殖系统迅速发育，第二性征逐渐明显，是小儿生长发育的第二次高峰。此期女孩出现月经、骨盆变宽、脂肪丰满等，男孩出现遗精、肌肉发达、声音变粗、长出胡须等。青春期由于神经内分泌的调节功能不够稳定，且与社会接触增多，受外界环境的影响不断加大，常可引起心理、行为、精神等方面的问题。

2. 护理

（1）供给充足营养　青少年生长发育迅速，脑力劳动和体力运动消耗增加，需要充足的能量、蛋白质、维生素和矿物质等。社区护理人员需指导家长合理膳食，满足青少年生长发育的需要。

（2）日常护理　①加强少女的经期卫生指导，如生活规律，避免受凉、剧烈运动和重体力劳动，注意会阴部卫生，避免坐浴等。②养成早睡早起的习惯。③端正学习态度，掌握正确的学习方法。④不吸烟、不饮酒，远离毒品，防止药物依赖。

（3）进行科学的性教育　指导家长通过交谈、宣传手册等方式对青少年进行性教育，分清正常男女交往与早恋的关系，教育孩子不早恋，自觉抵制黄色书刊、录像等的不良影响。

（4）预防疾病和意外　此期应重点防治结核病、风湿病、沙眼、屈光不正、龋齿、肥胖、缺铁性贫血、营养不良、神经性厌食和脊柱弯曲等疾病，强化定期健康检查，以便早发现、早治疗。由于青少年神经内分泌调节不够稳定，还可出现良性甲状腺肿、痤疮、高血压、自主神经功能紊乱等，女孩易出现月经不规则、痛经等。男孩常见的问题有运动创伤、车祸、溺水、打架斗殴所致损伤等，需不断进行安全教育。

（5）防治心理行为问题　青少年最常见的心理行为问题为离家出走、自杀及对自我形象不满等。指导家长予以重视，一旦发生，需采取积极措施进行解决。

第二节　社区妇女保健与护理

案例导入

王女士，28岁，初产妇，妊娠满30周，产妇精神状态良好，营养良好，体重增长稍快，产前检查提示胎儿发育正常。

问题：

1. 王女士应多长时间进行1次产前检查？
2. 社区护士应进行哪些保健指导？

女性一生要经历性发育、结婚、妊娠、生育、绝经等特殊生理时期，且女性占总人口的一半左右，做好妇女保健工作，关系到子孙后代的健康和民族素质的提高。

一、概述

（一）社区妇女保健的概念

社区妇女保健是指针对妇女不同阶段的生理、心理特点，以维护和促进妇女健康为目的，以预防为主，以保健为中心，防治结合，开展以生殖健康为核心的保健工作，从而促进妇女的身心健康。社区妇女保健工作是社区卫生服务的重要组成部分。社区护士需有组织地定期进行妇女常见病、多发病的普查、普治，开展以维护生殖健康为核心的贯穿妇女青春期、围婚期、妊娠期、产褥期、围绝经期的各项保健工作，以降低孕产妇死亡率和围生儿死亡率，降低患病率和伤残率，控制妇女一生不同时期疾病的发生，提高妇女的健康水平。

（二）社区妇女保健的工作内容

1. 妇女各期的保健。
2. 实行孕产妇系统管理，提高围生期保健质量。
3. 计划生育指导。
4. 常见妇科疾病和恶性肿瘤的普查、普治。
5. 贯彻落实妇女劳动保健制度。

二、妇女各期的特点与护理

（一）围婚期

围婚期是指确定婚配对象到婚后受孕为止的一段时期，包括婚前、新婚和孕前三个阶段。

1. 特点　此期女性生殖系统功能已发育成熟，月经规律并有周期性排卵，处于生育期，各项身体指标均处于正常。婚前要经历择偶、恋爱和结婚的过程，婚后要同时承担婚姻和家庭的责任，生活模式也会发生改变，特别是婚后要适应对方，可能会出现失望、争吵等。

2. 保健指导与护理 此期的工作重点为优生优育和计划生育，目的是促进和提高人口质量。

（1）配偶选择　婚姻不仅是两人的结合，而且要孕育新的生命。优生始于择偶，择偶不仅要有感情基础，还要有科学的态度，要考虑遗传、健康及其他因素的影响，要相互了解健康状况，有遗传性精神病、家族或近亲中有严重的遗传病或携带遗传致病基因者根据情况而决定结婚和生育情况，患急性肝炎、肾炎、性病、活动性肺结核、心脏病者在治愈前不宜结婚和生育。直系血亲和三代以内的旁系血亲之间禁止结婚。

（2）适宜的婚育年龄　女性生殖器官一般 20 岁以后才发育成熟，骨骼的发育成熟要到 23 岁左右。女性生育年龄 21 ~ 29 岁为佳，男性生育年龄 23 ~ 30 岁为好。

（3）婚前检查　婚前通过全身或专项检查，确定有无影响结婚和生育的疾病。婚检时向婚检者提出结婚、生育应注意的医学建议，防止遗传性疾病在后代中延续，以提高人口素质。介绍生殖系统解剖及性生理知识，指导性生理卫生和新婚避孕的方法。

（4）适宜的受孕时机　指导已婚女性选择适宜的受孕时机，充分考虑身体及经济状况，最好选择双方生理、心理方面处于最佳状态时受孕；注意受孕前的工作或生活环境，避免接触有毒有害物质；服用避孕药者应先停服药物，改用工具避孕 6 个月后再受孕；选择适宜的受孕季节，最好在气候适宜，水果、蔬菜供应充足时受孕，保证能为胎儿的发育提供有利条件。冬末春初是风疹、流感、腮腺炎等多种病毒感染性疾病的好发季节，孕妇一旦感染很容易造成胎儿畸形，一般不宜选择此期受孕。

（5）计划生育　计划生育是指用科学的方法，有计划的生育子女，目的是有效控制人口增长，提高人口素质。社区护士应掌握计划生育的相关知识，在社区内采用多种方法进行宣传教育，指导妇女科学受孕。常用的避孕方法有工具避孕法、药物避孕法、安全期避孕法等，对于决定生育的妇女不宜采用药物避孕法。

（二）妊娠期

妊娠期又称孕期，是指受精卵形成到胎儿及其附属物自母体排出的一段时间。根据不同时期的特点，妊娠期可分为三个时期：妊娠早期是指从受精卵形成到 12 周末，妊娠中期是指从 13 周到 27 周末，妊娠晚期是指从 28 周到胎儿娩出。

1. 特点

（1）生理变化　子宫长度和重量均明显增加，容积和血流量增加更加明显，且孕期中子宫有不规则无痛性收缩，随着妊娠月份的增加，收缩次数增多；宫颈、阴道及外阴组织充血、水肿、增生，因而变得柔软、松弛、扩张性好；孕期母体内分泌功能有显著改变，孕激素、雌激素水平增高；乳腺在妊娠晚期有分泌乳汁的功能。此外，心、肺、肾、肝等血容量也会增加，负荷加重。

（2）心理变化　妊娠期经受着生理、心理和家庭、社会环境的一些变化，对其身心影响很大。孕妇的心理状态和情绪可以加剧或减轻孕期疾病的发生、发展，影响疾病的严重程度和高危妊娠的转归。

2. 保健指导与护理 加强母儿监护，预防和减少孕产期并发症，确保孕妇和胎儿在妊娠期间的安全、健康。

（1）*孕期检查* 建立孕妇保健手册，定时进行孕期检查。主要内容包括：①初查：在怀孕第12周前进行。②复查：在怀孕第12周后每4周1次，28周后每2周1次，36周后每1周1次。

（2）*孕期卫保健指导*

1）营养指导：原则是营养全面，合理搭配。孕早期要注意补充优质蛋白，补充富含矿物质、维生素的食物，少量多餐，排除一些不良饮食习惯；孕中期要多补充含铁丰富的食物，防止贫血；孕晚期对于体重增长过多的孕妇，要注意控制营养的摄入。

2）卫生指导：应勤洗澡、勤换衣，禁止盆浴。衣服宜宽松、柔软、舒适、方便、透气性好，不穿紧身衣，不束胸，腰带不宜过紧，不穿高跟鞋。

3）劳动与休息：健康的孕妇可从事一般的日常工作、家务劳动、散步等，但应避免强体力劳动或接触有害工种。保持充足睡眠，睡眠宜采取左侧卧位。

4）乳房护理：从妊娠20周开始应进行乳房护理，为哺乳做准备。每日用中性肥皂水擦洗乳头，以增加乳头皮肤的厚度和耐磨力；乳头凹陷者可用手指将乳头拉出，并轻轻地按摩乳头。

5）避免影响胎儿发育的因素：孕妇不能吸烟、饮酒，并尽量避免被动吸烟。应避免接触铅、汞、放射线等有害物质。

6）用药指导：一些药物可能会通过胎盘到达胎儿体内，造成胎儿畸形或胚胎停止发育，因此，妊娠期应合理用药，不可自行用药，社区护士应纠正孕妇的错误认识，正确对待治疗性用药。

7）性生活指导：妊娠12周内和28周后应尽量避免性生活。

8）胎儿情况的自我监护：正常情况下妊娠18~20周时，能感受到胎动，通常每小时胎动3~5次，12小时内不应少于10次；妊娠20周时可测听到胎心音，正常的胎心率比较快且强而有力，每分钟120~160次。社区护士应指导孕妇及其家属学会自己数胎动、听胎心音，发现异常，及时到医院就诊。

9）胎教指导：胎教是根据胎儿各感觉器官发育成长的实际情况，有针对性地、积极主动地给予适当合理的信息刺激，使胎儿建立起条件反射，进而促进其大脑功能、躯体运动功能、感觉功能和神经系统功能的成熟，常用的胎教方法有音乐胎教、自然胎教和对话胎教等。

（3）*孕期常见不适的护理*

1）早孕反应：一般于妊娠12周左右自然消失，可给予清淡、富含营养、少油食品。

2）消化不良和便秘：饮食宜少量多餐，多吃富含维生素和纤维素的蔬菜和水果，少吃高脂肪食物及甜食，多饮水，养成定时排便的习惯。

3）下肢水肿和静脉曲张：见于妊娠末期。此期孕妇不宜长久站立或久坐，需注意休息。休息时可抬高下肢，严重者应卧床休息，宜取左侧卧位。

4）腰背痛：孕妇常感腰背痛，是由于妊娠期间关节韧带松弛、子宫增大、腰椎向前凸使背伸肌处于持续紧张状态所致。疼痛轻微者注意休息，穿软底、轻便的平跟鞋。严重者需卧床休息，可局部热敷或轻轻按摩疼痛部位，适当增加钙的摄入量，并在医生指导下服用止痛药。

5）小腿痉挛：妊娠后期常发生小腿腓肠肌痉挛，以夜间发作多见。痉挛发作时，慢慢伸直痉挛的下肢，并保持足背屈，轻轻按摩腓肠肌或热敷腓肠肌，以使痉挛缓解。日常生活中注意补钙。

知识拓展

妊娠期及时就诊的指征

1. **阴道出血** 早期妊娠出血可能是流产先兆或宫外孕，妊娠中期则要注意是否有早产、前置胎盘、胎盘早期剥离、子宫颈闭锁不全或其他妇科疾病的可能。

2. **腹痛** 妊娠早期多为流产、宫外孕等引起；中期后多为早产现象、胎盘早剥等引起。

3. **早期破水** 妊娠满37周以前破水有可能造成早产、胎儿感染、脐带脱垂等，需要立即住院处理。

4. **胎动异常** 一般怀孕20周左右，孕妇开始感觉到胎动。胎动的减少是一种警告讯号，胎儿可能受到某些因素影响而丧失了活力。

5. **身体瘙痒** 瘙痒是胆汁淤积症患者首先出现的症状，多发于28～32周，随孕期增加而加重，以四肢为重，其次是腹部。

6. **下肢浮肿** 孕妇于妊娠后期常有踝部和小腿下半部轻度浮肿。若浮肿明显经休息后不消退，可能为妊娠高血压综合征或肾脏疾病及其他并发症。

（三）分娩期

1. 特点 分娩期产妇会出现血压升高、心率加快、呼吸增加、血糖升高、肌肉紧张等生理变化，并且由于垂体－肾上腺皮质系统，使得肾上腺素分泌增加，导致子宫收缩乏力，影响产程的顺利进展。产妇焦虑、恐惧、抑郁是心理应激最常见的反应。

2. 保健指导与护理

（1）做好分娩准备 指导孕妇保证充足的睡眠，正确进行腹部放松训练和呼吸运动训练，并指导孕妇准备好分娩时要用的物品。

（2）识别分娩先兆 指导孕妇及其家属正确识别分娩先兆，及时做好准备。分娩先兆的症状包括假临产、见红、胎膜破裂或破水。

（3）心理保健 做好产时妇女的心理保健，持续地给予产妇生理、心理和精神的支持，以缓解其疼痛和焦虑，指导其阴道分娩。

（四）产褥期

从胎儿、胎盘娩出至产妇身体、各器官（除乳腺外）和心理恢复或接近正常未孕状态所需的一段时期，称产褥期，一般为6周。

1. 特点 胎盘娩出后子宫逐渐恢复至未孕状态，一般需5~6周的时间。此期内会有恶露（指子宫内膜的血液、坏死的蜕膜组织及黏液）排出，乳房开始分泌乳汁。此期产妇往往感到心情愉快，但易受内外环境的影响，而产生一些身心障碍。

2. 保健指导与护理 做好产后家庭访视，帮助产妇解决产褥期健康问题。

（1）产后检查 包括产后访视和产后健康检查。产后访视开始于产妇出院后3天内、产后14天和第28天，共3次。如有必要，可酌情增加访视次数。访视内容包括：①观察子宫收缩和恶露情况。②观察腹部、会阴伤口愈合情况。③了解精神、睡眠、饮食及大小便等一般情况，观察产后生命体征的变化。④检查乳房和母乳喂养情况。⑤新生儿检查。⑥督促产妇产后42天到医院做产后健康检查。

（2）卫生指导 产褥早期，产妇皮肤排泄功能旺盛，出汗较多，以夜间睡眠和初醒时明显。指导产妇在安静、舒适、冷暖适宜、空气清新的环境中休息；夏季天气炎热，注意室内通风，避免中暑；注意个人卫生，保持外阴清洁，预防感染。

（3）合理休息与饮食 指导产妇吃易消化、营养丰富、多汤汁的食物，以促进乳汁分泌。产妇可根据身体状况尽早下床（一般产后24小时即可下床活动），活动量由小到大、由弱到强。1周后可开始做健身保健操，以促进腹壁和盆底肌肉张力的恢复，恢复正常排尿、排便，预防静脉栓塞的发生。

（4）心理疏导 产妇分娩后如遇家庭不和睦、环境不适等易出现郁闷、激惹、恐怖、焦虑、沮丧等情绪，并会对婴儿的健康过度担忧，甚至失去生活自理和照料婴儿的能力。社区护士应爱护产妇，多与其谈心，了解其心理感受，调解家庭关系，给母婴营造良好的生活氛围。

（5）计划生育指导 产褥期内禁止性生活，生产6~8周后可恢复性生活，但应注意避孕。根据产妇具体情况，指导选择适宜的避孕措施。

（6）哺乳期指导 哺乳期指产妇用自己的乳汁喂养婴儿的时期，纯母乳喂养6个月。添加辅食后要继续母乳喂养到18个月。此期体内泌乳素分泌增加，是乳房发育的高峰时期，产后2~3天内会出现迅速胀大，经婴儿吸吮后可分泌“初乳”，之后可经历“过渡乳”“成熟乳”时期。母乳营养丰富，易消化吸收，是婴儿的天然食品。孩子的健康、家庭关系的和谐均能给产妇以幸福的感觉，但可能会由于婴儿疾病、奶水不足等因素使产妇产生思想负担，1个月后心理状态趋于稳定。

（五）围绝经期

围绝经期是指妇女从接近绝经时出现的与绝经有关的内分泌、生物学和临床特征至绝经后1年内的时期。绝经年龄一般在45~55岁，平均持续4年。

1. 特点 此期卵巢功能由活跃转入衰退状态，排卵变得不规律，月经周期也不规律，最后完全停止。由于雌激素水平的下降引起植物神经功能的紊乱，会出现心悸出汗、情绪不稳、注意力不集中、工作能力下降等性格及行为改变。

2. 保健指导与护理 提高围绝经期妇女的自我保健意识和生活质量。

（1）健康宣教 通过多途径健康宣教，使围绝经期妇女了解这一特殊时期的生理、心理特点，合理安排生活，加强营养，适度运动，并保持心情愉悦。指导其保持外阴部清洁，防止感染。

（2）健康检查和疾病普查 围绝经期妇女因生理功能减退和雌激素水平下降，容易发生一些疾病，因此宜每1~2年定期进行1次妇科常见疾病和肿瘤的筛查，做到早发现、早治疗。

（3）疾病指导 为预防子宫脱垂和张力性尿失禁发生，鼓励并指导妇女进行缩肛运动，每日2次，每次15分钟。积极防治绝经前期月经失调；绝经后阴道流血者需到医院进行检查，明确诊断。

（4）用药指导 在医师的指导下，必要时应用激素替代疗法或补充钙剂等综合措施防治围绝经期综合征和骨质疏松。

（5）计划生育 指导避孕至停经1年以上，宫内节育器绝经1年后取出。

第三节 社区中年人和亚健康人保健与护理

案例导入

陈某，男，43岁。在某政府机关工作，工作表现良好。妻子，42岁，在某中学担任语文教师。女儿，15岁，上初三。近段时间，陈某父亲突发脑溢血住院治疗，陈某下班后照顾父亲，妻子照顾女儿，家庭压力较大。陈某感到紧张、压抑，夜间常失眠。

问题：

1. 中年人的概念是什么？中年人有何特点？
2. 针对陈某应进行哪些保健指导？

一、中年人的保健与护理

中年期是个体发展最成熟、精力充沛、工作能力最强、社会负担和心理压力最大的年龄阶段，也是机体各组织、器官功能逐渐从成熟走向衰退，生理和精神疾患开始增多的阶段。中年人的身心健康问题不仅会影响个人及家庭的幸福，同时也给中年人自身事业的发展及生活质量带来很大影响。社区护士需充分了解中年人的生理和心理特点，做好社区中年人的身心保健工作，随时解决社区中年人所出现的各种健康问题，以维护社区中年人的健康。

（一）中年人的概念

按世界卫生组织近年的年龄划分标准：发达国家45～64岁为中年人；发展中国家35～59岁为中年人。按我国现阶段年龄的划分标准：35～59岁称为中年，其中35～44岁为中年早期，45～59岁为中年后期或老年前期。

（二）中年人的生理与心理特点

1. 中年人的生理特点 人到中年，身体的各个系统、器官、组织、细胞的生理功能开始从完全的成熟走向衰退。主要的变化包括以下几个方面。

（1）心血管系统 中年期后心血管系统出现衰退性变化，可有心律失常，甚至心跳骤停；动脉壁弹性下降，血压升高，而且容易出现体位性低血压。血液胆固醇浓度随年龄增长而增高，可发生心脏冠状动脉和脑动脉粥样硬化。

（2）呼吸系统 肺呼吸功能下降的同时，其防御能力随之下降，慢性支气管炎等呼吸道慢性疾病的发病率随年龄增长而增高。

（3）消化系统 消化功能和代谢率都明显下降，胰岛素的功能随年龄的增加而减退，分泌量减少，血糖升高。随年龄的增加，热能需要量逐渐降低，多余的热量转化为脂肪在身体上堆积，导致体重增加。

（4）泌尿系统 随年龄的增长，肾单位数目减少，肾小球滤过率下降；肾小管的浓缩与稀释能力减退，导致尿液稀释和夜尿增多。肌肉张力减低和膀胱容量减少使膀胱排空能力下降，残余尿增加，尿路感染机会增加。

（5）生殖内分泌系统 女性45～50岁卵巢开始萎缩，雌激素急剧减少，月经逐渐失调，阴道黏膜发生萎缩，同时出现女性更年期综合征的表现。男性50岁以后，生殖内分泌功能逐渐减退，55～65岁可出现男性更年期的表现。

（6）脑及神经系统 主要表现为脑组织中物资含量及功能下降，脑组织萎缩；神经传导及突触传导减慢；中枢抑制作用减弱。

（7）感觉系统 各种感觉功能开始出现退行性改变，如视力、听力、嗅觉等发生不同程度的变化，逐步走向衰老。

（8）肌肉、骨骼、皮肤和毛发 中年期的骨质变得疏松，骨的脆性增加，容易引起骨折。关节周围的弹性纤维开始减少，弹性降低，关节逐渐僵硬，容易发生关节的扭伤、劳损或增生性关节炎。骨质增生，容易出现颈椎病、腰椎病等。椎间盘发生退行性变，引起椎间盘突出，压迫神经根或脊髓，引起相应的神经症状。中年之后头发变白、脱落；皮肤干燥、变薄，弹性降低，出现皱纹。中年人由于皮肤小动脉发生硬化，血液循环功能减弱，因而影响全身的体温调节，导致中年人夏天易发生中暑，冬天易患感冒。

2. 中年人的心理特点 中年期是一个人个性心理最成熟的阶段，但也是心理压力最大的阶段。每个人的心理状况因人而异，主要与每个人的个性心理有密切关系，中年期的心理变化主要具有以下特点：

（1）智力发展成熟 中年时期，智力的发展和知识的积累都达到了较高水平，“意义识记”能力提高，善于联想，善于分析并做出理智判断，有独立的见解和独立解决问题的能力，是发挥创造力、事业上出成果的阶段。一般认为，25～45岁是人生的黄金时代。

（2）情绪趋于稳定 中年时期是性格发展成熟与完善的阶段，其中情绪及性格的稳定性最为突出。中年人的情绪趋于稳定状态，不像青少年时期容易激动，内在体验不易形之于色，遇事冷静，能控制自己的情绪和情感。

（3）意志坚定 中年人自我意识明确，了解自己的能力和所处的社会地位，善于决定自己的言行，在调节个人活动方面更为自觉和妥当。

（4）个性稳定，特点突出 人到中年，其稳定的个性表现出每个人自己的风格，信念坚定，能够排除干扰，以自己独特的方式建立稳定的社会关系，并完成自己追求的人生目标。

（5）成熟稳重，社会容忍力较强 在中年前期，由于生理上的变化不明显，知识和能力仍处于积累上升阶段，所以思想、理智、情绪、行为和事业都比较稳定专一，努力进取，表现出稳定不惑的特点。中年后期，由于生理上的衰退，对事物的兴趣和好奇心减低，社会角色转换相对较困难。加之生活负担沉重，常常感到力不从心，疲惫不堪，心理压力较大，易形成角色紧张。

（三）中年人的保健与护理

中年人是社区和家庭活动的中坚力量，但随着生理功能和对社会环境适应能力的逐渐下降，可表现出精神或身体上的不适感。社区护士需加强对这一群体的健康教育，促进其身心健康。

1. 合理膳食 合理膳食是保证中年人保持健康、减少疾病的重要因素。

（1）平衡膳食，合理营养 指导中年人根据自身的生理和生活特点，合理营养，科学饮食，食物宜低热量、低盐、低脂肪，特别应限制动物性脂肪的摄入，蛋白质、维生素、无机盐等正常摄入，多吃优质蛋白，注意各种微量元素的摄入，避免营养过剩。

（2）合理烹调和搭配 食物搭配要合理，注意营养均衡，酸碱平衡，以利于消化吸收。

（3）饮食定时定量 合理安排一日三餐，饮食定时定量，避免暴饮暴食。热能百分比为早餐25%～30%，午餐40%，晚餐30%～35%。

2. 合理运动 运动分为有氧运动和无氧运动。合理运动可以提高肌体的免疫力，增加防御疾病的能力。积极锻炼、合理作息是中年人消除疲劳、减缓压力、保持旺盛精力的最佳方式。

（1）中年人适宜有氧运动 高效率有氧运动指在单位时间内参与活动的关节、肌肉的数量较多，在运动过程中呼吸得到的氧能够连续不断地供给肌肉。一般中等强度的运动能保持有氧代谢。适合中年人的运动包括快速步行、长跑、游泳、骑自行车、跳交谊舞等。

（2）运动强度的计算　运动强度与心率呈正比，当人体进行大强度并持续一定时间的运动时，心率增加到极限水平，就是最高心率。最高心率随年龄增长而逐渐减小。简便计算最高心率的方法：最高心率 = 220 - 年龄。运动时要逐渐增加运动强度，但运动强度不能超过最高心率。

（3）中年人运动锻炼的注意事项　①运动的方式：一般要使身体各个部位都参与运动，不宜采用局部某一器官或肢体的运动项目。②运动的地点：最好在室外，室外空气清新；运动速度和强度应适宜，运动量太小，达不到锻炼目的；运动量太大，心率过快，呼吸急促而产生无氧代谢，不利于身体健康。③逐渐增加运动量及时间，坚持不懈地进行锻炼，一般运动的时间每次至少 20 分钟以上，以促进血液循环、充实肌肉功能。肥胖且有心血管疾病家族史的中年人，需进行全面体检后再决定运动的时间、强度。

3. 睡眠与休息的保健　中年人工作、生活紧张，充分的睡眠与休息是保证健康的重要因素。中年人应有良好的睡眠环境，注意睡前卧室通风，床和枕头软硬适中；保持良好的睡眠习惯，每天睡 7 ~ 8 小时，取右侧卧位；长期失眠如自我调整失败，应求助医生，不宜自行服药。

4. 纠正不良行为　鼓励戒烟，适量限酒，特别注意不能空腹饮酒。

5. 自我保健指导　要定期进行针对性的健康检查，对常见病、慢性病做到早发现、及时治疗，同时加强自我保健，做到戒懒惰，戒过劳，戒多食，戒焦虑。

6. 坚持定期健康体检　一般每年进行 1 次全身检查，发现异常，及时治疗。

7. 心理保健　中年人若不能正确对待和处理工作、家庭和自身矛盾，便会影响其心身健康。

（1）量力而行、劳逸结合　中年人应了解自己的生理和心理特点，正确认识体力与智力之间的关系，凡事应有所为和有所不为，尽力而为，量力而行，降低过高的期望值。对自己的健康状况应予重视，定期体检，尤其是一些容易忽视的疾病的早期症状，应及时诊治。

（2）加强自我心理素质修养，保持豁达乐观的心态　正确看待成功与失败，淡泊名利，保持一颗平常心，提高对挫折的忍受能力。

（3）正确处理各种人际关系，建立和谐的家庭关系　一是要互相谅解，求同存异，尽量减少摩擦，学会宽容他人的过错或不足；二是学会换位思考。

（4）正确应对压力　有压力时积极面对，掌握缓解压力的方法，学会倾诉，学会自我心理调节。

二、亚健康人的保健与护理

随着社会竞争越来越激烈，更多的人出现情绪紧张，且容易暴怒，有的人心情郁闷，有的人头痛、头晕，但检查又查不出问题，然而它对人的健康影响却极大。于是前苏联教授 N·布赫曼提出了亚健康的概念。

（一）亚健康的概念

健康与疾病之间存在的一种非健康也非疾病的中间状态，称为亚健康，也称慢性疲劳综合征（Chronic Fatigue Syndrome）、灰色状态或中间状态。亚健康多指无明确疾病，但在躯体上、心理上出现种种不适的感觉和症状，而无临床检查证据，处于一种机体结构退化和生理功能减退的低质与心理失衡状态，多见于中年人。

（二）亚健康的形成因素

1. 不良生活方式和行为习惯 亚健康的人往往有一些不良生活方式和行为习惯，如不良饮食行为、缺乏运动、吸烟、酗酒、起居无规律、药物滥用和吸毒等。

2. 社会心理因素

（1）*压力* 压力是指内外刺激事件对人在心理上所构成的困惑和威胁，表现为心理紧张和不适。现代社会的快节奏和激烈的竞争使人们承受着巨大的压力；科学技术的发展和信息的加速，使终身学习、创新思维也成为压力；升学、就业、晋升、下岗给人们带来沉重的压力；社会转型带来的各种矛盾和冲突，不可避免地造成极大的心理压力。

（2）*挫折* 现实生活中，由于主客观的原因，挫折是不可避免的，如自然灾害、疾病衰老、社会动荡、感情危机、子女问题，以及个人的能力、期望与现实的差距，甚至容貌、身高等都可以导致挫折。

（3）*冲突* 面对各种复杂的社会矛盾，面对诱人的个人利益、团体利益、政治利益、经济利益，为了生存，为了发展不得不进行选择，这种冲突使人进退两难，给人带来焦虑和不安。

3. 环境因素 由于环境污染、大气污染、土地和水污染等破坏了生态平衡，导致机体免疫机能紊乱，使肿瘤的发病率增高，过敏性疾病、神经系统损害、呼吸道疾病，以及出生缺陷和生育问题增多。另外，社会、经济、教育和文化环境也会影响人的健康。如有关食品、药品、环境保护、检疫等卫生立法的完善对健康的保护；不健康或病态文化对心理健康的影响；经济条件对健康的制约等。

4. 生物学因素 人的健康和大多数疾病都与基因有着直接或间接的关系，如多基因疾病糖代谢、脂代谢紊乱，高血压，肿瘤等。遗传因素直接影响酶的合成、机体代谢过程和免疫功能，环境因素通过神经系统而影响体内的化学变化。

知识拓展

WHO提出的健康十条标准

①充沛的精力。②处事乐观，态度积极。③善于休息，睡眠好。④应变能力强，能适应外界环境各种变化。⑤能够抵御一般性感冒和传染病。⑥体重适当，身材匀称，站立时，头、肩、臂位置协调。⑦眼睛明亮，眼睑不易发炎。⑧牙齿清洁，无龋齿，不疼痛，牙龈无出血现象。⑨头发有光泽，无头屑。⑩肌肉丰满，皮肤有弹性。

（三）亚健康的临床表现

1. 身体亚健康（躯体方面）

（1）神经系统症状　经常头痛、全身无力、容易疲劳、健忘。健忘的特点为短期记忆下降，长期记忆则不受影响。

（2）心血管症状　运动量稍大就感到头晕、胸闷、心慌、气短、憋气。

（3）消化系统症状　食欲不振，虽觉得饿，但不想吃。稀便，轻微腹泻或有里急后重感，有时可出现轻微腹部不适或腹痛。

（4）泌尿系统症状　尿频、尿急，夜尿多，性功能低下。

（5）免疫系统症状　免疫功能低下，经常感冒或有感冒症状、皮肤轻微感染、咽喉不适、口腔黏膜溃疡等。

（6）睡眠方面症状　睡眠生物节律失调，失眠或嗜睡，出现入睡困难，清晨早醒，噩梦频频。

（7）骨关节症状　经常感到腰酸背痛，肢体麻木。

2. 心理亚健康（心理方面）　表现为精神不振、心烦意乱、焦躁不安、急躁易怒、恐惧胆怯、记忆力下降、注意力不能集中、精力不足、反应迟钝、无兴趣爱好等。

3. 社交亚健康（社会交往方面）　表现为不能较好地承担相应的社会角色，工作、学习困难，不能正确处理人际关系、家庭关系，难以进行正常的社会交往等。

知识拓展

实用亚健康检测方法

“不倒时间”可以检测人的老化程度。平衡能力在人类生活中有非常重要的意义。日本山田教授经过对人体组织30多年的研究提出了一种简单易行的“人体老化简易自测法”。

具体方法：自测者双手下垂紧贴身体两侧，闭上眼睛，用一只脚直立站住，然后根据他的“不倒时间”来判断自己老化程度。判断标准：

9.9秒：男性生理年龄为30～35岁，女性生理年龄为40～49岁。

8.4秒：男性生理年龄为40～49岁，女性生理年龄为50～59岁。

7.4秒：男性生理年龄为50～59岁，女性生理年龄为60～69岁。

5.8秒：男性生理年龄为60～69岁，女性生理年龄为70～79岁。

未达到标准者，老化程度偏快，即生理年龄高于实际年龄。

（四）亚健康的保健指导

1. 合理饮食　要有全面均衡营养的观念，以“三低一高”为原则（低脂肪、低糖、低盐、高蛋白）。养成正确的饮食习惯：少食多餐，少主多菜，少盐多醋，少欲多施，少忧多眠，少愤多笑，忌烟酒、油炸、熏烤以及发霉的食品，粗细搭配多样化，多吃水果、蔬菜、豆制品，少吃猪肉，适当吃些牛羊肉、鸡、鱼等。

2. 适量运动　按照循序渐进的原则，可进行散步、慢跑、太极拳、游泳、跳舞、健身操等，不可过度，不可盲动。运动后心率控制在比运动前增加60%～65%为宜。每天保证6～8小时的睡眠。

3. 养成良好的生活习惯　如识别疲劳，学会休息；劳逸结合，睡眠充足；忌烟限酒；适量运动，尤其要多参加户外活动。

4. 心理平衡　培养乐观精神，树立良好的人生观和价值观，培养广泛的兴趣爱好，积极参加社会活动，学会控制情绪，养成豁达、乐观、宽以待人、与人友善、乐于助人的品格，做到知足者常乐、淡泊名利，使身心处于协调平衡状态中。

5. 调节不良心态　进行自我心理调适，保持积极乐观的人生态度，乐观待己，乐观待人，乐观处世；善于发现优点，做到心胸开阔，不为小事计较；学会用适当的方式释放压抑的情绪，学会摆脱痛苦困境的方法；正确处理人际关系，学会控制自己的情感，增强自信，增强对他人和社会的信心。

6. 正确认识自我，转变健康观念　充分认识自己的能力和体力，不追求过高的目标，注重健康，做到“无病要防，有病要治”。

第四节　社区老年人保健与护理

案例导入

王某，男，70岁，患高血压5年余。间断服用降压药，平时比较注意日常保健，无并发症出现，生活可以自理。

问题：

1. 我国目前老年人的划分标准是什么？
2. 王某服用降压药物时应注意哪些事项？

随着社会经济的发展，人民生活水平的提高和保健意识的增强，人均寿命在不断提高，老年人口增多，社会老龄化已成为社会发展的必然趋势。老龄化社会对卫生保健的需求急剧增加，给社会带来巨大的经济负担和压力。因此，开展社区老年保健护理，做好老年保健工作，为老年人提供满意和适宜的医疗保健服务，既有利于老年人健康长寿和延长生活自理的年限，提高老年人的生活质量，还可促进社会的稳定与发展。

一、概述

（一）老年人的年龄划分

人体衰老是个渐进的过程，从医学角度讲，“老年期”是人类生命过程中细胞、组织与器官不断趋于衰老，生理功能日渐衰退的一个阶段。一般来讲，发达国家将65岁以上者定为老年人，发展中国家多以60岁以上为划分老年人的标准。

世界卫生组织（WHO）根据现代人生理心理上的变化，提出老年人的划分新标准为：60～74 岁为年轻老人，大于等于 75 岁为老年人，大于 90 岁为长寿老人。

我国目前划分老年人的标准是 60～89 岁为老年人，90 岁以上为长寿老人，100 岁以上为百岁老人。

（二）人口老龄化

1. 人口老龄化的概念 人口老龄化又称为人口老化，是指在社会人口的年龄结构中 60 岁或 65 岁以上的老年人占总人口的比率。影响人口老龄化的因素主要有出生率和死亡率下降，平均预期寿命延长，青年外迁人口增多。

2. 老龄化社会的概念 世界卫生组织（WHO）规定：一个国家或地区 60 岁以上人口占总人口的 10% 以上（发展中国家或地区），或 65 岁以上人口占总人口 7% 以上（发达国家或地区），称为老龄化社会。

（三）我国人口老龄化状况和特点

1. 我国人口老龄化状况 我国人口老龄化程度虽低于全世界和发达国家平均水平，但高于其他发展中国家和地区。近 40 年来，由于社会经济的发展，科技与医学卫生的进步，人民文化与物质生活水平的提高，婴儿出生率和死亡率的下降，预期寿命的延长，我国老年人口比例正在迅速上长。

我国自 1999 年 10 月步入老龄化社会以来，已成为世界上老年人口最多的国家，也是人口老龄化速度最快的国家之一。据第 6 次全国人口普查显示，我国 60 岁及以上人口已达 17765 万人，占总人口的 13.26%；其中 65 岁及以上人口为 11883 万人，占 8.87%。与第 5 次全国人口普查相比，60 岁及以上人口的比重上升 2.93 个百分点，65 岁及以上人口的比重上升 1.91 个百分点。预计到 2025 年，我国老年人口将达到 2.8 亿，占总人口的 17.63%，将成为较老的老年型国家或称“超大型老年化国家”。到 2040 年，我国老年人口将达到 4 亿，占世界老年人口的 1/4。届时全世界每 4 个老年人中，就有 1 名是中国人。

2. 我国人口老龄化特点

（1）*老龄化速度快* 65 岁以上老年人占总人口的比例从 7% 提升到 14%，发达国家大多用了 45 年以上的时间，我国则只用了 27 年，并且将长时期保持很高的增长速度，属于老龄化速度最快国家之列。

（2）*老龄人口规模大* 中国老年人口的绝对数量占世界第 1 位。2004 年底，我国 60 岁及以上人口为 1.43 亿，占总人口的 11%；2014 年将达到 2 亿，2026 年将达到 3 亿，2037 年将超过 4 亿。

（3）*老龄女性多于男性* 目前，我国老年人口中女性比男性多 464 万人，2049 年终达到峰值，将多 2645 万人。21 世纪下半叶，多出的老年女性基本稳定在 1700 万～1900 万人，其中 50%～70% 为高龄老人。

（4）*地区差异大* 中国人口老龄化发展具有明显的由东向西的区域梯次特征，东部沿海经济发达地区明显快于西部经济欠发达地区。上海在1979年最早进入人口老年型行列，与最迟2012年进入人口老年型行列的宁夏比较，时间跨度长达33年。

（5）农村人口老龄化的进程加快 我国农村老年人口为8557万人，占老年人口总数的65.82%，农村的老龄化水平高于城镇1.24个百分点。这种城乡倒置的状况将一直持续到2040年。到21世纪后半叶，城镇的老龄化水平才将超过农村，并逐渐拉开差距。这是中国人口老龄化不同于发达国家的重要特征之一。

（6）老龄化超前于现代化 中国是在尚未实现现代化、经济尚不发达的情况下提前进入老龄社会的，属于未富先老。中国目前人均国内生产总值才刚刚超过1000美元，仍属于中等偏低收入国家行列，应对人口老龄化的经济实力还比较薄弱。

（四）人口老化带来的问题

人口老龄化对社会政治、经济、文化和社会发展等多方面带来负面影响，尤其是在我国国家财力还比较薄弱的情况下，将给社会造成很大的负担。主要表现为：

1. 社会负担加重 老年人口负担系数（60岁以上人口/15~59岁人口的比例）逐年增长，预计2030年为1∶2.2，届时2个劳动人口要供养1个老年人。另外，国家支付的退休金也逐年增加，社会抚养比增大。

2. 养老负担越来越多地依赖于社会 随着家庭结构小型化的变化，家庭养老功能减弱，老年人将更多地依赖于社会。由于经济、环境、家庭功能和身体状况等情况，尤其是无经济来源或来源较少的老年人，与其他年龄的人群相比更需要社会和家庭的支持。由于老年人的健康是相对的，与社区医疗保健和护理相关的社会问题应引起重视。

3. 社会保障不能满足老年人的需要 我国社会福利和社会保障体系还不完善，远远不能满足老龄化社会中老年人口日益增长的要求。这就对社会保障提出了更高的要求，如在完善社会保障制度体系和服务体系，提供养老保险、医疗保险、文化教育、居住与环境乃至法律法规等诸方面都需增加必要的措施。

4. 医疗保健需求增加 随着年龄的增长，老年人出现进行性身体功能降低，导致生活不便，生活质量降低。加上疾病所致的病理性衰老，随着时间的推移，直至生命终结。因此，老年人对医疗保健的需求明显增加。

二、老年人的身心特征

（一）生理特点

人体的衰老是一个随年龄增长而逐渐演变的过程。

1. 外形改变 由于骨骼和肌肉的退行性病变，机体激素水平的减少，老年人会出现头发变白、脱落稀疏；皮肤变薄，皮下脂肪减少；骨质疏松，关节活动不灵；身高降低，体重减轻等。

2. 功能下降 一般随着年龄的增长，人体器官的生理功能逐渐下降。如呼吸道纤毛运动功能减退易出现肺部感染；大动脉弹性减弱易出现动脉血压升高，进而引起心、脑血管病变；消化功能下降后易出现食欲下降，加上老年人活动减少易出现便秘；脑的体积逐渐缩小，脑血管退行性变、血流量减少等会引起记忆力减退、思维能力下降等。

3. 免疫功能下降 皮肤防御功能减退，体内免疫物质减少，老年人易出现免疫功能下降而引起感染。

（二）心理特点

伴随着老年人因衰老所致的生理变化，心理也相应发生一系列变化。

1. 记忆 记忆是一种重要的心理活动过程。记忆过程可分为四个阶段，即识记阶段、保持阶段、回忆阶段和再认阶段；在心理学上又将识记阶段称为初级记忆，将保持阶段、回忆阶段和再认阶段称为次级记忆。

随年龄的增长，老年人的初级记忆基本上没有变化，或变化很少；但次级记忆则会发生较大的变化。老年人记忆的保持能力逐渐下降，但远期记忆的保持相对比近期记忆的保持好，通常对很久以前的人和发生的事保持较好的记忆，而对近期或刚刚发生的事则记忆不清；老年人的再认能力比回忆能力强，理解能力则变化不大，但死记硬背能力减退，逻辑记忆比机械记忆要好。

2. 智力 智力可以分为两大类，即液态智力和晶态智力。液态智力是指获得新观念、洞察复杂关系的能力，如知觉整合能力、近期记忆力、思维敏捷度及反应力和反应速度等。晶态智力是指通过学习和掌握社会文化经验而获得的智力，如词汇、理解力和常识等。液态智力主要与神经系统的生理结构和功能有关，所以一般随年龄的增长而明显减退。晶态智力主要与后天的知识、文化、经验的积累有关，并不一定随年龄的增长而明显减退，甚至还有可能提高，到70～80岁才出现缓慢减退。

3. 思维 思维是人类高级的、理想的认识过程，主要包括概况、类比、推理和问题解决四方面的能力。伴随感知和记忆能力的衰退，老年人在概念、逻辑推理和问题解决方面的能力有所下降，特别是思维的敏捷度、流畅性、灵活性、独特性和创新性较其青年时期减退。

4. 人格 人格是以人的性格为核心，受先天素质、教育、家庭和社会环境的影响，逐步形成气质、能力、兴趣、爱好、习惯和性格等心理特征的总和。老年人的人格一般不随年龄的增长而变化，但伴随生理功能和环境的变化、社会和家庭角色的改变，老年人会按照其不同的人格模式分别采用整合良好型、防御型、被动依赖型和整合不良型4种适应方式。

（三）患病特点

1. 病程长，病情重，恢复慢 老年人由于免疫力低下，机体修复能力减弱，因此患病后往往病程长，病情重，且恢复慢，容易出现并发症。

2. 临床症状不典型 老年人由于生理功能减退，对内外刺激的反应性减低，往往对疾病的反应不敏感，不易及时发现，从而延误治疗。

3. 多种疾病共存 由于全身各系统生理功能均有不同程度的衰退，容易同时患多种疾病，同时各系统疾病之间相互影响，导致病情错综复杂。

4. 病情发展迅速　老年人由于组织器官储备能力不足，当急性病或慢性病急性发作时，容易出现器官或系统功能的衰竭。

5. 易发生意识障碍　患病时常以意识障碍为首发症状，或引发意识障碍，从而给诊断、治疗带来困难。

三、社区老年人的保健与护理

（一）合理营养

1. 老年人营养需求　老年人应针对其特殊需求，全面、适量、均衡地摄入营养，以延缓衰老，抵抗疾病，维护健康。

（1）蛋白质　由于体内代谢过程以分解代谢为主，且蛋白质的合成能力差，因此对蛋白质的摄入要求质优量足。老年人蛋白质供给量为每天1.0～1.2g/kg，占总热量的12%～15%为宜，以优质蛋白为主。蛋白质过多会加重肝、肾负担。

（2）糖　老年人由于对糖类代谢功能下降，摄入过多容易导致肥胖、糖尿病、高脂血症等；摄入过少又会增加蛋白质的分解。因此，老年人可适量选择一些含有果糖的饮食，如蜂蜜、某些糖果、糕点等。糖的摄入量占总热量的60%～70%为宜。患有糖尿病、冠心病和肥胖的老年人，应限制糖类的摄入，包括大米、面粉、高粱、荞麦、甘薯等。

（3）脂肪　老年人由于胆汁酸减少，脂酶活性降低，对脂肪的消化能力下降，因而脂肪的摄入量不宜过高。老年人脂肪摄入量以50g/d为宜，占总热量的20%～25%。膳食中应减少饱和脂肪酸和胆固醇的摄入量，以富含不饱和脂肪酸的植物油为主，适当摄入花生油、豆油、玉米油和菜籽油等植物脂肪。

（4）无机盐和微量元素　老年人容易发生骨质疏松，血红蛋白合成也降低，钙和铁的补充应适当充足。我国营养学会建议老年人每日钙的供给量为800mg。老年人应保持低盐饮食，以每天5～6g为宜。

（5）维生素　老年人生理功能下降，特别是抗氧化功能和免疫功能下降，故应摄入富含维生素的饮食，以增加机体抵抗力，延缓衰老。

（6）水分　由于结肠、直肠肌肉萎缩，排便功能减退，容易引起便秘，故应每日保持充足水分的供给，一般每日饮水量为1000～2000mL，以保持尿量在1500mL；患有心脏、肾脏疾病的老人，每日水分摄入量不宜过多，以免增加心脏和肾脏的负担。

2. 饮食原则　保持营养平衡，食物种类多样化，且易于消化吸收。

（1）科学饮食　科学安排饮食的量和时间。早、中、晚三餐的比例最好为30%、40%、30%，每日进餐定时定量，切勿暴饮暴食或过饥过饱。

（2）食物种类多样化　充分利用营养素之间的互补作用，以满足机体的需要。选择食物时，注意粗粮和细粮搭配、植物性食物和动物性食物搭配、蔬菜与水果搭配。

（3）营养比例适当　确保营养均衡，在保证摄入足够蛋白质的基础上，限制热量的摄入，选择低脂肪、低糖、低盐、高维生素及富含钙、铁的食物。

(4) 注意饮食卫生　保持餐具清洁；少吃腌制、烟熏和油炸食品；不吃变质食品；使用健康的烹饪方法制作食品。

(5) 食物易于消化吸收　老年人的食物宜细、软，易于消化吸收；食物的温度适宜，不宜过冷过热。

(6) 戒烟、限酒　吸烟可使血中二氧化碳浓度增高、血脂升高；过度饮酒可增加脑血栓发生的概率。

知识拓展

老年人饮食的“十个一点”

人到老年，消化功能减退，心血管系统及其他器官都有不同程度的衰减，为了确保身体健康，延缓衰老，老年人的膳食要做到“十个一点”：①蛋白质多一点。②品种杂一点。③微量元素多一点。④蔬菜多一点。⑤饭菜烂一点。⑥饭菜香一点。⑦菜要淡一点。⑧吃得慢一点。⑨数量少一点。⑩饮酒少一点。

（二）保证睡眠质量

1. 睡眠与休息的特点　老年人的睡眠时间相对较短，一般每天 6～8 小时；而且睡眠质量不佳，容易出现失眠、入睡困难、睡后易醒等睡眠障碍症状。

2. 睡眠保健原则

(1) 环境　卧室的环境不仅会影响老年人睡眠，还会影响睡眠质量。因此，睡前应注意调整好卧室的温度、湿度，将灯光调至柔和、暗淡，尽量避免各种噪音的干扰。

(2) 养成良好的睡眠习惯　根据老年人的个人习惯合理安排睡眠时间，提倡早睡早起，养成短暂午睡的习惯。对老年人已经养成的睡眠习惯，不要强迫纠正。

(3) 适当运动　白天积极参加各种有益的社会活动，坚持适当的户外运动或体育锻炼，这样将有助于入睡，改善睡眠质量。

(4) 做好睡前准备工作　睡前应保持情绪稳定，不宜进行剧烈活动、观看或阅读兴奋或紧张的电视节目及书籍、饮用兴奋性饮料；晚餐应在睡前两小时完成，晚餐宜清谈，不宜过饱，睡前不再进食。

(5) 采取适当的睡眠姿势　良好的睡眠姿势可改善睡眠的质量。选择睡眠姿势时，以自然、舒适、放松为原则；最佳睡眠姿势为右侧卧位，既可避免心脏受压，又有利于血液循环。

(6) 入睡困难者采取相应措施　入睡困难者，可睡前用热水泡脚，以促进睡眠；如需服用镇静药，要在医生指导下合理用药。

（三）合理运动

1. 活动与运动的原则

（1）*选择适宜，因人而异*　一般而言，运动时间以每日 1～2 次、每次 30 分钟为宜，每日运动的总时间不超过 2 小时。运动场地最好选择在空气新鲜、环境清静、地面平坦的地方。运动的强度应根据老年人运动后心率而定。计算方法为：一般老年人运动后最高心率（次/分）＝170－年龄。身体健壮的老年人可采用运动后最高心率（次/分）＝180－年龄。

（2）*循序渐进，持之以恒*　活动或运动的强度应由小到大、逐渐增加，并长期坚持。

（3）*自我监护，确保安全*　在运动中一定要注意自我感觉。当出现不适感觉时，应立即停止运动；出现严重不适感觉时，应及时就医。

2. 常用的健身方法

（1）*散步*　根据自身和环境条件，选择空气新鲜、行走安全的地点和适当的时间，以每分钟 80～90 步，每日步行 30～60 分钟。步行中应注意使脉搏保持在 110～120 次/分。

（2）*跳舞*　可根据自己的身体状况，选择适当节奏的舞曲。

（3）*太极拳和气功*　这两项运动动作柔和、缓慢、协调，动静结合，不仅可以调节老年人的心境，还可以强身健体。

（4）*游泳*　游泳的姿势不限，但速度不宜过快，时间不宜过长。一般而言，以每日 1 次或每周 3～4 次、每次游程不超过 500m 为宜。

（5）*球类运动*　可根据自己的兴趣、身体状况，选择适合的球类运动，如台球、门球、乒乓球、健身球等。

（四）常见心理问题与护理

1. 健忘　老年人由于年龄增长，引起智力下降，近期记忆力减退，常出现健忘。因此，要指导老年人有规律在摆放日常生活用品，加强健康教育，让老年人了解健忘是正常的衰老过程，不必恐慌。可以经常进行一些用脑锻炼，如下棋、背诗等。

2. 抑郁　老年人由于内心空虚或慢性疾病的威胁而产生恐惧、抑郁心理，让他们多参与一些集体活动，维持生活自理能力，同时要经常与老人进行沟通交流，给予他们心理上的支持，教会他们一些克服困难的方法，保持良好的心态。

（五）跌倒的防护

1. 自身防护

（1）动作宜缓慢。老年人在变换体位时，动作不宜过快，以免发生体位性低血压；行走时，速度也不宜过快，迈步前一定要先站稳。

（2）外出时避开拥挤时段，同时要严格遵守交通规则。

(3) 洗浴时把握时间和温度。洗浴时间不宜过长，一般不超过 20 分钟；温度不宜过高，水温以 35℃ ~40℃ 为宜。

2. 居住环境安全设施的要求

(1) 老年人应避免独自居住，必须独自居住时应在房间内安装电话，以便发生意外时及时通知家人。

(2) 老年人因视力障碍容易跌倒，所以老年人居室内的走廊、卫生间、楼梯、拐角等暗处应保持一定亮度；居室内夜间也应保持一定亮度，以便于老年人起床如厕。

(3) 老年人居室内地面应使用防滑材料，最好选择木质地板；门口地面最好不要有门槛。

(4) 老年人浴室的地面和浴盆内应放置防滑垫；浴室和厕所内应设有扶手，沐浴时有穿脱衣服的座椅；浴室和厕所的门最好向外开，以便于发生意外时利于救护。

（六）用药安全指导

1. 老年人用药原则

(1) *少用药，勿滥用药* 老年人应以预防为主，尽量少用药；必须用药时，应遵医嘱对症治疗，尽量减少用药品种，且以小剂量开始服用。

(2) *注意药物配伍禁忌* 老年人往往同时服用多种药物，应特别注意药物的配伍禁忌。

(3) *密切观察用药反应* 用药后应观察有无各种不良反应，若出现低热、皮疹、麻疹、哮喘等症状应及时就医。

2. 常用药物的注意事项

(1) *降压药* 降压药是老年人常用药物之一。老年人在服用降压药时，应注意降压要适度，一般以收缩压下降 10 ~30mmHg、舒张压下降 10 ~20mmHg 为宜，防止因血压下降过快而引起心、脑、肾的缺血；同时应监测 24 小时动态血压，以确定最佳的用药剂量和服药时间。一般而言，降压药最佳的服用时间为每日 7：00 点、15：00 点和 19：00 点；睡前不宜服用降压药，以免诱发脑卒中。

(2) *解热镇痛类药* 由于老年人对解热镇痛类药的作用比较敏感，服用时宜采用小剂量；同时加强监测，避免诱发消化道出血。

(3) *镇静催眠药* 应注意采用小剂量，且最好几种镇静催眠药交替服用；长期服用镇静催眠药的老年人不宜突然停药，以免出现失眠、兴奋、抑郁等问题。

(4) *抗生素* 老年人服用抗生素时，应注意剂量和疗程，以免引发肠道菌群失调等问题。

(5) *降糖药* 糖尿病为老年人常见疾病之一，老年人在服用降糖药过程中，容易发生低血糖反应。因此，应注意监测自身血糖、尿糖的变化，及时调整药物的用量，以免发生低血糖。

（七）排泄保健

1. 便秘 老年人由于胃肠蠕动减慢，常出现便秘，因此应多摄入富含纤维素的蔬菜、水果和具有润肠作用的食物；养成清晨空腹饮 1 杯白水或蜂蜜水的习惯；每日适当活动、运动；定期从左向右自我按摩腹部；及时排便；必要时使用开塞露，或遵医嘱使用缓泻药物。

2. 大便失禁　由于肛门内、外括约肌的张力下降，容易出现大便失禁。应选择营养丰富、易消化、易吸收、少渣、少油的食物；掌握排便规律，按时排便；及时治疗原发疾病；腹泻时注意补水，保持皮肤清洁、干燥。

3. 夜尿　由于膀胱容量减少，夜间肾小球过滤增加，夜间排尿次数增加。老年人晚餐后不要饮咖啡、浓茶，入睡前尽量少饮或不饮水，睡前排尿。

4. 尿失禁　老年人因前列腺增生肥大、膀胱括约肌老化松弛或泌尿系统炎症而多发充溢性尿失禁、压力性尿失禁和紧迫性尿失禁。如果身体许可，可坚持每日做仰卧起坐，以增加腹肌和盆腔肌肉的弹性，利于排尿；做到及时排尿，不憋尿；适量饮水，保证每日饮水充足，夜间睡觉前适量控制饮水；积极治疗泌尿系统炎症；尿失禁时应及时更换衣服，注意保持皮肤清洁、干爽。

思考题

1. 一新生儿，女，出生后 3 天，一般情况良好，已按时进行预防接种，准备出院。问题：

（1）什么时候对新生儿进行下 1 次家庭访视？

（2）访视的主要内容有哪些？

2. 王女士，26 岁，足月顺产一男婴。产后王女士不愿意进行母乳喂养。家属与社区护士小李进行联系，寻求解决。小李到家中对王女士进行了健康教育，使王女士同意母乳喂养。

问题：

（1）母乳喂养有何优点？

（2）母乳喂养应注意什么？

3. 孙某，男，42 岁，某单位会计，近段由于家庭、工作压力较大，出现头痛、健忘，运动会感到胸闷、心慌、气短，食欲不振，且经常出现腹部不适。到医院检查后无器质性病变。问题：

（1）孙某目前处于什么状态？

（2）对于亚健康人群，应采用哪些保健指导？

4. 张某，女，68 岁，身体健康，独居。因洗澡，不慎摔伤。由于独自居住，无法通知家人，等邻居发现后才送入医院。因治疗不及时，导致骨折部位愈合不良。

问题：

（1）什么是老龄化社会？

（2）老年人独自居住时应注意什么？

（3）防止老年人摔倒的方法有哪些？

第七章　社区常见慢性病的健康管理

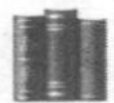

学习目标

1. 掌握慢性病的概念、特点和危险因素；高血压、冠心病、糖尿病、脑卒中和肿瘤的危险因素；高血压、糖尿病的社区护理指导。

2. 熟悉高血压和糖尿病的社区管理。

3. 了解慢性病的分类；高血压、冠心病、糖尿病、脑卒中和肿瘤的流行病学特点。

随着人民生活水平的提高和生活方式的改变，人类疾病谱发生了变化，以心脑血管疾病、糖尿病、恶性肿瘤、慢性呼吸系统疾病等为代表的慢性病已逐渐成为影响我国社区居民健康的主要问题。慢性病已成为全世界最主要的死因。由于慢性病通常属于终身性疾病，其产生的疼痛、伤残、昂贵的医疗费用等都影响着慢性病患者的健康状况和生活质量。若不及时有效控制，也将带来严重的社会经济问题。国内外经验表明，慢性病是可以有效预防和控制的疾病。因此，加强社区慢性病的健康管理，对改善和提高患者的生活质量、降低死亡率具有积极的作用。

第一节　概　述

案例导入

小李是某社区卫生服务中心的护士。她发现，最近来咨询高血压和糖尿病的患者很多。患者都说："怎么这么多人得高血压和糖尿病啊？到底是什么原因啊？"

问题：

1. 若你是小李，该如何为患者解释？
2. 社区中常见的慢性病还有哪些？

一、慢性病的概念与分类

（一）慢性病的概念

慢性病（chronic disease）全称为慢性非传染性疾病，简称慢性病。我国原卫生部

《全国慢性病预防控制工作规范（试行）》指出，慢性病是对一类起病隐匿、病程长且病情迁延不愈、缺乏明确的传染性生物病因证据、病因复杂或病因尚未完全确认的疾病的概括性总称。Lawrence（1979年）等认为，慢性疾病是一种长期性的状况，表现为正常生理功能逐渐地、进行性地减退，需要持续性的治疗和护理。在我国，常见的慢性疾病主要有高血压、冠心病、脑卒中、糖尿病、肿瘤、慢性阻塞性肺疾病等。

（二）慢性病的分类

1. 根据慢性病防治机构的职能分类

（1）心脑血管疾病　包括高血压、心脏病、脑血管病等。

（2）肿瘤疾病　包括肺癌、胃癌、肝癌、食管癌、结肠癌等。

（3）代谢疾病　包括糖尿病、肥胖等。

（4）精神疾病　包括精神分裂症、神经症（焦虑症、强迫症、抑郁症）、老年痴呆等。

（5）口腔疾病　包括龋齿、牙周炎等。

2. 根据国际疾病系统分类法（UCD－10）标准分类

（1）精神和行为障碍　老年痴呆、精神分裂症、神经衰弱、神经症等。

（2）呼吸系统疾病　慢性支气管炎、肺气肿、慢性阻塞性肺疾病（COPD）等。

（3）循环系统疾病　高血压、动脉粥样硬化、冠心病、心肌梗死等。

（4）消化系统疾病　慢性胃炎、消化性溃疡、胰腺炎、胆石症等。

（5）内分泌、营养代谢疾病　血脂紊乱、痛风、糖尿病、肥胖、营养缺乏等。

（6）肌肉骨骼系统和结缔组织疾病　骨关节病、骨质疏松症等。

（7）恶性肿瘤　肺癌、肝癌、胃癌、食管癌、结肠癌等。

二、慢性病的特点与危险因素

（一）慢性病的特点

1. 潜伏期长　慢性病早期多无症状或症状不明显，过程发展缓慢，常不易被发现。

2. 病因及致病因素复杂　慢性病与多种因素有关，如年龄、遗传因素、饮食、吸烟、酗酒、情绪、环境等。存在一因多果，一个病因可导致多种疾病，如吸烟与心血管疾病、小细胞肺癌发病有关；同时，也存在一果多因，也就是一种慢性病可以由多种因素共同作用所导致。

3. 病程长　患病时间长，甚至终身患病，需要长期用药。

4. 具有不可逆转的病理变化，且易产生并发症　慢性病在目前的医疗条件下是不可治愈的，最终将会造成残疾或功能障碍，因此需要特殊康复、训练及长期的自我管理、治疗与护理。

（二）慢性病的危险因素

慢性病的种类很多，发病原因十分复杂。研究表明，慢性病的发生与不良的生活习惯及环境污染等密切相关，其常见的危险因素有以下几方面。

1. 不良生活方式与行为 2010 年，WHO 在《全球非传染性疾病现状报告》中指出，导致慢性病的四个主要行为危险因素是不合理膳食、缺乏运动、吸烟和酗酒。

（1）不合理膳食 均衡饮食是机体健康的基石，而膳食不合理是慢性病的主要原因之一。膳食不合理包括不良饮食习惯、膳食结构不合理、烹饪方式不当等。不良饮食习惯体现为每日进食时间无规律、暴饮暴食、喜食辛辣、刺激性食物等；膳食结构不合理包括高胆固醇、高脂肪、高盐、低纤维素饮食等。高胆固醇、高动物脂肪饮食可引起机体血液中的胆固醇增高，高胆固醇血症与动脉粥样硬化发生有着密切的关系；摄入过多食盐致水钠潴留可引起高血压；食物过于精细，易引起肠道疾病，如痔疮、肠癌等。不当烹饪方式，如烟熏和腌制，长期食用易导致癌症的发生，尤其与胃癌的发病密切相关。

（2）缺乏运动 运动可以加快血液循环，增加肺活量，促进机体新陈代谢；增强心肌收缩力，维持各器官的健康；促进脂肪代谢，降低体内胆固醇的含量；放松紧张的情绪。居住城市的人，由于生活节奏快和交通工具便利，常常以车代步，活动范围小，运动量不足，容易肥胖并促进体内的胆固醇和中性脂肪增加，易发生高血脂、高血压、冠心病、糖尿病等。

（3）吸烟 烟草中含有苯和焦油，还有多种致癌的放射性物质。吸烟是恶性肿瘤、慢性阻塞性肺疾病、冠心病、脑卒中等慢性病的危险因素，且吸烟与其危害存在明显的计量 - 反应关系。WHO 将吸烟作为全球最严重的公共卫生问题列入重点控制领域。

（4）酗酒 少量适度饮酒能加速血液循环，对健康有一定益处。但中度饮酒即可增加脑卒中和原发性高血压的危险性。WHO 指出，全球每年大约有 230 万人死于酒精的有害使用，约占全球总死亡人数的 3.8%。

2. 自然和社会环境

（1）自然环境 自然环境中的空气污染、噪音污染、水源土壤污染等都与癌症或肺部疾病的发生密切相关。

（2）社会环境 社会环境中健全的社会组织、社会普及教育程度、医疗保健服务体系等都会影响人们的健康。

3. 遗传和家庭因素 家庭对个体健康行为和生活方式的影响较大，许多慢性病如高血压、糖尿病、乳腺癌、消化性溃疡、精神分裂症、冠状动脉粥样硬化性心脏病等都有家族倾向，可能与遗传因素或家庭共同的生活习惯有关。慢性病可以发生于任何年龄，但发生的比例与年龄呈正比。

4. 精神心理因素 生活及工作压力会引起紧张、恐惧、失眠甚至精神失常。长期处于较大精神压力下，易使血压升高、心率加快、血中胆固醇增加，机体免疫力下降，从而诱发恶性肿瘤、高血压等多种慢性病。

三、慢性病对患者、家庭与社会的影响

（一）对患者的影响

慢性病患者的身体抵抗力低下，容易发生感染及其他并发症，同时由于慢性病造成的永久性病理损害可影响患者的自理能力使患者的生活方式发生一定程度上的改变。慢性病不仅给患者造成身体上的损伤，更会带来心理上的打击，从而影响患者参与社交活动，造成社交活动的隔离。

（二）对家庭的影响

在日常生活中，每个人在家庭中都承担着一定的角色，疾病势必会影响患者的家庭角色。急发性慢性病对家庭造成的压力比较大，家庭需要在较短时间内做出必要的调整，包括家庭结构、个人角色和情绪等，否则可能造成家庭原有和谐关系的破坏，出现家庭适应困难或家庭问题。患者长期治疗所需医疗费用也会给家庭带来沉重的经济负担，甚至使患者家庭陷入困境。

（三）对社会的影响

慢性病患者工作能力的衰退和生活自理能力的下降，从整体上降低了社会工作效率，且随着家庭结构的变化和医疗费用不断增长，患者对社会医疗保健制度的完善和社会互助措施等福利保障体系的需求更为迫切。

知识拓展

全国慢性病预防控制工作规范

《全国慢性病预防控制工作规范》指出：慢性病的干预与管理需要疾控机构、基层医疗卫生机构、医院和专业防治机构的密切协作，需要卫生系统外其他部门或单位的支持，需要社会和民众的积极参与。干预工作要面向三类人群：一般人群、高风险人群和患病人群；重点关注三个环节：危险因素控制、早诊早治和规范化管理；注重运用三个手段：健康促进、健康管理和疾病管理。围绕心脑血管疾病、恶性肿瘤、慢性呼吸系统疾病和糖尿病等重点慢性病，积极开展社区防治和健康教育，重视高风险人群管理，控制社会和个人危险因素，推广有效防治模式，努力减少疾病负担。

第二节　常见慢性病的社区管理与护理

案例导入

王老先生，65岁，子女都在外地工作，老伴已经去世，平时喜欢去棋牌室打牌，有糖尿病史10余年，一直口服降糖药控制血糖。最近有时感觉头晕，来社区检查，结果空腹血浆葡萄糖水平7.0mmol/L，血压135/85mmHg。

问题：

1. 王老先生存在哪些健康问题或疾病的危险因素？
2. 如果你是接诊护士，该如何对王老先生进行健康指导？

一、高血压

（一）流行病学

据悉，我国高血压防治形势极不乐观，有“三高”和“三低”的特点，即患病率高、死亡率高、致残率高，知晓率低、治疗率低和控制率低。高血压患病率、发病率及血压水平随年龄增加而升高，老年人较为常见。男、女性高血压患病率差别不大，青年期男性略高于女性，中年后女性稍高于男性。分布有地域性，北方高于南方，沿海高于内地；高海拔地区高于低海拔地区，高原少数民族地区患病率较高。城市高于农村。同一人群有季节差异，冬季患病率高于夏季。高血压患者患病知晓率不到40%，患者管理率仅约1/4，管理人群服药依从率约60%，血压控制率约50%。所以高血压的社区护理与管理，对提高我国居民整体健康水平有十分重要的意义。

（二）危险因素

原发性高血压的病因和机制不完全清楚，研究表明，多种危险因素与其发病有关，可分为人类生物学因素和生活行为因素。

1. 人类生物学因素　即通常所说的不可改变的危险因素，为遗传、性别和年龄。高血压为多基因遗传，有明显的家族聚集性，家族中患高血压的人与自身的血缘关系越近、人数越多、发病越早，患高血压的风险就越大。

2. 生活行为因素　即可改变的危险因素，包括高盐饮食、体重超重和肥胖、过量饮酒、吸烟、心理因素。

（1）高盐饮食　人群高血压的水平与食盐的摄入量有关，食盐的钠离子是血压升高的主要因素。

（2）体重超重和肥胖　身体脂肪的分布与血压水平相关。体重超重人群患高血压的危险比正常人群高3～5倍；男性腰围（WC）≥85cm，女性腰围（WC）≥80cm者高血压的危险为腰围低于此界限者的3.5倍。

（3）过量饮酒　过量饮酒使高血压的发病危险升高，大量饮酒还可以诱发高血压患者发生脑卒中，尤其是脑出血。但酒精的升压作用是可逆的，戒酒后血压可以下降。

（4）吸烟　烟草中的尼古丁等有害物质进入血液后会使周围血管收缩，致使血压升高。

（5）心理因素　身心长期处于应激状态，工作压力过大的职业者，高血压患病率明显增高。

（三）社区管理

根据《国家基本公共卫生服务规范（2011 年版）》的要求，高血压患者的社区管理内容如下：

1. 筛查

（1）对辖区内 35 岁及以上常住居民，每年在其第 1 次到乡镇卫生院、村卫生室、社区卫生服务中心（站）就诊时为其测量血压。建议高危人群每半年至少测量 1 次血压，并接受医务人员的生活方式指导。

（2）对第 1 次发现收缩压≥140mmHg 和（或）舒张压≥90mmHg 的居民在去除可能引起血压升高的因素后预约其复查，非同日 3 次血压高于正常，可初步诊断为高血压。如有必要，建议转诊到上级医院确诊，2 周内随访转诊结果，对已确诊的原发性高血压患者纳入高血压患者健康管理。

（3）对可疑继发性高血压患者，及时转诊。

国家基本公共卫生服务规范（2011 年版）规定高血压筛查流程见图 7－1。

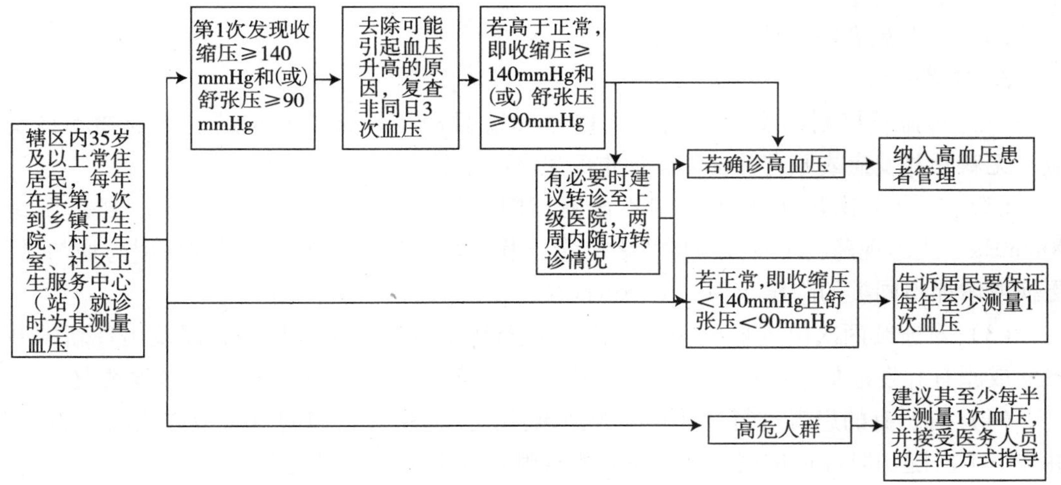

图 7－1　高血压筛查流程

2. 随访　对原发性高血压患者，每年要提供至少 4 次面对面的随访（图 7－2）。

（1）测量血压并评估是否存在危急情况，如出现收缩压≥180mmHg 和（或）舒张压≥110mmHg；意识改变、剧烈头痛或头晕、恶心、呕吐、视力模糊、眼痛、心悸、胸闷、喘憋不能平卧及处于妊娠期或哺乳期同时血压高于正常等危急情况之一，或存在不

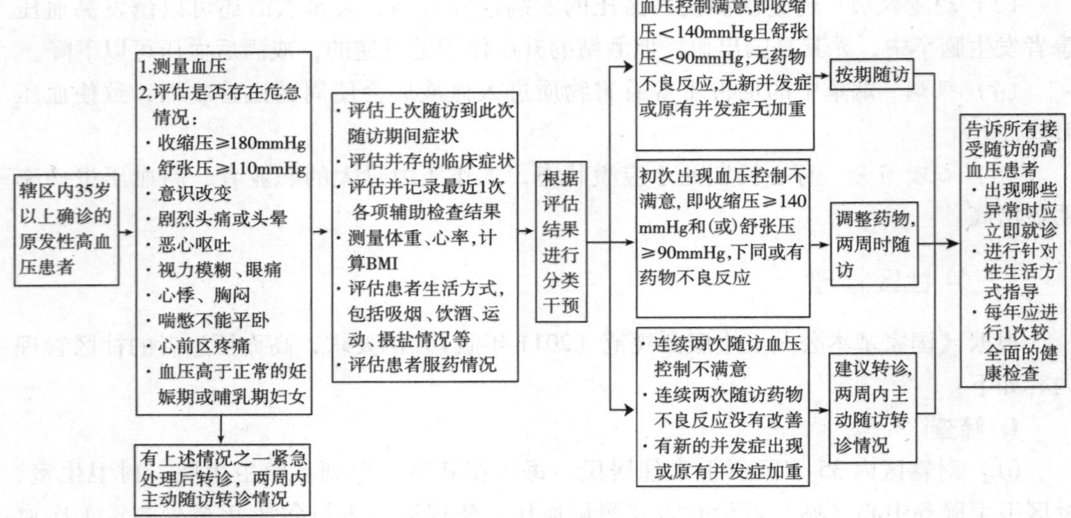

图7－2 高血压随访流程

能处理的其他疾病时，须在处理后紧急转诊。对于紧急转诊者，乡镇卫生院、村卫生室、社区卫生服务中心（站）应在2周内主动随访转诊情况。

（2）若不需紧急转诊，询问上次随访到此次随访期间的症状。

（3）测量体重、心率，计算体重指数（BMI）。

（4）询问患者疾病情况和生活方式，包括心脑血管疾病、糖尿病、吸烟、饮酒、运动、摄盐情况等。

（5）了解患者服药情况。

3. 分类干预

（1）对血压控制满意（收缩压＜140mmHg且舒张压＜90mmHg）、无药物不良反应、无新发并发症或原有并发症无加重的患者，预约进行下1次随访时间。

（2）对第1次出现血压控制不满意，即收缩压≥140mmHg和（或）舒张压≥90mmHg，或出现药物不良反应的患者，结合其服药依从性，必要时增加现用药物剂量、更换或增加不同类的降压药物，两周内随访。

（3）对连续两次出现血压控制不满意或药物不良反应难以控制，以及出现新的并发症或原有并发症加重的患者，建议其转诊到上级医院，2周内主动随访转诊情况。

（4）对所有的患者进行有针对性的健康教育，与患者一起制订生活方式改进目标，并在下1次随访时评估进展，告诉患者出现哪些异常时应立即就诊。

4. 健康体检 对原发性高血压患者，每年进行1次较全面的健康检查，可与随访相结合。内容包括体温、脉搏、呼吸、血压、身高、体重、腰围、皮肤、浅表淋巴结、心脏、肺部、腹部等常规体格检查，并对口腔、视力、听力和运动功能等进行粗测判断。

（四）社区护理指导

1. 生活方式指导 对正常人群、高危人群、处于血压正常高值者，以及所有高血压患者，不论是否接受药物治疗，均需针对危险因素进行改变不良行为和生活方式的指导，消除不利于心理和身体健康的行为和习惯，达到减少高血压以及其他心血管病的发病危险，具体内容包括：

（1）*减轻体重* 建议体重指数（BMI）应控制在24以下。减重对健康的利益是巨大的，如在人群中平均体重下降5～10kg，收缩压可下降5～20mmHg。高血压患者体重减少10%，则可使胰岛素抵抗、糖尿病、高脂血症和左心室肥厚改善。减重的方法一方面是减少总热量的摄入，强调少脂肪并限制过多碳水化合物的摄入，另一方面则需增加体育锻炼。在减重过程中还需积极控制其他危险因素，老年高血压则需严格限盐等。

（2）*合理膳食* ①每人每日食盐量不超过6g。②减少膳食脂肪，补充适量优质蛋白质。③注意补充钾和钙：应增加含钾多含钙高的食物，如绿叶菜、鲜奶、豆类制品等。④多吃蔬菜和水果。⑤戒烟、限酒：尼古丁不仅能使血压一过性升高，还容易降低服药的依从性并增加降压药物的剂量，因此，高血压患者一定要戒烟；大量饮酒可诱发心脑血管事件发作，因此要避免酗酒。

（3）*增加体力活动* 患者需根据自己的身体状况决定运动种类、强度、频度和持续运动时间。中老年人可选择步行、慢跑、太极拳、门球、气功等。运动强度要因人而异，按科学锻炼的要求，常用运动强度指标为运动时最高心率达到180（或170）减去年龄。运动频度一般要求每周3～5次，每次持续30分钟即可。

（4）*减轻精神压力* 长期精神压力和心情抑郁是引起高血压和其他一些慢性病的重要原因之一，指导患者减轻精神压力和改变心态，正确对待自己、他人和社会，积极参加社会和集体活动。

2. 药物治疗指导 绝大部分高血压患者需要终身服药，通过加强药物治疗指导能增强患者服药依从性，从而使血压降至正常范围，最大限度地降低心血管病致残和死亡的危险。在使用降压药物时要注意以下情况：

（1）*遵医嘱服药* 遵医嘱按时按量服药，不能根据自身感觉擅自停药、减少药物剂量或更换药物等。

（2）*个体化原则* 降压药物的选择和治疗方案的确定坚持个体化的原则，采用合理的治疗方案和患者坚持服药，一般患者在治疗后3～6个月内达到血压控制目标值。

（3）*观察药物副作用* 服药后如有副作用出现，应通知医师处理。

（4）*预防和处理体位性低血压* 许多治疗高血压的药物都有体位性低血压的副作用，症状有晕倒、眩晕、头昏眼花、恶心等。指导患者预防和处理的方法：①避免用过热的水洗澡，不宜大量饮酒。②避免过久站立，特别是服药后的最初几小时。③变换姿势宜缓慢，特别是从卧位、坐位起立时动作宜缓慢；服药时间可选在平静休息时，服药后继续休息一段时间再下床活动；如在睡前服药，夜间起床排尿时应注意。④下床活动时应穿上弹性袜，促进下肢静脉回流，减少腿部的血液淤积。⑤发生体位性低血压时的处理方法：立即采取仰卧位，将下肢抬高，增加脑血流量。

（5）血压监测　指导患者及家属正确测量血压，以监测服药与血压的关系，并记录。①告知患者及家属测血压应做到："四定"：定时间、定部位、定体位、定血压计。②测量高峰期血压：每日上午6：00～8：00和下午16：00～20：00这两个时间段的血压是全天最高的，指导患者测量这两个时间段血压，以便了解血压的高峰。③监测药物治疗效果：短效制剂一般在服药后2小时测量，中效药物一般在服药后2～4小时测量，长效药物一般在服药后3～6小时测量。④方案调整或血压不稳的监测：一般要连续监测2～4周，以了解新方案的疗效。

3. 做好院前急救　一旦患者出现意识改变、剧烈头痛或头晕、恶心、呕吐、视力模糊等高血压急症表现，应迅速让患者绝对卧床休息，抬高床头，避免一切不良刺激，放松心情，保持呼吸道通畅，及时送往医院治疗。

二、冠心病

（一）流行病学

冠心病是严重危害人民健康的常见病。1999年我国农村和城市男性35～74岁人群中冠心病死亡率分别为64/10万和106/10万，同期美国同年龄段男性冠心病死亡率为230/10万。据世界卫生组织2011年资料显示，我国冠心病死亡人数已列世界第二位。

（二）危险因素

本病病因尚未完全明确，目前认为是多种因素作用于不同环节所致。

1. 主要危险因素

（1）年龄、性别　本病多见于40岁以上人群，49岁以后进展较快，男性与女性相比，女性发病率较低，但在更年期以后发病率增加。

（2）血脂异常　脂质代谢异常是动脉粥样硬化最重要的危险因素。

（3）高血压　血压增高与本病密切相关。60%～70%的冠状动脉粥样硬化患者有高血压，高血压患者患本病较血压正常者高3～4倍，收缩压和舒张压增高都与本病关系密切。

（4）吸烟　吸烟可造成动脉壁氧含量不足，促进动脉粥样硬化的形成。吸烟者和不吸烟者比较，本病的发病率和病死率增高2～6倍，且与每天吸烟的支数呈正比，被动吸烟也是冠心病的危险因素。

（5）糖尿病和糖耐量异常　糖尿病患者中本病发病率较非糖尿病者高两倍。糖耐量减低者中也常见本病患者。

2. 次要危险因素　次要危险因素包括肥胖；缺少体力活动；进食过多的动物脂肪、胆固醇、糖和钠盐；遗传因素；A型性格等。

（三）社区管理

1. 一级预防　在社区积极开展健康教育和健康管理，使人人都能了解心血管疾病的基本知识，鼓励社区居民积极控制原发病，改善生活方式，降低危险因素，做好早期预防工作。

2. 二级预防　加强对社区人群的发病监测和筛选，做到早发现、早诊断、早治疗。做好用药和生活方式的指导并定期进行随访。

3. 三级预防　三级预防的目标是减少后遗症和并发症的发生，提高生活质量。对急性期患者采取积极的抢救和治疗护理措施，包括止痛，缓解心肌缺血，及时预防和处理并发症，防止猝死。

（四）社区护理指导

1. 休息和活动　保持适当的体力劳动，以不引起心绞痛为度，一般不需卧床休息。但心绞痛发作时应立即休息，不稳定型心绞痛者，应卧床休息。缓解期应根据患者的活动能力制订合理的活动计划，以提高患者的活动耐力，最大活动量以不发生心绞痛为度。但应避免竞赛活动和屏气用力动作，并防止精神过度紧张和长时间工作。

2. 改变生活方式　生活方式的改变是冠心病治疗的基础，应指导患者：①合理膳食：宜摄入低热量、低脂、低胆固醇、低盐饮食，多食蔬菜、水果和粗纤维，避免暴饮暴食，注意少量多餐。②控制体重：运动、饮食多种方式结合综合治疗。③适当运动：以有氧运动为主，注意运动的强度和时间因病情和个体差异而不同，必要时需要在监测下进行。④戒烟、限酒。⑤自我心理的调试。⑥避免诱发因素，如过劳、情绪激动、饱餐、用力排便、寒冷刺激等。

3. 用药指导　指导患者出院后遵医嘱服药，不要擅自增减药量，自我监测药物的不良反应。常用药物有：

（1）硝酸酯制剂　①硝酸异山梨醇酯（消心痛）片或胶囊5～20mg，每日3次。缓释制剂药效可维持12小时，20mg，每日2次。②5－单硝酸异山梨酯20～40mg，每日2次。③长效硝酸甘油制剂：长效片剂2.5 mg，每8小时1次口服。2%硝酸甘油油膏或橡皮膏贴片贴于胸前或上臂皮肤，用以预防夜间心绞痛。

（2）β－受体阻滞剂　①美托洛尔25～50mg，每日2次，缓释片100～200mg，每日1次。②阿替洛尔12.5～25mg，每日1次。

（3）钙通道阻滞剂　①地尔硫䓬30～60mg，每日3次，缓释制剂90mg，每日1次。②硝苯地平20～40mg，每日2次。③维拉帕米40～80mg，每日3次，缓释剂240mg，每日1次。

患者应随身携带硝酸甘油片，注意避光保存，定期检查有效期并更换，以防药效降低。心绞痛或心肌梗死发作时，就地休息、服药，及时就医。患者还应随身携带急救卡。

4. 病情监测指导　教会患者及家属识别发病的先兆和症状以及缓解的方法。并定期复查心电图、血压、血糖、血脂、肝功能等。

5. 心理指导　心绞痛和心肌梗死发作时患者有压榨性的胸痛，有些还伴有濒死感，使患者产生恐惧和焦虑等不良情绪。对患者除了支持和鼓励，帮助他们树立良好的心态外，还应教会患者及家属识别一些心绞痛和心肌梗死发作的非典型症状，例如腹部疼痛和不适，以便在发作时进行自我急救处理，快速缓解疼痛，必要时可以呼救，以解除患者对疾病的恐惧，来缓解心理压力。

三、脑卒中

（一）流行病学

脑血管疾病是神经系统的常见病和多发病，也是导致人类死亡的三大主要疾病之一。在我国，脑卒中已成为当今严重危害中老年人生命与健康的主要公共卫生问题，根据我国城市和农村流行病学调查结果显示，脑卒中的年发病率分别为219/10万人口和185/10万人口，年死亡率分别为116/10万人口。据此估算，我国每年新发脑卒中患者约为200万，死于脑卒中的患者约为150万，存活的脑卒中患者为600万~700万。我国脑卒中的发病率有北方高于南方、西部高于东部的特征，且寒冷季节发病率高，尤其是出血性卒中的季节更为明显。

（二）危险因素

1. 可干预因素 高血压、高血脂、糖尿病、肥胖、吸烟、一过性脑缺血发作等。

2. 不可干预因素 年龄、性别、种族、遗传等。随着年龄的增长，脑卒中的危险因素持续增加，男性发病率高于女性，男女之比为1.3~1.7∶1。

（三）社区管理

1. 高风险人群筛查。在社区积极开展健康教育和健康管理，使人人都能了解脑血管疾病的基本知识，鼓励社区居民积极控制原发病，改善生活方式，定期监测危险因素水平，做好早期预防工作。

2. 建立脑卒中的病例登记报告网络。采用卡片或（和）网络报告的方式，有条件的地区从医院信息管理系统（HIS）抽取相关信息。

3. 对辖区内的病例进行核实、登记、随访，并定期向辖区疾控机构上报登记、随访情况。

（四）社区护理指导

1. 病情观察 特别应注意观察血压的变化，如发现患者有剧烈头痛、喷射状呕吐、烦躁不安、血压升高、脉搏减慢、呼吸不规则、双侧瞳孔大小不等、意识障碍加重等脑疝先兆表现，及时向医师报告或建议转诊处理。

2. 合理饮食 指导进食高蛋白、低盐、低脂、低热量的清淡饮食，改变不良饮食习惯，使能量的摄入和需要达到平衡，戒烟、限酒。

3. 家庭环境改造 对有意识障碍和躁动不安的患者，床周应加护栏，以防坠床；对步行困难、步态不稳等运动障碍的患者，地面应保持干燥、平整；走道和卫生间等患者活动场所均应设置扶手。

4. 保持心态平衡 鼓励患者正确对待疾病，积极调整心态、稳定情绪，培养自己的兴趣爱好，增加社交机会，多参加有益身心的社交活动。

5. 预防并发症 脑卒中的患者由于长期卧床，容易出现压疮、泌尿系感染、肺炎、便秘等并发症。要注意观察患者有无并发症的早期表现，指导照顾者掌握预防并发症的护理要点及方法。教会照顾者每隔两小时给患者翻身、拍背、按摩受压部位，避免压疮和肺部感染的发生。患者容易发生排尿障碍，指导其多饮水等。

6. 用药指导 由于病情需要，患者可能长期使用降压药、降脂药和抗凝药，指导患者使用降压药时注意观察血压变化，应用抗凝和溶栓治疗时注意严格掌握药物剂量并观察皮肤变化、牙龈出血、皮下出血等出血倾向。

7. 康复训练指导 早期进行康复训练，发病后 3 个月是功能恢复的关键，指导患者和照顾者肢体被动运动和主动运动的方法，协助患者练习床上翻身、床上坐起、床边行走、室内行走及一些小关节的精细运动。与患者、照顾者一起制订康复护理计划，使患者主动活动和被动活动相结合、床上锻炼和下地锻炼相结合、全身锻炼和局部锻炼相结合。条件允许情况下，应在专业康复师的指导下进行康复训练。

四、糖尿病

糖尿病是一组由遗传和环境因素相互作用而引起的临床综合征。因胰岛素分泌绝对或相对不足，以及靶细胞对胰岛素敏感性降低，引起糖、蛋白质、脂肪、水和电解质等一系列代谢紊乱，以血液中的葡萄糖升高为主要标志，久病可造成多个系统损害。

（一）流行病学

糖尿病已成为发达国家第三大慢性病。目前，全球有 2. 46 亿人患糖尿病，预计到 2025 年将达到 3. 5 亿。我国糖尿病发病率以惊人的速度上升，2007 年我国糖尿病患者为 4000 万，预计到 2025 年糖尿病患者总数将接近 1 亿，成为世界上糖尿病患者人数仅次于印度的第二大国。我国糖尿病患病率基本上呈“北高南低、东高西低”的分布特征，城市高于农村；且发病年龄呈年轻化趋势，中年人糖尿病的发病率增长最为迅速。约 50% 的 2 型糖尿病患者多在 55 岁以后发病，年龄越大，患糖尿病的机会越大。女性糖尿病发病高峰在 60 岁，男性糖尿病发病高峰在 70 岁。

（二）危险因素

在我国糖尿病患者中，绝大多数是 2 型糖尿病，病因和发病机制复杂，目前普遍认为糖尿病的发生主要与人类生物学因素、个人行为因素和环境因素有关。

1. 不可改变的危险因素 如遗传、年龄和先天子宫内营养不良。遗传学研究表明，糖尿病发病率在血统亲属中与非血统亲属中有明显差异，前者是后者的 5 倍。糖尿病的发病危险度随年龄的增加而增加。最新研究显示，如果先天子宫内营养不良，低体重儿在成年后肥胖，则发生糖尿病和胰岛素抵抗的概率会大大增加。

2. 可改变的行为因素 主要包括不合理膳食，如高热量、高脂肪、高胆固醇、低纤维素饮食；静坐生活方式；中度以上饮酒；心理压力过大和肥胖等。

3. 环境因素 病毒感染，如1型糖尿病与柯萨奇B4病毒、腮腺炎病毒、EB病毒感染免疫反应有关。另有专家指出，持续性病毒感染引起的T淋巴细胞亚群改变与2型糖尿病自身免疫致病有关。环境中的化学毒物或某些药物可影响糖代谢，体质敏感者可发生糖尿病。

（三）社区管理

1. 筛查 对工作中发现的2型糖尿病高危人群进行有针对性的健康教育，建议其每年至少测量1次空腹血糖，并接受医务人员的健康指导。

2. 随访评估 对确诊的2型糖尿病患者，每年提供4次免费空腹血糖检测，至少进行4次面对面随访。

（1）测量空腹血糖和血压，并评估是否存在危急情况，如出现血糖≥16.7mmol/L或血糖≤3.9mmol/L；收缩压≥180mmHg和/或舒张压≥110mmHg；有意识或行为改变、深大呼吸、呼气有烂苹果样味、心悸、出汗、食欲减退、恶心、呕吐、多饮、多尿、腹痛、皮肤潮红；持续性心动过速（心率超过100次/分钟）；体温超过39℃或有其他的突发异常情况，如视力突然骤降、妊娠期及哺乳期血糖高于正常等危险情况之一，或存在不能处理的其他疾病时，须在处理后紧急转诊。对于紧急转诊者，乡镇卫生院、村卫生室、社区卫生服务中心（站）应在两周内主动随访转诊情况。

（2）若不需紧急转诊，询问上次随访到此次随访期间的症状。

（3）测量体重，计算BMI，检查足背动脉搏动。

（4）询问患者疾病情况和生活方式，包括心脑血管疾病、吸烟、饮酒、运动、主食摄入情况等。

（5）了解患者服药情况。

3. 分类干预

（1）对血糖控制满意（空腹血糖值<7.0mmol/L），无药物不良反应、无新发并发症或原有并发症无加重的患者，预约进行下1次随访。

（2）对第1次出现空腹血糖控制不满意（空腹血糖值≥7.0mmol/L）或药物不良反应的患者，结合其服药依从情况进行指导，必要时增加现有药物剂量、更换或增加不同类的降糖药物，两周内随访。

（3）对连续两次出现空腹血糖控制不满意或药物不良反应难以控制，以及出现新的并发症或原有并发症加重的患者，建议其转诊到上级医院，两周内主动随访转诊情况。

（4）对所有的患者进行针对性的健康教育，与患者一起制订生活方式改进目标，并在下1次随访时评估进展。告诉患者出现哪些异常时应立即就诊。

4. 健康体检 对确诊的2型糖尿病患者，每年进行1次较全面的健康体检，体检可与随访相结合。内容包括体温、脉搏、呼吸、血压、身高、体重、腰围、皮肤、浅表淋巴结、心脏、肺部、腹部等常规体格检查，并对口腔、视力、听力和运动功能等进行粗测判断。糖尿病患者的社区管理流程见图 7－3。

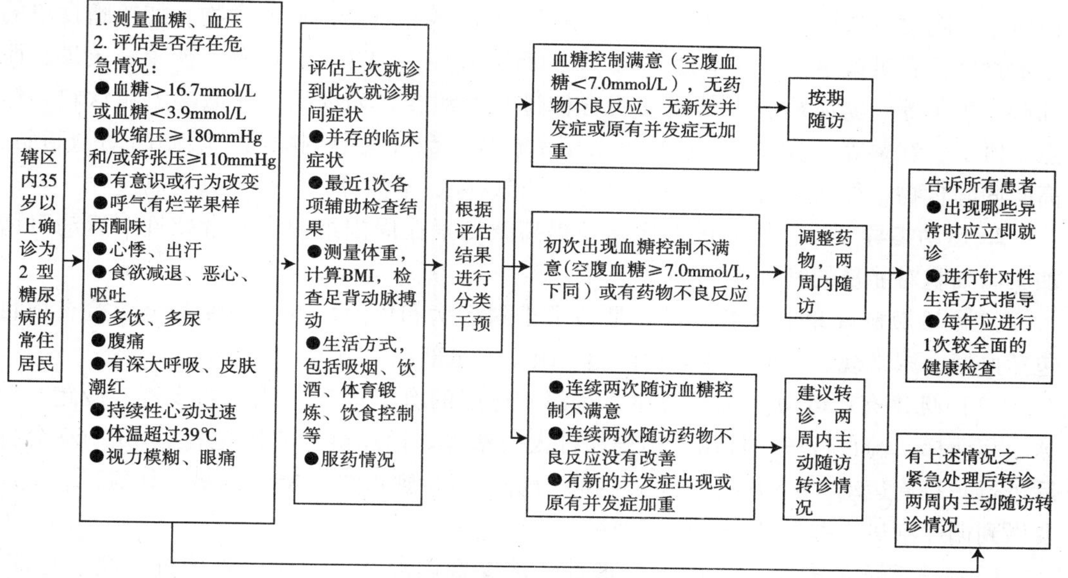

图 7－3　糖尿病患者的社区管理流程

（四）社区护理指导

1. 饮食指导　合理的膳食治疗是糖尿病患者的基础治疗，它能帮助控制血糖在理想水平，减少药物用量，减少并发症的产生和发展，减少医疗费用。糖尿病饮食控制的总原则：①控制总热量，均衡营养。②定时定量，少量多餐。③饮食清淡，避免高糖、高脂、高盐饮食，合理供给碳水化合物。④适当增加膳食纤维的摄入，如玉米、燕麦片、麸皮和叶菜类蔬菜等。⑤保证维生素、矿物质的供给，减少酒和盐的摄入。

饮食治疗的计算方法：

（1）*总热量*　糖尿病患者每日所需总热量可根据标准体重、生理条件、劳动强度、工作性质来定。具体方法如下：

第 1 步：计算标准体重简易公式，即标准体重（kg）＝身高（cm）－105。

第 2 步：计算每日需要总热量。一般成人需要热量；休息者为 105～125kJ/kg（25～30kcal/kg），轻体力劳动或脑力劳动为主者为 125.5～146.4kJ/kg（30～35kcal/kg），中度体力劳动者为 146.4～167.36kJ/kg（35～40kcal/kg），重度体力劳动者为 167.36kJ/kg（40kcal/kg）以上。孕妇、哺乳期、营养不良、低体重者，总热量可适当增加 10% 左右。肥胖者除增加运动外，还应酌情逐渐减少进食量，使患者体重下降至标准体重以上的 5% 左右。

（2）*三餐总热量分配*　根据患者的进食习惯，一般比例为 1/5、2/5、2/5，或者为 1/3、1/3、1/3 等。

（3）*三大营养物质分配*　碳水化合物摄入量应以它提供的热量占全天总热量的

50% ~60% 为宜，蛋白质占 10% ~20%，脂肪占 20% ~25%。

（4）*糖尿病患者食物的选择和禁忌* 糖尿病患者主食可选用大米、玉米面、小米、白面等，副食可选用瘦肉、鸡蛋、鱼、牛奶、豆类等富含蛋白质的食物。如按膳食单的定量食后仍有饥饿感，可加膳食 3% 以下的蔬菜食用，加芹菜、白菜、菠菜、黄瓜、西红柿、生菜等。糖尿病患者禁止食用含糖过高的甜食，如糖果、冰激凌、甜饮料、糕点、饼干、红薯等。若需甜味食品可采用木糖醇、甜叶菊等调味品。限制高动物脂肪、高胆固醇食物，如动物内脏、脂肪，蛋黄，猪、牛、羊油等。

2. 运动指导 运动能促进糖代谢及提高胰岛素在周围组织中的敏感性，运动可增加肌肉细胞对能量的利用。

（1）*运动前后身体检查* 目的是为了排除疾病和危险因素，确保安全。检查项目包括血糖、尿常规、心电图或运动试验、眼底、足部和关节等。

（2）*规律有氧运动* 选择规律、有序、适度的有氧运动形式，如步行、慢跑、游泳、爬楼梯、骑自行车、打球、跳舞和打太极拳等。运动最好安排在餐后 30 ~60 分钟后进行，每周运动 3 ~5 次，每次 15 ~30 分钟，以达到 40% ~85% 的最大耗氧量。运动要做到循序渐进，并保证一定的运动量。

（3）*注意运动安全* 运动时衣裤、鞋袜要合体舒适；运动后要检查皮肤、足部、关节；有合并证者避免高强度运动，应与医师商定运动计划，运动前后测量脉搏并记录。

3. 药物治疗指导 糖尿病药物治疗包括口服降糖药物治疗和胰岛素治疗。指导患者了解常用药物的作用和副作用，遵医嘱正确用药。如需注射胰岛素，则教会患者如何正确进行注射和药物的保存方法及如何避免低血糖的发生等。

4. 血糖自测指导 指导糖尿病患者进行病情的自我监测与定期复查，以便及时了解血糖控制情况，为非药物治疗和药物治疗方案调整提供依据，也有助于早期发现糖尿病急慢性并发症，早期治疗，减少不良后果发生。

5. 并发症护理

（1）*预防感染* 糖尿病患者因体内糖、蛋白质、脂肪代谢紊乱，抵抗力低，容易合并各种感染，一旦发生感染难以控制，使糖尿病病情加剧，甚至诱发酮症酸中毒。指导糖尿病患者特别要注意个人卫生，预防感染。做到勤洗澡、勤换衣服，保持皮肤清洁；注意预防感冒，观察有无发热和其他症状出现，一旦出现，及早就医。

（2）*足部护理* 糖尿病患者已发生动脉硬化，其足溃疡、坏疽的发生率是非糖尿病患者的 17 倍。63% 的糖尿病足溃疡可见关键性的三联征：神经病变、足外伤和足畸形。由于外周神经病变，使患者不能感受创伤的疼痛信号，持续的创伤和受损的感觉神经形成恶性循环，最终加速溃疡的恶化。因此要指导糖尿病患者注意保护足部皮肤。其方法是：①每天仔细检查足部，有无外伤、鸡眼、水泡、趾（指）甲异常等，如发现及时就医。②穿舒适的鞋袜，如宽头软底鞋，吸汗透气棉线袜，不穿高跟鞋、露脚尖鞋或拖鞋等。③每日用 50℃ ~60℃ 的温水泡脚，保持趾间清洁干燥。④冬季要注意足部保暖，不主张使用热水袋直贴足部加热取暖，以防烫伤。⑤修剪指甲要注意剪平，切忌过度修剪致甲床受伤。⑥坚持足部和小腿运动，以促进下肢血液循环。

（3）低血糖患者的护理　低血糖是糖尿病治疗过程中常见的急性并发症，社区护士应指导糖尿病患者及家属加强低血糖的预防，熟悉低血糖的症状，一旦发生，应及时进行处理。

1）低血糖预防：让患者了解有关低血糖的症状；指导患者严格按医嘱用药，及时按血糖情况调整剂量；用药后按计划进食，定时定量；适当控制活动量；运动或外出时要自备糖块以备急用；随身携带糖尿病病情卡，卡上注明姓名、诊断、电话等，一旦出现严重低血糖，便于他人了解病情、紧急施救并通知家人。

2）低血糖反应：①心慌，手抖，冷战。②头晕或头痛。③出汗过多，脸色苍白。④饥饿，全身软弱无力。⑤反应迟钝、发呆，昏昏欲睡。⑥步态不稳，视力模糊，个别患者会发生全身抽搐。

3）低血糖应急处理：一旦低血糖反应发作时，应立即进食糖类食品或饮料。进食后宜休息 10 ~ 15 分钟，如 15 分钟后仍感身体不适，可再给予水果、饼干、面包等含糖食物。若低血糖反应持续发作，应立即将患者送医院进行救治。

6. 加强支持系统的作用　可在社区成立糖尿病俱乐部并开展相应的活动，使患者之间相互沟通，相互支持，同时发掘社区资源，利用患者的家人、朋友、社区工作者、志愿者等力量，加强患者的健康责任感，使其主动的参与、配合疾病的管理并进行心理的调适，控制病情的发展，预防并发症，提高生存质量。

五、肿瘤

（一）流行病学

2000 年全球新发癌症病例约 1000 万，死亡 620 万，现患病例 2200 万。预计 2020 年癌症新发病例将达到 1500 万，死亡 1000 万，现患病例 3000 万。癌症正在成为新世纪人类的第一杀手。在城镇居民中，癌症已占死因的首位。

（二）危险因素

原卫生部印发的《中国癌症预防与控制规划纲要（2004—2010）》中表明，我国癌症的主要危险因素依次为吸烟、乙肝病毒感染、膳食不合理和职业危害等。

1. 吸烟　许多研究已经证实，吸烟是致癌因素。

2. 乙肝病毒感染　研究表明，乙肝病毒感染是导致慢性肝炎、肝硬化和肝癌的主要原因。

3. 膳食不合理　从世界范围看，膳食不合理是仅次于吸烟的第二个重要的、可避免的癌症发生原因。人类癌症中约有 1/3 与膳食不当有关。如超重和肥胖与乳腺癌、结直肠癌等有关，蔬菜和水果摄入不足与结直肠癌、胃癌、乳腺癌及食管癌等有关。

4. 职业危害　随着经济的发展，我国职业危害及由此所致癌症呈严重态势。为此，国家于 2001 年颁布了《中华人民共和国职业病防治法》，并于 2002 年印发的《职业病目录》中将石棉所致肺癌、间皮瘤，联苯胺所致膀胱癌，苯所致白血病，氯甲醚所致肺癌，砷所致肺癌、皮肤癌等明确为职业性恶性肿瘤。

（三）社区管理

以早诊早治工作为载体，提高主要癌症的早期诊断率、早期治疗率、五年生存率，降低死亡率；提高技术队伍水平，加强基层能力建设；建立合理、可行的费用分担机制，保证绝大部分患者得到及时治疗；逐步全面开展癌症的综合防治工作。

1. 健康人群保健管理 以一级预防为主，目的是认识危险因素，采取健康生活方式，防止癌症发生。社区护士要评估社区、家庭和个人的危险因素，在社区开展各种形式的防癌健康教育活动，帮助居民发现危险因素，采取措施予以纠正。

2. 高危人群管理 通过各种形式的健康教育帮助居民掌握癌症的一些早期表现和自我检查的方法，组织特定人群的癌症普查工作，如采用自查、筛查和高危人群定期体检相结合的方法对有症状人群进行监测。

3. 患者管理 目的在于提高恶性肿瘤患者的治愈率、生存率和生活质量。

（1）*筛查* 在辖区内肿瘤筛查过程中如发现肿瘤及疑似患者，应立即督促其到上级医院做进一步检查，并对其姓名、性别、年龄、电话、家庭住址详细记录。

（2）*随访* 在进一步随访过程中如发现已经确诊为肿瘤患者，应立即建立专项健康档案，并对其进行 1 年 4 次随访。在随访过程中一定要注意保护患者的个人隐私，并进行心理疏导，使其保持乐观、开朗的心情。针对患者现有的不健康生活方式和危险因素进行健康教育，普及健康知识。指导监护人督促患者按时服药，了解患者就诊和药物使用情况，督促患者进行定期体检。根据患者的情况，进行伤口护理、造瘘口护理等，对照顾者进行必要的居家护理指导。

（3）*资料管理* 加强对肿瘤患者资料登记、收集、管理工作，保证登记本、随访记录的完整性和准确性，做到字迹清楚，数据准确。

（四）社区护理指导

1. 心理指导 通过支持疗法、放松疗法、认识疗法等方法使患者保持乐观、积极的心态，根据患者及家属的理解能力，深入浅出、有针对性的提供正确、有价值的信息资料，使患者能够积极配合治疗。

2. 饮食指导 不同肿瘤患者对营养的需求不同，应根据患者的病情为其制订特殊的饮食计划，以满足其营养需求，必要时输入高营养液。

3. 运动及功能锻炼 适当的运动有利于机体增强抗病能力，减少并发症的发生。对手术后器官、肢体残缺引起功能障碍者应早期进行功能锻炼以利于功能重建及提高自理能力，但不可进行过激、过猛的运动。根据自身情况调节运动量，是身心处于最佳状态。

4. 手术后患者的护理 社区护士要了解患者的手术方式、范围，评估患者伤口情况，制订相应的护理计划。如果患者有造口，要了解造口的情况，指导患者家属护理的方法。

5. 放化疗患者的护理　了解患者放化疗方案、常见副作用和出现时间。注意监测患者的白细胞、血小板计数，有呕吐、腹泻的患者要注意防止脱水和水电解质失衡，做好皮肤护理，有口腔溃疡的患者保持口腔清洁，防止并发感染。若患者带有管道，教会患者及家属进行管道护理并观察感染征象，注意保持局部干燥。

6. 恶性肿瘤临终患者的护理　观察病情变化，积极对症处理，提高患者的舒适度。对于疼痛的患者可采用多种止痛方法缓解疼痛，根据医嘱实施“三阶梯止痛法”。建议家属和亲友多陪伴患者给患者以支持，减轻患者恐惧、焦虑的情绪，满足患者的一切可能实现的需要，提高患者生存质量。

六、慢性阻塞性肺疾病

慢性阻塞性肺疾病（chronic obstructive pulmonary disease，COPD）是一种以不完全可逆性气流受限为特征、呈进行性发展的肺部疾病。

（一）流行病学

COPD 是呼吸系统疾病中的常见病和多发病，由于其患者数量多，死亡率高，社会经济负担重，已成为一个重要的公共卫生问题。在世界范围内，COPD 的死亡率居所有死因的第四位，且有逐年增加之势。有研究显示，至 2020 年，COPD 将成为世界疾病经济负担的第 5 位，美国男性成人 COPD 者占 4% ~6%，女性占 1% ~3%。1992 年我国对北部及中部地区农村 102230 成人的调查结果显示，COPD 的患病率占 15 岁以上人群的 3%。

（二）危险因素

确切的病因尚不清楚，COPD 的有关危险因素包括个体易感因素和环境因素，两者相互影响。

1. 吸烟　吸烟为重要的发病因素，吸烟者慢性支气管炎的患病率比不吸烟者高 2 ~ 8 倍，吸烟时间越长，吸烟量越大，COPD 患病率越高。

2. 职业性粉尘和化学物质　接触职业粉尘及化学物质，如烟雾、变应原、工业废气及室内空气污染等，浓度过高或时间过长时，均可导致 COPD 的发生。

3. 空气污染　大气中的二氧化硫、二氧化氮、氯气等有害气体及微小颗粒物可损伤气道黏膜上皮，使纤毛清除功能下降，黏液分泌增加，并为细菌感染创造条件。

4. 感染　感染是 COPD 发生发展的重要因素之一。

5. 蛋白酶 - 抗蛋白酶失衡　蛋白酶对组织有损伤和破坏作用；抗蛋白酶具有对弹性蛋白酶的抑制功能。其中，α1 - 抗胰蛋白酶（α1 - AT）是活性最强的一种。蛋白酶增多和抗蛋白酶不足均可导致组织结构破坏产生肺气肿。

6. 其他　机体内在因素如呼吸道防御功能及免疫功能降低、自主神经功能失调、营养等都可能参与 COPD 的发生、发展。

（三）社区管理

1. 烟草控制 加强政策倡导，促进出台室内公共场所和工作场所禁止吸烟法律、法规和制度，禁止烟草广告、促销和赞助制度等。采取多种手段，开展系统的烟草危害宣传与健康教育，改变社会敬烟送烟的陋习，提高人群烟草危害知识水平。

2. 创造良好环境 提倡绿色出行，低碳生活，减少空气污染，营造有利于健康的生活环境和工作环境。

3. 加强对社区人群的发病监测和筛选、随访 做到早发现、早诊断、早治疗。做好用药和生活方式的指导并定期进行随访，减少后遗症和并发症的发生，提高生活质量。

（四）社区护理指导

1. 疾病知识的指导 使患者了解COPD的相关知识，识别病情恶化的因素；劝导患者戒烟；避免粉尘和刺激性气体的吸入；避免和呼吸道感染患者接触；指导患者根据气候变化及时增减衣物，根据个人情况加强耐寒锻炼，增强体质，提高机体免疫力。

2. 心理疏导 引导患者适应慢性病，并以积极的心态对待疾病，培养生活兴趣，缓解焦虑、紧张的情绪。

3. 饮食指导 根据患者病情制订饮食计划。餐后避免平卧，以利于消化。腹胀患者应进软食，细嚼慢咽，避免进食产气食物；避免进食易引起便秘的食物。

4. 呼吸功能锻炼 主要是缩唇呼吸和腹式呼吸，具体方法如下：

（1）缩唇呼吸 又称吹哨呼吸，患者深慢的最大呼吸后，将口唇缩成小孔状，用力将肺内气体从缩小的唇孔中呼出，也可用一个细管代替唇孔呼气进行训练。吸气与呼气时间比为1:2或1:3，每分钟7~8次，每天2~4次，每次10~20分钟。此种训练可使支气管内压力上升，有利于呼吸肌的做功，是呼吸功能锻炼的基础。

（2）腹式呼吸 患者卧位，两膝半屈使腹肌放松，用鼻缓慢吸气时，膈肌松弛，腹部的手有向上抬起的感觉，呼气时，腹肌收缩，腹部的手有下降感，频率为7~8次/分，每次重复10次左右，每天训练2~4次。

5. 家庭氧疗 指导患者和家属做到：①了解氧疗的目的、必要性和注意事项。②注意安全：供氧装置周围严禁烟火，防止氧气燃烧爆炸。③氧疗装置定期更换、清洁、消毒。④告诉患者和家属每日进行15小时以上低流量、低浓度吸氧，氧流量1~2L/min，氧浓度25%~29%。⑤氧疗有效的指标为患者呼吸困难减轻、呼吸频率减慢、发绀减轻、心率减慢、活动耐力增加。

思考题

1. 通过评估试述你所在的社区存在哪些慢性病危险因素？针对所存在的危险因素设计一场关于本社区高发慢性病的健康教育活动。

2. 张先生，55 岁，体重超重，发现高血压已经有 1 年，降压治疗时断时续，血压时高时低。近月来头痛、头晕、乏力，血压 180/110mmHg，心电图、B 超显示正常，诊断为高血压。

问题：

（1）根据 1999 年 WHO 的高血压分类标准，张先生的高血压为哪一级？

（2）如何对高血压患者进行社区管理？

（3）根据张先生的情况，提供相应的护理指导。

3. 某男士，55 岁，企业老板，身高 168cm，体重 86kg，近日体检各指标如下：血压 141/95mmHg，空腹血糖 6. 1mmol/L，TG≥1. 7mmol/L，HDL－C 0. 9mmol/L。

问题：

（1）该男士目前的身体属于何种状况？如继续发展可能会引发何种疾病？

（2）为其制订健康管理方案。

第八章　社区传染病和突发公共卫生事件的健康管理

学习目标

1. 掌握社区传染病常用的基本概念；社区传染病的管理和防护措施；社区常见传染病的流行病学特征、临床表现、预防和护理；突发公共卫生事件定义、分类和应急措施。

2. 熟悉社区传染病的分类，疫情报告制度，社区护士在传染病管理中的主要工作，突发公共卫生事件的分级与特点。

3. 了解社区常见传染病的流行现状、突发公共卫生事件的紧急预案制订。

第一节　概　述

案例导入

休假返回的社区护士小王，刚到社区卫生服务中心护士站就接到领导工作布置：近期社区来就诊的流感患者明显增加，要求小王了解社区流感发病特点，并配合做好相关防护工作。

问题：

1. 小王应从哪些方面了解流感发病特点？
2. 流感的防护措施有哪些？

随着社会经济和医疗事业的发展，我国传染病总发病率和总死亡率虽有一定下降，但许多新的社会问题如环境污染、人群耐药性增加、人口流动频繁等导致的传染病发生与传播成为我国城乡居民面临的重大健康问题和公共卫生事件。社区护士在传染病防治和公共卫生事件处理中承担着的重要角色和任务，做好社区传染病防治和突发公共卫生事件应急处理、保障社区居民健康是社区护士重要的工作内容。

一、传染病基础知识

（一）基本概念

1. 传染病　传染病是由病原微生物或寄生虫感染人体后产生的具有传染性的疾病。病原微生物包括病毒、立克次体、细菌、真菌和螺旋体等，人体寄生虫包括原虫和蠕虫等。传染病的突出特点就是具有传染性和流行性。

2. 病原体　病原体是指能够引起宿主致病的各种生物体，包括细菌、病毒、衣原体、立克次体、支原体、螺旋体或真菌等。

3. 带菌者　带菌者是指病原体引起显性或隐性感染后，宿主未将其排出体外而呈携带状态者。病原携带者的共同特征是没有任何临床症状，但可不断或间歇地排出病原体，是传染病潜在的重要传染源。根据其潜伏期不同可以分为潜伏期带菌者、康复期带菌者和健康带菌者。

4. 接触者　接触者是指与传染病患者或动物有接触的人或动物等。

5. 宿主　宿主是指病原体赖以生存的环境，它可以是人、动物、植物、土壤等各种有机物，有的病原体还可以有几种宿主。病原体一般通过在宿主体内居留、生存，并伺机传染到易感者。在某些情况下，病原体的传播可以通过宿主的排泄完成。

（二）传染病流行过程的基本环节

传染病的流行过程是传染病在人群中发生、蔓延的过程，即病原体从感染机体排出，经过一定的传播途径，侵入易感者机体而形成新的感染，并不断发生、发展的过程。传染病流行需要三个基本条件，也称为三个环节，即传染源、传播途径、易感人群。

1. 传染源　传染源是指体内有病原体生长、繁殖并能将其排出体外的人或动物，包括患者、隐性感染者、病原携带者和受感染的动物。

2. 传播途径　传播途径是指病原体由传染源排出体外后，经过一定的方式到达侵入另一个易感机体的过程。常见的传播途径有空气传播、食物传播、水源传播、接触传播、虫媒传播、经土壤传播、医源性传播、垂直传播等，这些途径又与社区环境管理密切相关。

3. 易感人群　对传染病缺乏特异性免疫力的人称为易感者，当易感者的比例在人群中达到一定水平，并且存在传染源和适宜的传播途径时，传染病的流行很容易发生。如新生人口增加、社区人群大量迁入，或计划免疫不理想等均可使易感人群数量增加。

4. 影响传染病流行过程的因素

（1）自然因素　自然因素主要是地理、气候和生态等条件，对流行过程的发生、发展有着重要影响。例如，地理和气候因素，使得血吸虫病、黑热病、鼠疫等传染病呈地区性分布。夏季暴雨引起洪水泛滥，易导致钩端螺旋体病的暴发。

（2）社会因素　社会因素包括社会制度、经济和生活条件、文化水平、卫生设施、医疗状况、营养水平、人口迁移、宗教信仰、风俗习惯、社会安定与动荡、职业、人口密度等。

（三）传染病的分类

2004 年 8 月 28 日修订通过《中华人民共和国传染病防治法》规定，法定报告传染病分为甲、乙、丙 3 类，共 37 种。原卫生部在 2008 年 5 月 2 日和 2009 年 4 月 30 日分别将手足口病和甲型 H1N1 流感纳入丙类传染病和乙类传染病管理。2013 年 10 月 28 日卫计委出台《国家卫生计生委关于调整部分法定传染病病种管理工作的通知》，将人感染 H7N9 禽流感纳入法定乙类传染病；将甲型 H1N1 流感从乙类调整为丙类，并纳入现有流行性感冒进行管理。因此，目前我国法定传染病共 40 种。

甲类传染病（2 种）：鼠疫、霍乱。

乙类传染病（26 种）：人感染 H7N9 禽流感、传染性非典型肺炎、艾滋病、病毒性肝炎、脊髓灰质炎、人感染高致病性禽流感、麻疹、流行性出血热、狂犬病、流行性乙型脑炎、登革热、炭疽、细菌性和阿米巴性痢疾、肺结核、伤寒和副伤寒、流行性脑脊髓膜炎、百日咳、白喉、新生儿破伤风、猩红热、布鲁氏菌病、淋病、梅毒、钩端螺旋体病、血吸虫病、疟疾。

丙类传染病（12 种）：甲型 H1N1 流感、流行性感冒、流行性腮腺炎、风疹、急性出血性结膜炎、麻风病、流行性和地方性斑疹伤寒、黑热病、包虫病、丝虫病，除霍乱、细菌性和阿米巴性痢疾、伤寒和副伤寒以外的感染性腹泻病，手足口病。

（四）传染病疫情报告

1. 报告原则 根据《国家基本公共卫生服务规范（2011）》规定，疾病预防控制机构、医疗机构和采供血机构及其执行职务的人员发现本法规定的传染病疫情或者发现其他传染病暴发、流行，以及突发原因不明的传染病时，应当遵循疫情报告属地管理原则，按照国务院规定的或者国务院卫生行政部门规定的内容、程序、方式和时限报告。

2. 报告程序与方式 具备网络直报条件的机构，在规定时间内进行传染病和/或突发公共卫生事件相关信息的网络直报；不具备网络直报条件的，按相关要求通过电话、传真等方式进行报告，同时向辖区县级疾病预防控制机构报送《传染病报告卡》和/或《突发公共卫生事件相关信息报告卡》。

3. 报告时限 发现甲类传染病和乙类传染病中的肺炭疽、传染性非典型肺炎、脊髓灰质炎、人感染高致病性禽流感患者或疑似患者，或发现其他传染病、不明原因疾病暴发和突发公共卫生事件相关信息时，应按有关要求于 2 小时内报告；发现其他乙、丙类传染病患者、疑似患者和规定报告的传染病病原携带者，应于 24 小时内报告。

4. 订正报告和补报 发现报告错误，或报告病例转归，或诊断情况发生变化时，应及时对《传染病报告卡》和/或《突发公共卫生事件相关信息报告卡》等进行订正；对漏报的传染病病例和突发公共卫生事件，应及时进行补报。

知识链接

我国传染病疫情现状

2013 年（2013 年 1 月 1 日零时至 12 月 31 日 24 时），全国（不含港、澳、台，下同）共报告法定传染病发病 6416418 例，死亡 16592 人，报告发病率为 473.87/10 万，死亡率为 1.23/10 万。其中甲、乙两类传染病发病 3057463 例，死亡 16301 人。报告发病数居前 5 位的病种依次为病毒性肝炎、肺结核、梅毒、细菌性和阿米巴性痢疾、淋病，占乙类传染病报告发病总数的 93.26%，报告死亡数居前 5 位的病种依次为艾滋病、肺结核、狂犬病、病毒性肝炎和流行性出血热，占乙类传染病报告死亡总数的 98.09%。丙类传染病报告发病数居前 5 位的病种依次为手足口病、其他感染性腹泻病、流行性腮腺炎、流行性感冒和急性出血性结膜炎，占丙类报告发病总数的 99.29%。

二、社区传染病的管理

社区传染病的防治应遵循三级预防原则，针对传染病流行过程三个环节开展各项防控措施，对社区传染病做好综合管理。

（一）三级预防原则

社区传染病管理重点在预防。必须坚持以预防为主、防治结合的方针，在传染病未发病或暴发流行前采取预防措施，以使传染病不发生或少发生。预防与控制传染病的工作在基层卫生服务和管理中处于非常重要的地位，必须坚持三级预防原则。

1. 一级预防　一级预防又称病因预防或初级预防，即在传染病没有发生和流行前，针对病因及其影响因素采取的预防措施。

2. 二级预防　即早发现、早诊断、早治疗，以防止传染病传播、蔓延，同时要做到早报告，早隔离，又称为五早预防。

3. 三级预防　包括积极治疗，预防伤残，做好康复工作。对于转为慢性传染病的患者、病原携带者要登记，定期随访、检查、治疗，防止其作为传染源再传播。

（二）传染病的防控措施

1. 社区传染病的预防和监测　包括开展健康教育，预防传染病的发生；预防接种和计划免疫；加强社区环境管理等。加强社区护士配合卫生防疫部门对传染病开展流行病学调查，掌握其发病特点，及时发现疫情并进行连续监控，配合制订传染病管理方案，实施社区传染病的各项控制措施。

2. 社区传染病的控制

（1）控制传染源　对疑似传染病患者“早发现、早诊断、早报告、早隔离、早治疗”是预防和控制传染病的重要步骤和措施。

（2）切断传播途径 根据不同传染病不同传播途径采取不同防疫措施，如隔离消毒措施、消除鼠害和蚊、蝇等病媒昆虫，改善公共卫生等。

（3）保护易感人群 经常开展社区预防传染病的健康教育，通过预防接种提高人体的主动或被动特异性免疫力是保护易感人群、防治传染病的重要措施。

（三）传染病的综合管理

1. 患者医疗救治和管理 按照有关规范要求，对传染病患者、疑似患者采取隔离、医学观察等措施，及时转诊，书写医学记录及其他有关资料并妥善保管。

2. 传染病密切接触者和健康危害暴露人员的管理 协助开展传染病接触者或其他健康危害暴露人员的追踪、查找，对集中或居家医学观察者提供必要的基本医疗和预防服务。

3. 流行病学调查 协助对本辖区患者、疑似患者和突发公共卫生事件开展流行病学调查，收集和提供患者、密切接触者、其他健康危害暴露人员的相关信息。

4. 疫点疫区处理 做好医疗机构内现场控制、消毒隔离、个人防护、医疗垃圾和污水的处理工作，协助对被污染的场所进行卫生处理，开展杀虫、灭鼠等工作。

5. 应急接种和预防性服药 协助开展应急接种、预防性服药、应急药品和防护用品分发等工作，并提供指导。

6. 宣传教育 根据辖区传染病和突发公共卫生事件的性质和特点，开展相关知识技能和法律法规的宣传教育。

（四）社区护士在传染病防治中的主要工作

社区护士是基层卫生机构的重要成员，对辖区的幼托机构、学校、机关团体、餐饮服务业、娱乐场所比较熟悉，有利于通过日常护理干预措施帮助居民提高对传染病防治的认识，在传染病的预防和控制中具有不可替代的作用。

1. 开展健康教育，预防传染病的发生 利用宣传海报、知识讲座等多种形式有计划地组织和开展预防传染病的宣传活动；督促社区内公共场所从业人员、餐饮服务人员和传染病痊愈者定期到相应医疗机构接受体检；在家庭访视及执行各种护理活动时注意观察是否有引起传染病发生的危险因素，及时去除，并提出改进建议，从而让居民了解和掌握预防传染病知识，防止传染病的发生和传播。

2. 预防接种和计划免疫 预防接种使机体产生对传染病的特异性免疫力，提高人群免疫水平，降低易感性，是预防、控制和消灭传染病非常有效的方法。社区护士需熟知儿童、年老体弱者等社区易感人群，督促其实施疫苗接种，进行人工免疫，有效降低易感人群比例，以利于预防和消灭传染病。

3. 家庭访视 社区护士接到疫情报告后，需尽快和定期实施访视管理。首次家庭访视在接到疫情报告 24 小时内，第 1 次复访时间为发病后 3 ~ 10 天，第 2 次在发病后 40 天左右，对于转为慢性的患者，每年至少访视 1 ~ 2 次。初访内容重点是核实诊断，调查传染病的来源，判断疫情的性质及进展情况，采取切实可行的防疫措施，并做好记录。复访重点检查防疫措施落实情况，了解患者病情的发展和痊愈情况，填写复访记录。

4. 社区环境管理　社区护士参与监督和管理大气、水体、土壤、噪音和食品卫生等社区环境，向居民宣传正确的卫生常识，对可能造成社区传染病流行的有关环境知识进行宣传和教育；开展调查，与有关部门合作，提出建设性意见；在社区注意采取针对各种群体的预防措施，进行各种预防性消毒。例如饮用水、空气消毒等，从而保护社区居民的健康，防止由于环境因素造成传染病的发生。

第二节　社区常见传染病的护理

案例导入

张某被诊断为肺结核，经抗结核治疗后好转出院。周围邻居了解张某情况后，均很紧张，不愿与其本人及家人交往。社区居民向社区护士咨询，希望得到帮助。

问题：

1. 肺结核治愈后是否有传染性？社区居民能与其接触和交往吗？
2. 如何在社区预防肺结核？

一、社区传染病的防护措施

（一）常规预防措施

“预防为主，防治并重”是我国传染病的防治方针。在出现传染病疫情之前，针对可能存在病原体的环境、物品、动物、媒介昆虫或对可能受病原体威胁的人群采取措施，如广泛开展健康教育、改善环境、加强监督和管理等，对易感人群实施保护。

（二）疫情管理措施

对所发生的每一例传染病患者及疑似患者按规定及时报告、登记，并定期进行统计、分析、预测、预报和疫情交换。加强传染病病情监测和疫情控制管理。

（三）消毒隔离措施

1. 隔离　隔离是指将患者或者病原携带者安排在指定的隔离单位，暂时与人群隔离，积极进行治疗、护理，并对具有传染性的分泌物、排泄物、用具等进行必要的消毒处理，防止病原体向外扩散的医疗措施。隔离的种类包括呼吸道隔离、消化道隔离、血液体液隔离、接触隔离、昆虫隔离和保护性隔离。

2. 消毒　消毒是用化学、物理、生物的方法杀灭或消除环境中的致病微生物，达到无害化。消毒是切断传染病传播途径的有效措施之一，包括预防性消毒和疫源地消毒。

（1）预防性消毒　指对无明显传染源存在或曾经存在过传染源的场所进行消毒，从而防止传染病发生，如对饮用水、乳品、室内空气、医护人员手的消毒等。

（2）疫源地消毒　指对出现传染源或曾经存在过传染源的场所进行消毒以防止传染源的传播，包括终末消毒和随时消毒。

二、社区常见传染病的护理措施

（一）流行性感冒

流行性感冒简称流感，是由流感病毒引起的急性呼吸道传染病，是人类面临的主要公共健康问题之一。流感病毒有甲、乙、丙三型，由于抗原性变异易引起流感反复流行。甲型流感病毒常以流行形式出现，能引起世界性流感大流行。乙型流感病毒常常引起局部暴发，不引起世界性流感大流行。丙型流感病毒主要以散在形式出现，主要侵袭婴幼儿，一般不引起流行。

1. 流行病学特点　流感的流行病学特点为突然暴发，迅速扩散，造成不同程度的流行，具有季节性，发病率高但病死率低（除人禽流感外）。我国北方地区流行高峰在冬季，南方地区多在夏季和冬季流行。

（1）传染源　患者和隐性感染者。从潜伏期末到发病的急性期都有传染性。

（2）传播途径　以空气飞沫传播为主，也可通过口腔、鼻腔、眼睛等处黏膜直接或手接触病毒污染物后间接接触传播。

（3）易感人群　人群普遍易感，其中感染率最高的通常是青少年。

2. 临床表现　流感的潜伏期一般为1～7天，多数为2～4天。根据临床表现分为单纯型流感、中毒型流感和胃肠型流感3类。

（1）单纯型流感　最常见。突然起病，高热，体温可达39℃～40℃，可有畏寒、寒战，多伴头痛、全身肌肉关节酸痛、极度乏力、食欲减退等全身症状，常有咽喉痛、干咳，可有鼻塞、流涕、胸骨后不适等。颜面潮红，眼结膜外眦轻度充血。如无并发症呈自限性过程，多于发病3～4天后体温逐渐消退，全身症状好转，但咳嗽、体力恢复常需1～2周。轻症者如普通感冒，症状轻，2～3天可恢复。

（2）中毒型流感　极少见。表现为高热、休克和弥散性血管内凝血（DIC）等严重症状，病死率高。

（3）胃肠型流感　除发热外，以呕吐、腹泻为显著特点，儿童多于成人。2～3天即可恢复。

年老体弱者易发生肺炎型流感，出现剧烈咳嗽，吐黏痰或血痰，气急发绀，伴发心力衰竭；同时伴有基础疾病（充血性心力衰竭、哮喘或糖尿病等），可导致疾病恶化甚至死亡。流感亦可引起心肌炎、脑炎。

3. 诊断要点　病原体检查是确诊流感的重要方法，主要包括病毒分离、病毒抗原、核酸和抗体检测。病毒的抗原和核酸检测可以用于早期诊断。当出现临床表现，病原体检查具有流感病毒核酸检测阳性、流感病毒快速抗原检测阳性、流感病毒分离培养阳性、急性期和恢复期双份血清的流感病毒特异性 IgG 抗体水平呈 4 倍或 4 倍以上升高中任何 1 项或 1 项以上阳性者就可以确诊为流感。

4. 护理措施

（1）一般护理　患者需合理休息，保证充足的睡眠，避免劳累和再次受凉，高热患者和重型流感患者需卧床休息，病情轻者可适当增加活动，以增强体力，促进康复。饮食以清淡、易消化、高热量、富营养的流质或半流质为宜，每日补充液体量约 3000mL。

（2）病情监测　流感具有起病急、病情重、变化快的特点，重症和急性患者宜住院治疗，一般病例、慢性病例、恢复期和后遗症的患者可在家中隔离、治疗和休养，注意观察患者体温、神志、尿量、口腔黏膜情况。

（3）预防与控制

1）健康教育：加强家庭预防教育，如平时家庭成员注意锻炼身体，提高自身免疫力；冬春季节根据天气变化增减衣被；注意个人卫生，勤洗手等。

2）管理传染源：隔离患者是减少传播的有效途径。发现患者应就地隔离，隔离至退热后 2 天，隔离期间谢绝探访。患者用物与健康人分开，空气可用食醋熏蒸消毒，患者的餐具、衣物煮沸消毒或阳光暴晒 2 小时。患者就诊外出宜戴口罩，避免直接打喷嚏、咳嗽等。与患者密切接触者，医学观察 3 天。

3）切断传播途径：流感主要是通过空气和飞沫传播，流行期间注意室内通风，避免与流感患者或疑似患者接触。

4）保护易感人群：平时注意锻炼身体，增加对疾病的抵抗力。加强健康教育，不接触病禽，不去公共场所。对易感者和接触者应及时接种流感疫苗。

（二）肺结核

肺结核是结核杆菌引起的肺部慢性传染性疾病。全身各器官均可发生结核病变，但以肺结核最为多见。临床表现主要为低热、乏力、盗汗、消瘦等，全身症状有咳嗽、咳痰、咯血等呼吸道症状。原发型肺结核预后大多良好，病灶可逐渐自行吸收或钙化。但愈合后可能会留有少量休眠菌，当人体的免疫力低下时，又可引起肺内感染，而成为继发型肺结核。继发型肺结核早期诊断经积极治疗，预后良好；若诊断、治疗晚，患者免疫能力低下则预后较差。

1. 流行病学特点　结核病严重威胁人类健康，成为全球重大的公共卫生问题。近 10 年来结核病流行具有高感染率、高患病率、高病死率和高耐药率特点。潜伏期 4～8 周。一年四季都可以发病，我国肺结核发病特点为青少年高于中老年，农村高于城市，中西部高于东部地区。

（1）传染源　主要是痰涂片或培养阳性的肺结核患者。

（2）传播途径　呼吸道传播是肺结核最主要的传播途径，活动性肺结核患者咳嗽、喷嚏或大声说话时，会形成以单个结核菌为核心的飞沫悬浮于空气中，或干燥后附着在尘土上形成带菌尘埃侵入人体。

（3）易感人群　免疫力减弱人群，如糖尿病、硅沉着病、肿瘤、器官移植、长期使用免疫抑制药物或肾上腺皮质激素者，婴幼儿、老年人、HIV感染者等易感染而发病。另外，生活贫困、居住条件差和营养不良者也是结核病高发人群。

2. 临床表现　根据《中华人民共和国卫生行业标准结核病分类》和《肺结核诊断标准（WS288—2008）》将肺结核分为原发型肺结核、血行播散型肺结核、继发型肺结核、结核性胸膜炎和其他肺外结核五类。肺结核主要临床表现如下：

（1）结核毒性症状　长期午后低热、盗汗、乏力、食欲减退、体重下降、育龄妇女月经不调等。

（2）呼吸系统症状

1）咳嗽、咳痰：早期咳嗽较轻，干咳或少量黏液痰。空洞形成后，痰较多，可为脓性。

2）咯血：约一半患者有咯血，多为痰中带血或少量咯血，少数患者可出现大咯血。

3）胸痛：结核累及壁层胸膜引起相应部位疼痛，随呼吸运动和咳嗽而加重，可放射到上腹部和肩部等。

4）呼吸困难：多见于慢性重症肺结核，病灶较大和并发大量胸腔积液则会发生急剧呼吸困难。

3. 诊断要点　根据结核病的症状和体征、肺结核接触史，结合结核菌素试验、影像学检查、痰结核分枝杆菌检查和纤维支气管镜检查多可做出诊断。

4. 护理措施

（1）一般护理　为患者创造良好的休养环境。有条件者最好给患者准备阳光充足的单间，经常开窗通风，保持室内空气流通。肺结核患者进展期应卧床休息，没有明显中毒症状者可进行一般活动，但应限制活动量，保证充分休息。好转期活动量增加应循序渐进，不宜过度劳累，防止疾病复发。肺结核是慢性消耗性疾病，在普通饮食的基础上予以高热量、高维生素、高蛋白、易消化饮食，如牛奶、豆浆、蛋类、肉类、蔬菜、水果等。

（2）用药护理　肺结核患者治疗遵循“早期、联合、适量、规律、全程”原则，治疗时间长达6～12个月，多种化学治疗药物联合使用，因此药物治疗应持之以恒，按时服药，不可随意间断、减量或加大剂量。服药期间注意观察药物不良反应，定期复查肝功能、肾功能，测听力、视力等。服药期间禁烟禁酒。

（3）病情监测　观察患者体温、盗汗、咳嗽、咯血、胸痛、呼吸困难等情况。监测指导患者掌握咯血的危险先兆，判断咯血的量，掌握咳嗽的方法等。

（4）心理护理　结核的治疗需要一个长期的过程，患者易产生焦虑、恐惧、孤独等心理，应帮助患者正确认识疾病，鼓励患者要有战胜疾病的信心，保持良好的心情和积极的生活方式，培养患者自我照顾的能力。

（5）预防与控制

1）健康教育：普及肺结核的发病、传播途径、临床表现、预后等的宣传。避免家庭接触传播。指导肺结核患者养成良好个人卫生习惯，如不要随地吐痰，应将痰吐在纸上，烧掉或将痰用等量的1%含氯消毒液混合加盖1小时或1%甲醛溶液2小时，均可达到灭菌效果。不要对着别人大声说笑；咳嗽、打喷嚏时用手或纸巾掩住口鼻。患者被褥、衣物、书籍等应经常在烈日下曝晒2小时；可用水洗的衣物、被单、毛巾等煮沸后再清洗；单独使用碗筷就餐，就餐完毕的餐具应先煮沸5分钟后再清洗，剩余的饭菜煮沸后5分钟弃去。家庭成员应定期接受检查，如结核菌素试验或胸部X线检查。

2）管理传染源：加强高危人群的监测，以便早发现、早诊断、早治疗。痰菌阳性患者具有传染性，应隔离治疗。家庭隔离者，其饮食、食具、用物应与健康人分开，并采用不同的消毒方式。

3）切断传播途径：飞沫传播是肺结核传播的主要途径，因此患者居住地要经常通风，患者要养成良好的个人卫生习惯。

4）保护易感人群：增强健康人尤其是婴幼儿、青少年、老年人等抵抗结核病的能力。尽量减少与肺结核患者，特别是活动性肺结核患者的接触。儿童应按时接种卡介苗。

（三）病毒性肝炎

病毒性肝炎是由多种嗜肝肝炎病毒引起的，以肝脏损害为主的全身性疾病。包括甲型肝炎（HAV）、乙型肝炎（HBV）、丙型肝炎（HCV）、丁型肝炎（HDV）、戊型肝炎（HEV）等。临床上以疲乏、食欲减退、肝大、肝功能异常为主要表现。甲型、戊型肝炎预后良好。部分乙型、丙型、丁型肝炎可转为慢性肝炎，慢性乙型肝炎可引起多个器官的损害，也可发生重型肝炎、肝性脑病、出血等并发症，乙型、丙型肝炎可引起肝硬化、肝细胞癌，对人们健康危害很大。

1. 流行病学特点　病毒性肝炎具有传播途径复杂、流行面广、发病率高等特点，临床上多以急性为主。我国甲型肝炎全年均可发病，以秋冬季为发病高峰，乙型、丙型、丁型肝炎的发病无明显季节性；戊型肝炎多发生于雨季或洪水泛滥之后。

（1）*传染源*　甲型肝炎和戊型肝炎的主要传染源是急性期患者和亚临床感染者。甲型肝炎起病前2周至发病后1周传染性最强。乙型、丙型、丁型肝炎的传染源分别是急、慢性乙型、丙型、丁型肝炎患者和病毒携带者。

（2）*传播途径*　甲型肝炎和戊型肝炎主要经粪-口途径传播。粪便中排出的病毒通过污染的手、水源、食物、食具等经口感染；日常生活接触通常引起散发性发病；水源被污染或生食的污染贝类动物，可导致局部地区暴发流行。乙型肝炎的传播途径包括：①输血及血制品以及使用污染的注射器或针刺等。②母婴垂直传播（新生儿在分娩过程中吸入羊水，或通过产道获得，也可通过哺乳、胎盘感染）。③生活上的密切接触。④性接触传播。此外，尚有经吸血昆虫（蚊、臭虫、虱等）叮咬传播的可能性。丙型肝炎的传播途径与乙型肝炎相同，主要以输血及血制品传播为主，但母婴传播不如乙型肝炎多见。丁型肝炎的传播途径与乙型肝炎相同。

（3）*易感人群*　人类对各种肝炎病毒均易感。甲型肝炎多见于幼儿、儿童、青少年；乙型肝炎在高发地区新感染者及急性发病者主要为儿童、青少年；戊型肝炎以青壮年为多。

2. 临床表现 各型肝炎都有一定的潜伏期。甲型肝炎为2~6周，平均为4周。乙型肝炎为1~6个月，平均为3个月；丙型肝炎为2周~6个月，平均为40天；丁型肝炎为4~20周；戊型肝炎为2~9周，平均6周。病毒性肝炎按临床经过可分为以下4型：

（1）急性肝炎 各型肝炎都可有急性表现。

急性黄疸型肝炎：分为三期。

1）黄疸前期：多有畏寒、发热，伴以全身乏力、食欲不振、恶心、呕吐、厌油、腹胀、尿色逐渐加深，到本期末呈浓茶色；少数患者可出现发热、头痛、四肢酸痛等上呼吸道感染症状，本期平均持续5~7天。

2）黄疸期：发热消退，尿色进一步加深，巩膜及皮肤出现黄染，且逐日加深，多于数日至2周内达高峰。有些患者可出现皮肤瘙痒、大便颜色变浅、心动过缓等症状。本期持续2~6周。

3）恢复期：黄疸消退，症状好转。肝功能恢复正常。本期持续2周~4个月，平均1个月。

急性无黄疸型肝炎：起病缓慢，临床症状较轻，仅有乏力、食欲不振、恶心等症状，不出现黄疸。不少病例并无明显临床表现。多于3个月内逐渐恢复。

（2）慢性肝炎 乙型、丙型、丁型肝炎患者可发展为慢性肝炎。慢性肝炎是指病程超过半年或发病日期不明确或虽无肝炎病史，但根据肝组织病理学或根据症状、体征、化验及B超检查综合分析符合慢性肝炎表现者。可分为3种：①轻度：病情轻、症状不明显。肝功能指标仅1或2项轻度异常。②中度：介于轻度和重度之间。③重度：有明显的肝炎症状，如乏力、食欲不振、腹胀、尿黄等，可伴有肝病面容、肝掌、蜘蛛痣、肝脾肿大、明显的肝功能异常。

（3）重型肝炎 是病毒性肝炎中最严重的一型，病死率高。重型肝炎分为三型。

1）急性重型肝炎：又称暴发型肝炎，以急性黄疸型肝炎起病，起病10天内迅速出现精神神经症状，如意识障碍、行为异常、性格改变、昏迷等；黄疸急剧加深、肝功能明显异常。发病多有营养不良、嗜酒、妊娠、感染等诱因。

2）亚急性重型肝炎：亦称亚急性肝坏死。以急性黄疸型肝炎起病，但病情进行性加重，出现高度乏力、厌食、频繁呕吐、黄疸迅速加深，常有顽固性腹胀及腹水（易并发腹膜炎），出血倾向，神经、精神症状等。

3）慢性重型肝炎：多由慢性肝炎、肝硬化或乙肝表面抗原携带病史等发展而来，表现同亚急性重型肝炎。

（4）淤胆型肝炎 又称毛细胆管炎型肝炎，表现为较长时期的肝内梗阻性黄疸，出现皮肤瘙痒、大便颜色变浅等。

3. 诊断要点 根据病史、临床表现和病原学检查可确诊。如有进食未煮熟的海产品，尤其是贝壳类食物等，或饮用受污染的水和食用其他不洁食物史，有助于甲型、戊型肝炎的诊断。有不洁注射史、手术史及输血和血制品史、肝炎密切接触史等，有助于乙型、丙型、丁型肝炎的诊断。确诊有赖于病原学检查。甲型肝炎抗 - HAV IgM 呈阳性。血清 HBsAg 或 HBeAg 或 HBV DNA 阳性，可确诊 HBV 感染。丙型肝炎可检测出血清中抗 - HCV 和 HCV RNA。HEV 感染者血清中抗 - HEV 呈阳性。

4. 护理措施

（1）一般护理　急性肝炎患者需卧床休息。病情好转，可轻微活动，在室内散步，以不感觉到疲劳为度。病情进一步好转，可逐渐增加活动量，扩大活动范围，延长活动时间，但应避免重体力劳动或过度疲劳。急性肝炎早期应进易消化、清淡的饮食，鼓励患者尽量多进食，注意食物的色、香、味，但要保证充足的热量及维生素 C 的摄入。恢复期予以高碳水化合物、高蛋白、高维生素、低脂肪、易消化食物，少食多餐。

（2）病情观察　注意患者发热、食欲不振、恶心、呕吐、黄疸的情况，密切观察患者有无皮肤瘙痒、出血等症状，神志、精神状态是否发生异常。注意观察服药后反应，切忌滥用药物，以免进一步损伤肝脏。

（3）心理护理　尊重患者，建立和谐的护患关系，引导患者主动了解病毒性肝炎的传播方式、防治等知识；避免过度的焦虑、忧郁，指导患者正确对待疾病，热爱生活，珍惜生命，保持乐观情绪，树立战胜疾病的信心。

（4）预防与控制

1）加强宣传教育：普及各类肝炎的发病及传播知识、预后等知识。

2）管理传染源：发现患者和病毒携带者应早期隔离，甲型、戊型肝炎自发病之日起隔离 3 周。对甲型、戊型肝炎密切接触者应医学观察 45 天。定期对从事饮食、托幼机构的工作人员等进行体检，发现患者和病毒携带者应调离工作岗位。献血人员应严格查体。

3）切断传播途径：做好食品、饮水、食具的卫生消毒工作，搞好环境和个人卫生以阻断甲型、戊型肝炎的传播。加强对血液、血制品的管理；养成良好的个人卫生习惯；医疗器械进行严格消毒；提倡使用一次性注射用品；公用茶具，理发、美容等用具按规定消毒等来阻断乙型、丙型、丁型肝炎的传播。

4）保护易感人群：易感人群可接种甲型肝炎减毒活疫苗和乙型肝炎疫苗以获得主动免疫。甲型肝炎密切接触者，可接种丙种球蛋白；暴露于 HBV 的易感者，可接种乙型肝炎免疫球蛋白以获得被动免疫。

（四）艾滋病

艾滋病全称为获得性免疫缺陷综合征（AIDS），是由人类免疫缺陷病毒（HIV）感染引起的以严重免疫缺陷为主要特征的性传播疾病。HIV 破坏人体辅助性 T 淋巴细胞（CD4 + T 淋巴细胞），造成人体免疫功能下降，临床上以淋巴结肿大、发热、关节疼痛、慢性腹泻、乏力等全身症状起病，逐渐发展至各种机会性感染和肿瘤等，病死率很高。HIV 分为两个亚型，即 HIV - 1 型和 HIV - 2 型。HIV - 1 型是主要的流行型，HIV - 2型局限在非洲的少数国家流行。

1. 流行病学特点　自 1981 年美国报道首例艾滋病患者以来，现已波及 200 多个国家和地区；1985 年我国发现首例艾滋病患者，目前 HIV 感染者已达 84 万。艾滋病感染人数不断增加且无有效治愈办法，成为有史以来最具破坏性的疾病之一。

（1）传染源　本病的传染源为艾滋病患者与 HIV 携带者。感染者的血液、精液、阴道分泌液、乳汁、伤口渗出液中含有大量的 HIV 病毒，具有很强的传染性。

（2）传播途径　主要传播途径有性接触传播、血液传播和母婴传播等。①性接触传播：是主要的传播途径，包括同性之间或异性之间的性接触。近年来，以异性传播为主。②经血液传播：输入含 HIV 的血液或血制品；药瘾者与 HIV 感染者共用注射针头；应用 HIV 感染者的器官进行移植；接受 HIV 阳性者的精液进行人工授精；医务人员被污染的针头刺伤；使用被 HIV 污染消毒不彻底的美容器具等。③母婴传播：感染 HIV 的母亲通过胎盘、产道、产后母乳喂养等方式传染婴儿。

（3）易感人群　人群普遍易感。男性同性恋者、双性恋者、性乱交者、静脉吸毒者、感染 HIV 或 AIDS 的母亲所生婴儿、多次接受输血或血制品者为高危人群。其他有可能引起血液传播途径的职业或活动的人群也为高危人群，如理发、美容、文身、扎耳朵眼、修脚等用的刀具不消毒；与其他人共用刮脸刀、电动剃须刀、牙刷；体育运动外伤和打架斗殴引起的流血交叉感染；救护伤者时，救护者破损的皮肤接触伤者的血液。

2. 临床表现

（1）急性 HIV 感染　部分患者在感染 HIV 1～2 周可出现发热、咳嗽、头痛、乏力、恶心、食欲减退、腹泻、皮疹等临床表现，约 1 个月内症状消失。HIV 进入人体后，需要经过一段时间血液中才会产生 HIV 抗体，在此期间抗体检测呈阴性，这段时间即为窗口期。此期 HIV 数量达到峰值，传染性极强。此期一般数周至 3 个月。

（2）无症状 HIV 感染　感染者可无任何临床表现，部分人可出现持续淋巴结肿大。此阶段短至数月，长至 20 年，平均 8～10 年。这一阶段的病原携带者是重要的传染源。

（3）艾滋病期　常见的症状有以下几个方面：

1）一般症状：持续发热、疲乏、盗汗、体重下降。

2）呼吸道症状：长期咳嗽、胸痛、呼吸困难，严重时痰中带血。

3）消化道症状：食欲下降、厌食、恶心、呕吐、腹泻、便血。通常用于治疗消化道感染的药物对这种腹泻无效。

4）神经系统症状：头晕、头痛、反应迟钝、智力减退、精神异常、抽风、偏瘫、痴呆等。

5）皮肤和黏膜损害：弥漫性丘疹、带状疱疹、口腔和咽部黏膜炎症及溃烂。

6）肿瘤：可出现多种恶性肿瘤，如卡波济肉瘤、恶性黑色素瘤、非霍奇金病等。

3. 诊断要点　急性感染期可根据高危因素和血清病样表现作出诊断。慢性感染结合高危人群，严重机会性感染或机会性肿瘤、CD4＋/CD8＋倒置应考虑诊断本病。HIV 抗体或抗原的检查及 HIV RNA 的检测有助力于明确诊断。

4. 护理措施

（1）一般护理　病情重或有并发症时应限制活动或卧床休息，病情轻者可适当户外活动。鼓励患者摄入高热量、高蛋白食物。必要时予以胃肠外营养。

（2）对症护理　针对患者出现的发热、腹泻、感染等症状，采取相应的护理措施，做好口腔、皮肤护理。

（3）病情监测　监测体温变化，观察记录排便的次数、量、颜色、气味、有无腹痛等，观察口腔、皮肤黏膜情况。重症患者注意监测呼吸系统和神经系统症状，如呼吸困难、神志精神症状等。

（4）心理护理　尊重患者的人格，尊重患者的隐私权。给患者提供有效的帮助，提高其生活质量。鼓励患者家属参与对患者的照顾。

（5）预防与控制

1）宣传教育：鼓励高危人群进行血液检查，开展艾滋病教育，使人们认识到感染HIV的危险因素，采取安全行为，减少感染机会。对艾滋病应有正确的认识，如在日常生活工作中与HIV感染者或AIDS患者握手、拥抱、礼节性接吻、共用浴池、手巾等途径不会感染HIV，HIV感染者不会通过打喷嚏、咳嗽等方式传播疾病。但要防止HIV在家中传播，应正确包扎伤口，不与家人共用个人物品，如牙刷、剃须刀等。

2）控制传染源：患者、病原携带者的血液、精子、子宫和阴道分泌物、唾液、眼泪等都含有病毒，具有传染性。因此，对患者及病原携带者应注意隔离。患者的血液、分泌物等应进行消毒。

3）切断传播途径：避免多个性伙伴，正确使用安全套；加强血液检测，保证安全用血；远离毒品、不吸毒，不与他人共用注射器；防止医源性感染，推广使用一次性注射器：HIV感染的育龄妇女，应避免怀孕，避免母乳喂养。

4）保护易感人群：加强公用生活用品的消毒，如理发店的刮胡刀、美容院的文身工具、穿耳器具等。医务人员要加强自身防护，直接接触患者的血液、体液、黏膜和破损的皮肤时戴手套，1副手套只用1个患者，有创操作、诊断性治疗或治疗性的操作，应戴护眼罩、穿隔离衣，正确使用保护隔离设备；小心处理利器，避免损伤。

（6）职业暴露后紧急处理

1）局部冲洗：可用肥皂液和流动的清水清洗被污染局部，眼部等黏膜污染可用大量生理盐水冲洗；存在伤口时，应轻柔挤压伤处，尽可能挤出伤口血液，再用肥皂液或流动清水冲洗伤口。

2）消毒包扎处理：用75%酒精或0.5%碘伏对伤口局部进行消毒、包扎。

3）预防性用药：尽可能在短时间内施行，最好在意外事故发生后1～2小时之内，连续服药28天，可选用齐多夫定加拉米夫定。

4）医学观察1年：在暴露后的第4周、第8周、第12周、第6个月和第12个月时对艾滋病病毒抗体进行检测。

第三节　社区突发公共卫生事件应急预案

案例导入

社区卫生服务中心护士接到小学老师的急救电话：午饭后，40名中学生突然出现恶心、呕吐、腹痛、腹泻症状，其中两名病情危重。经初步诊断为食物中毒。

问题：

为了保障学校师生和周围社区居民的健康，社区卫生服务中心护士及其他工作人员应采取怎样的应急处理措施？

社区医疗卫生人员在第一线工作，有可能最先发现突发公共卫生事件，最早向有关卫生行政机构报告相关信息，因此，对于及时、有效处理突发公共卫生事件具有非常重要的作用。

一、概述

（一）突发公共卫生事件的概念

突发公共卫生事件指突然发生，造成或可能造成社会公众健康严重损害的重大传染病疫情、群体不明原因疾病、重大食物和职业中毒，以及其他严重影响公众健康的事件。

（二）突发公共卫生事件的分类

根据突发公共卫生事件原因和性质分为生物因素所致疾病、自然灾害、人为事故和不明原因引起的群体性疾病四大类。

1. 生物因素所致疾病 主要是指病毒、细菌、寄生虫等病原微生物导致的传染病区域性暴发，如各类传染病、医源性感染、预防接种引起的群体性反应或死亡事件、可能严重影响公众健康和社会稳定的传染病疫情等。

2. 自然灾害 不可抗拒自然因素或者由于人为的破坏形成的生态环境失衡超出特定条件下社会和人类的承受能力，产生消极作用时便形成了自然灾害。

3. 人为事故 人类的敌对、恶意、疏忽、失误和无知造成了人为事故，其发生的频率和积累的后果较自然灾害更为严重。

4. 不明原因的群体事件性疾病 指短时间内、某个相对集中的区域内同时或者相继出现的、具有共同临床表现的多位患者，且病例不断增加，范围不断扩大，又暂时不能明确原因的疾病。

（三）突发公共卫生事件的分级

根据各类突发公共卫生事件的性质、严重程度、可控性和影响范围等因素，可将突发公共卫生事件分为四级，即Ⅰ级（特别重大）、Ⅱ级（重大）、Ⅲ级（较大）和Ⅳ级（一般），预警标识分别用红、橙、黄、蓝4种颜色。

1. Ⅰ级（特别重大） 有以下情形之一为特别重大突发公共卫生事件：

（1）肺鼠疫、肺炭疽在大、中城市发生并有扩散趋势，或肺鼠疫、肺炭疽疫情波及两个以上的省份，并有进一步扩散趋势。

（2）发生传染性非典型肺炎、人感染高致病性禽流感病例，并有扩散趋势。

（3）涉及多个省份的群体性不明原因疾病，并有扩散趋势。

（4）发生新传染病或我国尚未发现的传染病发生或传入，并有扩散趋势，或发现我国已消灭的传染病重新流行。

（5）发生烈性病菌株、毒株、致病因子等丢失事件。

（6）周边及与我国通航的国家和地区发生特大传染病疫情，并出现输入性病例，严重危及我国公共卫生安全的事件。

（7）国务院卫生行政部门认定的其他特别重大突发公共卫生事件。

2. Ⅱ级（重大） 有以下情形之一为重大突发公共卫生事件：

（1）在一个县（市）行政区域内，一个平均潜伏期内（6 天）发生 5 例以上肺鼠疫、肺炭疽病例，或者相关联的疫情波及两个以上的县（市）。

（2）发生传染性非典型肺炎、人感染高致病性禽流感疑似病例。

（3）腺鼠疫发生流行，在一个市（地）行政区域内，一个平均潜伏期内多点连续发病 20 例以上，或流行范围波及两个以上市（地）。

（4）霍乱在一个市（地）行政区域内流行，1 周内发病 30 例以上，或波及两个以上市（地），有扩散趋势。

（5）乙类、丙类传染病波及两个以上县（市），1 周内发病水平超过前 5 年同期平均发病水平两倍以上。

（6）我国尚未发现的传染病发生或传入，尚未造成扩散。

（7）发生群体性不明原因疾病，扩散到县（市）以外的地区。

（8）发生重大医源性感染事件。

（9）预防接种或群体性预防性服药出现人员死亡。

（10）1 次食物中毒人数超过 100 人并出现死亡病例，或出现 10 例以上死亡病例。

（11）1 次发生急性职业中毒 50 人以上，或死亡 5 人以上。

（12）境内外隐匿运输、邮寄烈性生物病原体、生物毒素造成我境内人员感染或死亡的。

（13）省级以上人民政府卫生行政部门认定的其他重大突发公共卫生事件。

3. Ⅲ级（较大） 有以下情形之一为较大突发公共卫生事件：

（1）发生肺鼠疫、肺炭疽病例，1 个平均潜伏期内病例数未超过 5 例，流行范围在一个县（市）行政区域以内。

（2）腺鼠疫发生流行，在 1 个县（市）行政区域内，一个平均潜伏期内连续发病 10 例以上，或波及两个以上县（市）。

（3）霍乱在 1 个县（市）行政区域内发生，1 周内发病 10～29 例或波及两个以上县（市），或市（地）级以上城市的市区首次发生。

（4）1 周内在 1 个县（市）行政区域内，乙、丙类传染病发病水平超过前 5 年同期平均发病水平 1 倍以上。

（5）在 1 个县（市）行政区域内发现群体性不明原因疾病。

（6）1 次食物中毒人数超过 100 人，或出现死亡病例。

(7) 预防接种或群体性预防性服药出现群体心因性反应或不良反应。

(8) 1次发生急性职业中毒10~49人，或死亡4人以下。

(9) 市（地）级以上人民政府卫生行政部门认定的其他较大突发公共卫生事件。

4. Ⅳ级（一般） 有以下情形之一为一般突发公共卫生事件：

(1) 腺鼠疫在1个县（市）行政区域内发生，1个平均潜伏期内病例数未超过10例。

(2) 霍乱在1个县（市）行政区域内发生，1周内发病9例以下。

(3) 1次食物中毒人数30~99人，未出现死亡病例。

(4) 1次发生急性职业中毒9人以下，未出现死亡病例。

(5) 县级以上人民政府卫生行政部门认定的其他一般突发公共卫生事件。

（四）突发公共卫生事件的特点

1. 突发性 突发公共卫生事件都是突然发生的、突如其来的，受科学技术和社会发展水平的限制，其发生往往不易预测，但其发生和演变都有一定的规律。

2. 公共属性 突发事件所危及的对象不是特定的人，而是不特定的社会群体，在事件影响范围内的人都有可能受到伤害。

3. 危害严重性 突发事件可对公众健康和生命安全、社会经济发展、生态环境等造成不同程度的危害。这种危害既可以是对社会造成的即时性严重损害，也可以是从发展趋势看对社会造成严重影响的事件。其危害可表现为直接危害和间接危害。直接危害一般为事件直接导致的即时性损害；间接危害一般为事件的继发性损害或危害，例如，事件引发公众恐慌、焦虑情绪等，对社会、政治、经济产生影响。

二、突发公共卫生事件的应急处理

（一）突发公共卫生事件紧急预案的制订

为有效应对突发公共卫生事件，保障公众身体健康与生命安全，维护正常的社会秩序，原卫生部根据《突发公共卫生事件应急条例》及其他有关法律法规，参照《国务院有关部门和单位制定和修订突发公共事件应急预案框架指南》于2006年2月出台了《全国突发公共卫生事件应急预案》（以下简称《预案》）。该《预案》适用于突然发生，造成或者可能造成社会公众健康严重损害的重大传染病疫情、群体性不明原因疾病、重大食物和职业中毒，以及其他严重影响公众健康的突发公共卫生事件的应急处理工作。

《预案》明确了应急处理组织机构和职责，以及各有关部门的工作职责，并根据突发公共卫生事件的性质、危害程度、涉及范围和应急处理的需要将突发公共卫生事件划分为一般（Ⅵ级）、较重（Ⅲ级）、严重（Ⅱ级）和特别严重（Ⅰ级）四级，分别由县级、地市级、省级人民政府和国务院卫生主管部门及有关部门在本级人民政府统一领导下分级负责突发公共卫生事件的确认、响应和终结。

《预案》按照突发公共卫生事件应急工作应坚持“预防为主、常备不懈”的原则，对应急的技术、物资、经费保障做出具体要求。同时，《预案》还依法规范了突发公共卫生事件的报告、通报和信息发布，强调突发公共卫生事件应急工作要注重科学研究、国际合作，并做好公众宣传教育，充分动员各方面力量的参与。

《预案》内容包括7个部分：①总则。②应急组织机构及职责。③突发公共卫生事件的报告、通报与分级。④突发公共卫生事件的应急反应和终结。⑤突发公共卫生事件的应急保障。⑥各类具体工作预案的制定。⑦附则。

（二）突发公共卫生事件的应急措施

突发公共卫生事件发生后，正确、合理的应对措施能够及时、迅速、有效地遏止事件的发展，将危害控制在最低程度。应急措施主要包括以下几个方面。

（1）启动突发公共卫生事件应急预案。

（2）设立应急处理指挥部。

（3）应急报告制度与信息发布。获得突发公共卫生事件相关信息的责任报告单位和责任报告人应在2小时以内以网络直报、电话或传真等快捷通讯方式向所在地卫生行政部门指定的专业机构报告。发生Ⅰ级或Ⅱ级突发公共事件应在4小时内报告国务院。

有下列情形之一的省、自治区、直辖市人民政府应当在接到报告1小时内，向国务院卫生行政主管部门报告：①发生或者可能发生传染病暴发、流行的。②发生或者发现不明原因的群体性疾病的。③发生传染病菌种、毒种丢失的。④发生或者可能发生重大食物和职业中毒事件的。国务院卫生行政主管部门对可能造成重大社会影响的突发事件，应当立即向国务院报告。

（4）控制突发公共卫生事件的扩散蔓延。主要措施包括：①处置病员。②公共卫生管理。③稳定群众情绪。

（5）寻求援助和合作。当本地力量和技术有限时，积极争取周边地区和国家的援助是十分必要的。

（6）突发公共卫生事件平息后的工作。事件平息后应做的工作包括迅速恢复和重建遭受破坏的卫生设施；提供正常的卫生医疗服务；搞好受害人群身体伤害的康复工作，预防和处理受害人群的心理疾患等；各级医疗卫生单位、科研单位和高等院校应联合进行科学研究，确定事件的成因或危险因素，制定有效的控制措施，为日后类似突发公共卫生事件的控制提供科学依据和技术保障。

思　考　题

1. 秋冬交界之季，王护士前往高血压患者李大爷家进行常规家庭访视。访视时发现，李大爷的儿子有发热，咳嗽，鼻塞流涕、咽痛两天，并且李大爷的媳妇也出现相同的表现。社区近期也出现了好几例患者。这是一个三代同堂的5口之家，李大爷的孙子1岁左右。由于儿子感冒怕冷，家里门窗紧闭。

问题：

(1) 李大爷的儿子可能患了什么疾病？为什么？

(2) 李大爷家应该采取什么防护措施？社区防护措施有哪些？

2. 张某，男，26 岁，因肺结核在医院住院治疗两个月后出院，现在家巩固治疗。

问题：

(1) 你是负责片区的社区护士，如何指导张某家人做好家庭护理？

(2) 肺结核的巩固治疗期，对患者及家人的监测指标有哪些？

3. 患者，男性，48 岁，建筑工人，患慢性乙肝 10 余年，近期出现乏力、食欲不振、尿黄、腹胀、尿少经住院治疗好转出院。

问题：

(1) 该患者疾病加重的原因可能是什么？应进一步了解哪些情况？

(2) 针对该患者应做好哪些措施？

4. 护士小高在给门诊患者抽血时，自己的左手掌不慎被针头刺伤。经对抽血患者进行了解，该患者 HIV 阳性。

问题：小高护士如何做好应急防护措施？

第九章　社区康复护理

学习目标

1. 掌握社区康复、社区康复护理的概念；社区康复护理的对象；社区常用康复护理技术。

2. 熟悉社区康复护理评定的方法；社区康复护理评定的内容。

3. 了解社区康复护理评定的概念。

近年来，随着世界范围内科技的迅速发展，人们对健康的需求发生了深刻的变化，更注重生命质量；医学技术的发展和进步，伤病者的存活率明显增加；环境卫生和生活条件的改善，人群平均寿命延长，老年人口比例增加。社区残疾人口和老年人口的增加导致人群对康复治疗和护理的需求急剧扩大，而仅靠专业机构（如医院康复部门、专门的康复中心）难以满足需求。因此，社区康复护理作为一种必要而有益的康复形式，逐步走入社区。

第一节　概　述

案例导入

赵先生一家4口人生活在某小区。赵先生的母亲李某，78岁，患高血压10年余，半年前因中风导致右侧肢体瘫痪，目前在家休养。赵先生的妻子王某患冠心病多年，因担心发生意外，长期卧床，缺乏运动。赵先生儿子小赵因工作原因，长期熬夜，睡眠不足。

问题：

1. 该家庭需要社区护士进行康复护理的对象主要有哪些？
2. 应如何进行康复护理？

一、康复和社区康复的概念

1. 康复　20世纪90年代，WHO对康复的定义是："综合协调地应用各种措施，最大限度地恢复和发展与病、伤、残者的身体、心理、社会、职业、娱乐、教育和周围环境相适应的潜能，以减少病、伤、残者身体、心理和社会障碍，使其重返社会，提高生活质量。”

知识拓展

康复的服务方式

WHO 对康复服务提出 3 种方式。

1. **机构康复** 包括综合医院中的康复医学科（部）、康复门诊、专科康复门诊和康复医院（中心）、专科医院（中心）及特殊的康复机构等。

2. **家庭康复服务** 具有一定水平的康复人员到病、伤、残者家庭进行康复服务。

3. **社区康复** 依靠社区资源（人力、财力、物力、技术）为本社区病、伤、残者就地服务，强调社区、家庭和个人共同参与，以全面康复为目标。

2. 社区康复 社区康复（community - based rehabilitation，CBR）是指以社区为基地对所有功能障碍对象开展的综合康复服务。社区康复是实施康复的一种形式，目的是尽量减少因病、伤、残带来的后果，最大限度地恢复病、伤、残者的功能和能力。在我国，社区康复是指依靠社区本身的人力资源，建设一个有社区领导、卫生人员、民政人员、志愿人员、社团、残疾者本人及其家属参加的社区康复系统，在社区进行残疾的普查、预防和康复工作，使分散在社区的残疾者得到基本的康复服务。

二、社区康复护理的概念和对象

（一）相关概念

1. 康复护理 康复护理是护理学的一个分支，也是康复医学的重要组成部分。康复护理是在康复医疗实施过程中，为达到全面康复的目标，与其他专业康复人员紧密协作，对康复对象进行基础护理和各种专门的功能训练，如为了防止肌肉萎缩和关节僵直而对患者进行被动运动，训练患者利用自助具进食、穿衣、梳洗、排泄等，以预防残疾的发生、发展和继发性残疾，减轻残疾的影响，最终使患者达到最大限度的康复和重返社会。

2. 社区康复护理 社区康复护理是将现代整体护理的理念融入社区康复，在康复医师指导下，在社区层次上以家庭为单位、以健康为中心、以人的生命为全过程，社区护士利用社区的人力、物力、财力，依靠各种力量（残疾者家属、医务工作者和所在社区的相关部门等）的合作，对社区伤残者进行家庭康复护理，其精髓在于“社区组织、社区参与、社区训练、社区依靠、社区受益”。

（二）社区康复护理的对象

社区康复护理的对象为所有有康复需求的患者，主要包括残疾人、老年人和慢性病患者。

1. 残疾人 残疾人是社区内的一个特殊群体，指那些在心理、生理、人体结构上某些组织功能丧失或者不正常，部分或全部失去正常个人或社会生活能力的人。

2. 老年人 老年人机体的脏器和器官功能逐渐减退，慢性病患病率较高，特别是冠心病、高血压、糖尿病、慢性骨关节疾病引起的功能障碍而致残疾。因此，老年人特别是老年残疾人，在生活自理、参与家庭和社会生活等方面存在着不同程度的康复需求。

3. 慢性病患者 许多慢性病患者病程缓慢进展或反复发作，长期处于迁延性的病理状态，相应的脏器与器官出现功能障碍使原发病病情加重并形成恶性循环，因此需要长期的康复治疗及护理，以延缓疾病的发展和促进功能的恢复。社区护士应帮助慢性病患者进行功能恢复等锻炼，从而防止原发病的恶化和并发症的发生。

第二节 社区康复护理评定

案例导入

患者王某，男，28 岁，因车祸导致第 4 颈椎损伤，四肢瘫痪，住院治疗 3 月后出院。出院后咨询社区卫生服务中心，希望给予康复护理指导。

问题：

1. 康复护理指导前应从哪些方面进行评估？
2. 进行康复评定时可采用的方法有哪些？

社区康复护理评定是社区康复护理的重要组成部分，它贯穿于康复护理的始终，是社区康复护理的基础，是制订康复计划的前提，也是评估康复结果的客观指标。社区护士只有掌握正确的评定方法，才能精确地为患者设计社区康复护理目标，制订行之有效的康复护理计划，保证社区康复护理工作的顺利进行。

一、社区康复护理评定的概念

社区康复护理评定是社区康复工作人员采用客观的方法，有效、准确地评估残疾人功能障碍的种类、性质、部位、严重程度和预后的方法。通过评定对康复对象的功能状况进行全面、系统的综合评定，以明确患者的残损程度，制订相应的康复计划，采取相应的康复措施，使患者最大限度地恢复机体的功能障碍，并在康复过程中和最终阶段评定康复效果。

世界卫生组织（WHO）根据不同疾病的功能障碍程度，将障碍分为功能形态障碍、能力障碍和社会因素障碍，康复评定就是在这三个层面上进行的。通常功能形态障碍评定包括关节活动度、肌张力、肌力、身体形态、运动发育与运动控制、协调与平衡、上下肢功能、感觉、认知、呼吸及循环系统的评定等；能力障碍评定包括作业活动能力评定等；社会因素障碍评定包括职业评定、各种自然环境、社会人文环境的评定等。

二、社区康复护理评定的方法

1. 交谈法 通过与患者及其家属的直接交流，了解患者功能障碍何时出现、持续的时间和发展过程，以及对日常生活、工作、学习的影响等情况，还可将治疗的方案和注意事项告诉患者及其家属，取得他们对治疗的积极支持和配合。

2. 观察法 观察法是观察者凭借感觉器官或其他辅助工具，对患者进行有目的、有计划的考察的一种方法。除观察患者的全身状况外，应着重观察障碍的部位，既要观察静止状态下的情况（如坐位、立位等），也要观察运动时的状态（如体位转移过程中的情况）。此外，还应从患者的言谈举止中了解其性格、情绪、智力和社会生活能力等。

3. 量表法 量表法是运用标准化量表对患者的功能进行评定的方法，常用等级量表法和总结量表法。等级量表是将功能按某种标志排成顺序，故又称顺序量表，主要缺点是无法确切地将等级间隔均等地划分。总结性量表又称累加性量表，由一系列技能或功能活动组成，是根据被试者的表现对每一项技能或功能活动进行评分，可以反映被试者的功能障碍水平和特点。

4. 仪器测量法 仪器测量法是指借助一定的仪器设备对患者功能进行实际、客观的直接测量，获得量化资料的方法，具有精确性、可靠性高和可重复性的特点，现已成为康复评定的重要手段。主要用于器官或系统损伤引起的功能障碍检查（如关节活动度测量等）。

三、社区康复护理评定的内容

（一）残疾的评定

残疾是指因各种原因造成的身心功能障碍，以至不同程度的丧失正常生活、工作和学习能力的一种状态。康复治疗前的评定可以判断残疾的性质、种类、范围和程度，并以此为依据制订康复护理计划，使残疾人丧失或受损的功能得到最大限度的恢复、重建或代偿。

世界卫生组织根据残疾的性质、程度和影响，将残疾分为残损、残疾和残障 3 类。

1. 残损 残损又称功能结构缺损，指由于各种原因造成身体结构、外形、器官或系统生理功能，以及心理功能的损害，身体或精神与智力活动受到不同程度的限制，对独立生活或工作和学习有一定程度的影响，但个人生活仍能完成日常生活自理，是生物器官系统水平上的功能障碍，包括听觉残损、视觉残损、内脏残损、运动系统残损、认知残损、心理残损、言语残损、畸形和其他残损。

2. 残疾 残疾又称为“活动受限”，指由于残损使个人活动能力受限或缺乏，造成个体不能以正常的方式和范围独立进行日常生活活动，是个体水平上的功能障碍，可借辅助设施解除活动受限，包括运动残能、交流残能、生活自理残能、行为残能、手足技能残能、环境适应残能等。

3. 残障 残障又称为“参与限制”，指由于残损或残疾限制或阻碍完成正常情况下（按年龄、性别、社会、文化等因素）应能完成的社会工作，是社会水平的残疾。因此，残障也称为社会能力障碍，包括行动残障、就业或入学残障、社会活动残障、经济自立残障、定向识别残障等。如脑血管疾病后患者出现一侧肢体肌力弱，但能行走、生活自理，属残损；若患侧出现偏瘫，只能扶拐杖慢行，上下楼梯、洗澡等有困难属残能；若患者全身瘫痪，卧床不起，个人生活不能自理，并且不能参加社会活动，属残障。

（二）肌力测定

肌力是指肌肉收缩产生的最大力量。肌力测定是测定受试者在主动运动时某块肌肉或肌群收缩的力量以评定该肌肉的功能状态。肌力测定社区康复护理评定的一项重要内容，对肌肉骨骼系统及神经系统病损，尤其对周围神经系统病损的功能评估十分重要。肌力测定的方法有徒手肌力测试和器械肌力测试两种方法。

1. 徒手肌力测试 徒手肌力测试法（manual muscle testing，MMT）由 Lovett 于 1916 年提出。该方法不借助任何器材，仅靠检查者徒手对受试者进行肌力测定，不受检查场所的限制，是目前临床常用的检查肌力的方法。MMT 的评价标准为 6 级分级法，即 0 级、1 级、2 级、3 级、4 级、5 级（表 9 - 1）。

表 9 - 1 徒手肌力测定分级标准

级别	标准	为正常肌力的（%）
0	无可测知的肌肉收缩	0
1	有轻微肌肉收缩，但不能引起关节运动	10
2	在减重状态下能作关节全范围运动	25
3	能抗重力作关节全范围运动，但不能抗阻力	50
4	能抗重力及轻度阻力，作关节全范围运动	75
5	能抗重力及最大阻力，作关节全范围运动	100

2. 器械肌力测试 在肌力较强（超过 3 级）时，为了作进一步较准确的定量评定，可利用专门器械作肌力测试，常用的有握力计、捏力计、拉力计、等速测力器等。器械检查法具有客观的度量指标，但只能应用于少数部位、对肌群的肌力进行检查，而不能分别检查个别肌肉，另外部分器械检查操作技术较复杂，因此未得到广泛应用。

（三）关节活动度测定

关节活动度（range of motion，ROM）又称关节活动范围，是指关节运动时可达到的最大弧度。因关节活动有主动与被动之分，因此关节活动度包括主动关节活动度和被动关节活动度。通过关节活动度测定，可以确定患者关节活动是否受限及受限程度，并发现影响关节活动的原因，为选择治疗方法和判定治疗效果提供客观依据。关节活动度通常用量角器（图9-1）进行测量。将所测得的关节活动的度数与正常人各关节活动正常度数（表9-2）作比较，则可确定患者关节损伤的程度，也可为康复效果的评定提供依据。

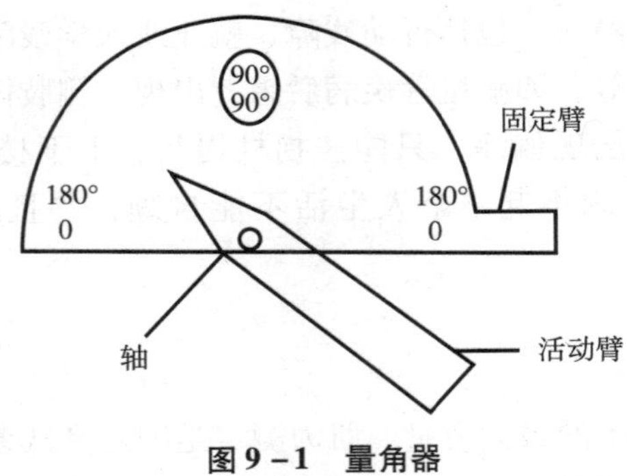

图9-1 量角器

表9-2 人体四肢关节平均活动范围

关节名称	活动形式	活动范围	关节名称	活动形式	活动范围
肩关节	屈	180°	髋关节	屈	125°
	伸	50°		伸	15°
	外展	180°		外展	45°
	内收	40°		内收	45°
	外旋	90°		外旋	45°
	内旋	90°		内旋	45°
肘关节	屈	150°	膝关节	屈	150°
	伸	0°		伸	0°
腕关节	屈	80°	踝关节	屈	45°
	伸	70°		伸	20°
	外展	20°		内翻	35°
	内收	45°		外翻	25°

（四）日常生活活动能力评定

日常生活活动能力（activities of daily living，ADL）是指人类为了维持生存以及适应生存环境而每天反复进行的、最基本的、最具有共性的活动，即进行衣、食、住、行和保持个人卫生，以及进行独立的生活活动所必需的一系列基本活动。ADL评定是用科学的方法，从实用角度出发对患者独立生活能力及残损状况进行测定，全面了解患者在生活和工作方面的活动程度，从而反映患者综合活动能力为制订合理、有效的康复护理计划、评估效果提供依据。

ADL评定常用Barthel指数分级法（the Barthel index of ADL）进行。该评定方法主

要通过对进食、洗澡、修饰、穿衣、控制大便、控制小便、如厕、床椅转移、平地行走及上下楼梯10项日常活动的独立程度打分的方法来评定ADL能力（表9－3）。

表9－3　Barthel 指数记分法

项目	自理	稍依赖	较大依赖	完全依赖
进食	10	5	0	0
洗澡	5	0	0	0
修饰（洗脸、梳头、刷牙、刮脸）	5	0	0	0
穿衣（包括系鞋带等）	10	5	0	0
控制大便	10	5	0	0
控制小便	10	5	0	0
用厕所（包括清洁、穿衣、冲洗）	10	5	0	0
床－椅转移	15	10	5	0
平地走45m	15	10	5	0
上下楼梯	10	5	0	0

注：总分为100分。0～20分功能严重障碍，日常生活完全依赖。21～40分生活需要很大帮助，属重度依赖。41～60分生活需要中等程度帮助。>60分生活大部分自理。100分基本生活独立自理，不需他人照顾。

第三节　常用康复护理技术

案例导入

李某，男，75岁，患高血压8年，中风1个月，接受医院治疗后回家休养。患者神志清楚，左侧上下肢均活动障碍，肌力1级，不能自主翻身，生活不能自理，靠老伴照料。回家后1周，骶尾部出现一个3cm×2cm大小的压疮，已破溃。

问题：

1. 社区护士应从哪些方面对照顾者进行指导？
2. 为该患者制订一份社区康复护理计划。

一、康复护理环境

理想的环境有利于实现康复目标，社区护士应当重视环境的创造和选择，了解康复环境的要求和设施，为患者提供良好的康复环境和活动场所，促进康复目标的实现，最大限度发挥患者的残余功能。

（一）社区环境

社区环境应利于功能障碍者。社区街道标明车道、人行道、过街道及过街指示灯；街道旁设休息椅，过街人行道与车道小斜坡连接；公共楼房应设斜坡楼梯和平台，以便轮椅通行，斜坡表面应选用防滑材料，倾斜的角度为5°左右，宽度1~1.14m，两侧应有5cm高的凸起围栏以防轮子滑出；阶梯式楼道两侧应有离地面0.65~0.85m高的扶手，每阶的高度不应大于15cm，深度为30cm，梯面用防滑材料；楼梯、走廊应有1.2m以上的宽度；社区中电梯厢面积不小于1.5m×1.5m，门宽应不小于80cm，电梯迎门面应有镜子，以便乘轮椅者观看自己的进出是否已完成，供乘轮椅者使用的电梯控制装置离地应在1m左右；公共厕所应设残疾人厕位。

（二）居室环境

为方便使用轮椅者的日常生活，家庭日常生活设施应以安全、自由空间大、功能齐全为准则。

1. 房门 取消门槛，门宽85cm以上，以便步行器或轮椅顺利通过；门内外应有1.5m×1.5m的平台，以便能够转身开关门；门的设计应便于开关，使用长型门把，可用折叠门或推拉门；地面防滑、干燥、不打蜡等。

2. 卧室 房间需通风良好、光线充足，墙面距地面1m高处安装水平扶手杆；卧室内床、椅高度60cm左右，以患者坐位时两脚能平放在地面为宜；卧室桌前、柜前、床边应有1.6m的活动空间，以便轮椅必要时作360°旋转；衣柜内挂衣架的横木不应高于1.20m，衣柜深度不应大于60cm；墙上电灯开关宜低于92cm，墙面电源插座以离地30cm以上为宜。

3. 卫生间 厕所一般采用坐式马桶和坐式淋浴，高度40~50cm，坐便器周围有扶手，两侧扶手相距80cm左右；淋浴喷头高度应以坐在座椅上能拿到为宜；洗手池的最低处高于69cm，以使乘坐轮椅者的腿部能进入池底，便于接近水池洗漱。

二、良肢位与功能训练

（一）良肢位

良肢位（good limb position）是指从康复治疗的角度出发而设计的一种临时性体位，有助于预防或减轻痉挛的出现或加重，预防关节挛缩、畸形等并发症。

1. 偏瘫患者良肢位

（1）卧位（图9-2）

1）仰卧位：头下垫枕，不宜过高。患侧肩胛部垫一个比躯体略高的枕头，将伸展的上肢置于枕上，防止肩胛骨后缩；前臂旋后，掌心向上，手指伸展。在患侧臀部及大腿外侧垫支撑枕，髋关节稍向内旋，防止患侧髋关节外展、外旋。膝关节下垫一小枕头保持患膝稍屈曲，足尖向上。

2）患侧卧位：患侧在下，健侧在上。患侧上肢前伸，使肩部向前，上肢与躯干呈90°角，肘、腕、手伸展，掌心向上；在上肢下及背部垫软枕；患侧下肢在后，髋关节伸展，膝关节微屈。健侧上肢自然屈曲，放于体侧或枕头上；健侧下肢呈迈步位，膝关节屈曲置于枕上。

3）健侧卧位：健侧在下，患侧在上。患侧上肢下垫一个枕头，使患侧肩关节前伸，肘关节伸展，前臂旋前，腕关节背伸，放枕上；患侧下肢向前屈髋屈膝呈半屈曲位，放于枕上，踝关节背屈，避免足内翻。健侧下肢轻度伸髋屈膝，自然平放在床上。

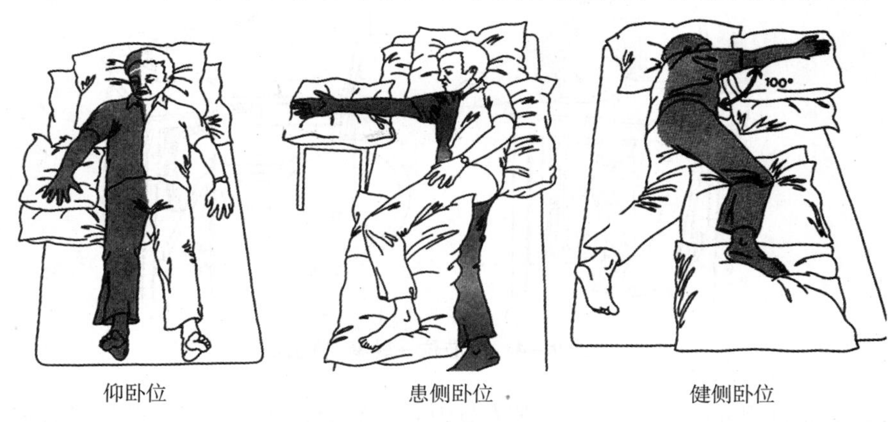

图 9－2　良肢位－卧位

（2）坐位　病情允许时，应及早坐起，为站立、行走和日常生活创造条件，预防体位性低血压。有效的坐姿要求骨盆提供有效的支持，躯干保持直立位。采取坐位时应掌握两侧对称的原则，采取抗痉挛体位，以防止或缓解痉挛的进一步发展。

1）床上坐姿（图 9－3）：坐位时背部用枕头或被褥支撑，使背部伸展，达到直立坐位；双上肢伸展对称放于跨床小桌上，肘部下方放一枕，以防肘部受压；髋关节尽量保持屈曲 90°，为避免膝关节过度伸展，可在膝下垫一小海绵垫。

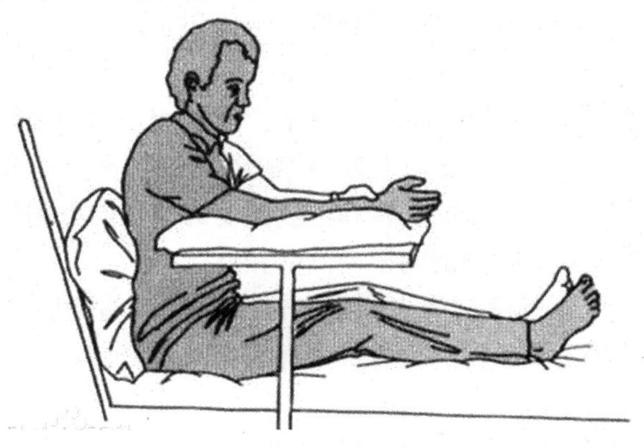

图 9－3　良肢位－床上坐姿

2）轮椅/椅坐姿（图 9－4）：保持左右两肩对称、躯干直立，双上肢置于轮椅桌板上或枕头上；患侧下肢侧方垫海绵枕，防止髋关节外展、外旋，小腿垂直下垂，双足平放地上。

2. 四肢瘫患者良肢位

（1）仰卧位　头下、肩胛下放置薄枕，防止双肩后缩；双上肢放于身体两侧枕上，肘关节伸展位，腕关节背伸约 25°，手指自然屈曲，可手中握一毛巾卷，以防功能丧失形成“猿手”；双下肢之间、膝关节下垫枕，使双髋关节伸展并轻度外展、膝关节稍

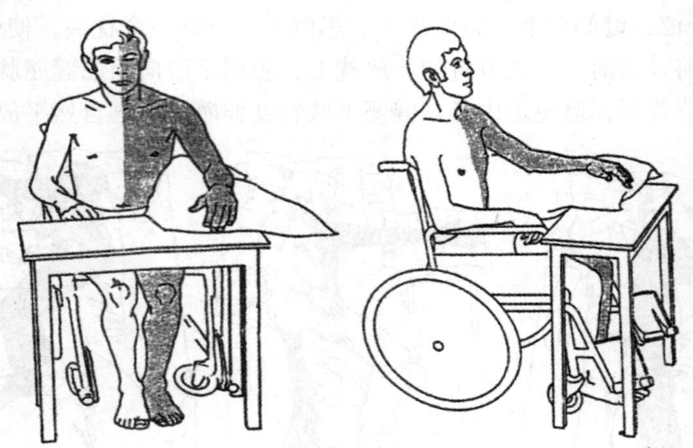

图 9-4 良肢位-轮椅/椅坐姿

屈，双足底抵住足板或枕头，保持踝关节中立，避免背伸或跖屈，并使足趾伸展。

（2）侧卧位 背部用枕头支撑，以保持侧卧位，双肩向前伸呈屈曲位，一侧肩胛骨着床，肘关节屈曲，前臂后旋，上方的前臂放在胸前枕上，腕关节伸展，手指自然屈曲；下肢髋、膝关节伸展，踝关节自然背屈，上方的髋关节屈曲约 20°、膝关节屈曲 60°放于枕上，踝关节下垫枕防止踝关节跖屈内翻。

（二）体位转移

体位转移（position transfer）是指体位发生改变，即通过一定方式改变身体的姿势或位置的过程，包括床上翻身和移动，卧位、坐位和立位之间的变换等。

1. 床上翻身法

（1）伸肘摆动翻身法 患者仰卧，双手十指交叉，患手拇指压在健手拇指上方（即 Bobath 握手）→双上肢伸直举向上方→健腿插入患腿下方→在健侧上肢帮助下双上肢向左、右两侧摆动，利用躯干的旋转和上肢摆动的惯性向患侧翻身→健侧腿蹬床，并勾住患腿顺势翻向患侧。向健侧翻则摆动方向相反。

（2）从仰卧位向健侧翻身 患者屈肘，健手前臂托住病肘→健腿插入患腿下方→旋转身体，同时以健腿带动患腿、健肘带动患肘翻向健侧。

（3）协助翻身

1）一人协助患者翻身法：患者仰卧，双手交叉于胸前上举或放于腹部，双膝屈曲，双足支撑床面→护士站在病床一侧，将患者双下肢、肩部和臀部移向床沿→一手放于患者肩部，一手放于患者髋部，轻推患者转向对侧。

2）两人协助翻身法：患者仰卧，双手放于腹部或身体两侧→两位护士站在床的同侧，一人托患者的肩部和腰部，另一人托患者臀部和腘窝→两人协调一致，同时抬起患者移向自己→轻推患者转向对侧。

2. 床上移动

（1）独立横向移动 患者仰卧，健手将患手固定在胸前，健腿插入患腿下方→健侧下肢将患侧下肢抬起向一侧移动→健足和肩支起臀部，将臀部移向同侧→肩、头向同方向移动。

（2）独立纵向移动 患者侧坐位，脸斜向前方，健手放于身体前方以支撑身体→健侧下肢屈曲向健侧手移动→以健侧膝关节为支撑点移动臀部，使身体向前方移动。向后方移动时可按同样方法进行。

（3）协助移向床头

1）一人协助移向床头法：床头摇平，将枕头横立于床头→患者仰卧、屈膝，双足支撑于床面上，一手或双手拉住床头栏杆→护士一手稳住患者双脚，一手在臀部提供助力，使其上移。

2）两人协助移向床头法：护士两人分别站在床的两侧，交叉托住患者颈、肩及腰臀部→两人同时用力，动作协调一致将患者抬起，移向床头；也可两人同侧，一人托住颈、肩及腰部，另一人托住臀部及腘窝，同时抬起患者移向床头。

3. 由卧位到床边坐起

（1）独立从健侧坐起 患者健侧卧位，健腿插入患腿下方→用健腿将患腿移到床沿下→用健侧前臂支撑自己的体重，头、颈和躯干向上方侧屈→躯干直立、坐直。

（2）独立从患侧坐起 患者患侧卧位，健腿插入患腿下方→用健腿将患腿移到床沿下→用健手将患臂置于胸前，提供支撑点→头、颈和躯干向上方侧屈→起身、坐直。

（3）协助坐起 患者侧卧位，两膝屈曲→护士协助患者双腿放于床边→护士一手托着位于下方的腋下或肩部，另一手按着位于上方的骨盆或两膝后方，命令患者向上侧屈头部→护士抬起下方的肩部，以骨盆为枢纽转移成坐位。

4. 坐位到站立位

（1）独立站起 患者坐于床边，双手 Bobath 握手，双臂前伸→双足分开与肩同宽，两足跟落后于两膝（患足稍后，以利负重及防止健侧代偿）→躯干前倾，重心前移，使患侧下肢充分负重→臀部离开床面，双膝前移，双腿同时用力慢慢站起（立位时双腿同等负重）。

（2）协助站起 患者坐位，两脚平放于地（患足稍偏后）→护士面向患者站于患侧，一手放在患膝上（重心转移时帮助患者伸髋、伸膝），另一手放在对侧臀部或抓住患者腰带（帮助抬起体重）→患者 Bobath 握手、伸肘，躯干充分前倾，髋关节尽量屈曲，重心向前移→患者伸髋、伸膝，抬臀离开床面→挺胸、直立（双下肢应对称负重，护士可用膝顶住患膝以防“打软”）。

5. 轮椅与床间的转移

（1）独立由床到轮椅的转移 患者坐于床沿，双足平放于地→轮椅置于患者健侧（与床呈 45°角，制动，卸下近床侧扶手，抬起近床侧脚踏板）→患者健手支撑于轮椅远侧扶手，患手支撑于床上，患足位于健足稍后方→患者向前倾斜躯干，健手用力支撑，抬起臀部，站稳后以双足为支点旋转身体直至背部正对轮椅→确认双腿后侧贴近轮椅，正对轮椅坐下。

（2）辅助下由床到轮椅的转移

方法一：患者、轮椅准备同上→护士面向患者站立，双膝微屈，双足放于患者患足两边，膝部从前面抵住患者患膝→护士一手从患者腋下穿过扶于患侧肩胛上，并将患侧前臂放在自己的肩上，另一上肢托住患者健侧上肢→引导患者躯干向前倾，使其重心前移，直至臀部离开床面→引导患者转身坐于轮椅上→翻下脚踏板，将患者双脚放于脚踏板上。

方法二：患者、轮椅准备同上→护士面向患者站于患侧，用同侧手穿拇握法握住患手，另一手托住患侧肘部→患者患足位于健足稍后方，健手支撑于轮椅远侧扶手，同时患手拉住护士的手站起→患者站稳后，以双足为支点转动身体直至背部正对轮椅→护士身体前倾、半蹲，帮助患者臀部向后、向下移动缓慢坐于轮椅中→翻下脚踏板，将患者双脚放于脚踏板上。

（三）被动运动

被动运动是指借助外力帮助完成的运动或活动，目的是维持患者关节活动能力，防止肌肉萎缩及预防挛缩。

病情稳定、生命体征平稳、无法完成主动运动的患者，护士应对其患肢所有关节做全范围关节被动运动，每日 2～3 次，遵循关节由大到小、循序渐进、缓慢进行的原则，多做与挛缩倾向相反的运动，直至主动运动恢复。

三、日常生活活动能力训练

ADL 训练以提高患者的生活质量及实现回归家庭和社会，尽量不依赖或少依赖他人为宗旨，主要包括日常生活中衣、食、住、行、保持个人卫生和独立的社区活动所必需的一系列基本活动。偏瘫患者 ADL 训练的基本方法如下。

（一）摄食能力训练

选择适于患者功能状态的餐具和姿势进行能力训练，如坐在床上吃饭，可分解为卧位变化、抓握餐具、送食物入口、咀嚼和吞咽动作。

1. 体位变化训练 根据具体情况，选择不同的方法训练患者从仰卧位变为坐位，如应用健侧手和肘坐起，或由他人帮助或用辅助设备坐起，然后训练维持坐位平衡，可先训练靠背支撑坐稳，然后再训练无靠背的自行坐稳。

2. 抓握餐具训练 开始先训练患者抓握木条，继之用匙、筷子、刀叉等。丧失抓握能力者常无法使用普通餐具，需将食具改造，如将碗、碟固定在桌子上，使用特制长把匙、刀、叉等。

3. 进食动作训练 先模仿进食，训练手部的协调动作，然后准备易被拿取的食物，练习进食动作。

4. 咀嚼和吞咽训练 有吞咽障碍的患者须先做吞咽动作的训练后再进行进食训练，要先用流质类或半固体类的食品，如糊状食物、稀粥等，逐步从流质、半流质到普食，每次量不宜过多，并尽量放在舌后部，进食速度要慢，饮水时用吸管。应注意吞咽障碍者在进食训练时要备有吸引器，整个训练过程中要有人在旁监护。

（二）个人卫生活动训练

个人卫生是人的基本需要，个人卫生活动训练包括指导协助或指导洗漱，如洗脸、拧毛巾、刷牙、梳头、剃须及洗澡等训练。

1. 洗脸、洗手　洗脸、洗手训练主要是教会患者使用单手洗脸、洗手技术。步骤：①患者坐在洗脸池前，健手打开水龙头，健手洗脸、洗患侧手及前臂。②洗健侧手臂时，将毛巾固定在水池边缘，健手在毛巾上面擦洗。③将毛巾绕在水龙头上或绕在患侧前臂上，用健手把毛巾拧干，再擦去脸上、手上的残水。

2. 刷牙、漱口　本训练的目的是使患者掌握单手刷牙、漱口的方法。步骤：①患者坐在洗脸池前，健手打开水龙头将漱口杯充满水后关上水龙头，将漱口杯放于一旁备用。②将牙刷放在湿毛巾上或一小块防滑垫上稳定。③健手挤牙膏，刷牙。旋牙膏盖时，可借助身体将牙膏固定（如用两膝夹住），用健手将盖旋开；较大困难者可借助器具完成。④放下牙刷，拿起漱口杯漱口。⑤牙齿刷净后，打开水龙头冲洗牙刷、牙膏外皮，并将用物放回原处。

3. 梳头、剃须

（1）*梳头步骤*　①患者靠于一个台子上或安全坐下。②教会患者自己调整好镜子角度并拿起梳子，鼓励患者使用患侧手来梳头，可选用加粗或加长梳柄的梳子。③梳头顺序为先前面、再后面，先患侧、再健侧。

（2）*剃须步骤*　①患者尽量靠近镜子，采用坐位，调整好镜子角度。②固定剃刀，用健手拿去剃刀盖子，拿起剃刀，打开电源，剃掉胡须。③顺序一般为先患侧、后健侧。④剃净后，关闭剃刀电源，固定剃刀位置，盖好盖子并放回原处。

4. 洗澡　洗澡时浴室地面至浴缸内应铺浴巾，以防滑倒，出入浴室时患者应穿防滑拖鞋。调节浴室温度在24℃左右，洗澡水温一般38℃～42℃，浴盆内的水不宜过满，防止呛咳。步骤：①入浴盆：患者坐在紧靠浴盆椅上→用手抬患腿入浴盆→健腿入浴盆→健手扶持浴盆边缘→健腿撑起身体→臀部入盆，也可用木板固定在浴盆一端，患者将臀部移至木板上，健腿入盆，再患腿入盆（图9－5）。②洗涤：用健手持毛巾或将毛巾一端缝上布套，套于患臂上协助擦洗身体，也可借用长柄浴刷擦洗背部和身体远端。③拧毛巾：将其压在腿下或夹在患侧腋下，用健手拧干，擦干身体。④出浴盆：顺序与入盆顺序相反。

（三）穿脱衣物能力训练

穿脱衣物训练是ADL训练中比较重要的部分，主要对象是一侧肢体失用的患者。训练内容包括穿/脱上衣、穿/脱裤子、穿/脱鞋袜。训练要遵循先易后难，循序渐进的原则，按照先穿患侧后穿健侧、先脱健侧后脱患侧的顺序进行练习。

1. 穿/脱前开襟上衣　①穿衣：患手先伸入袖内→将衣领拉到肩上→健手转到身后

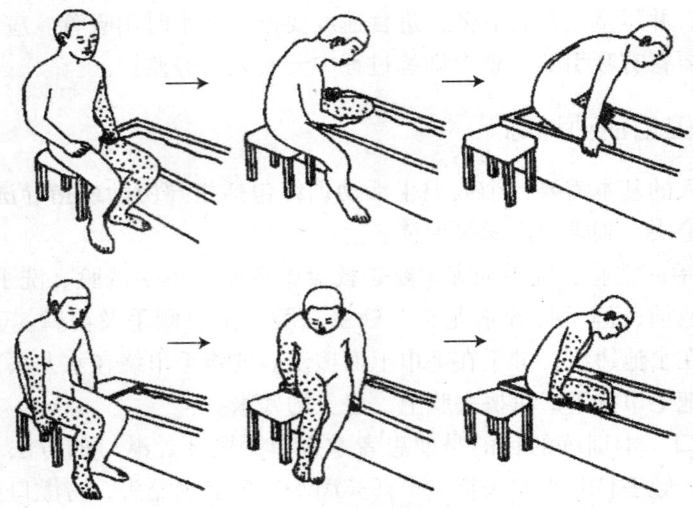

图9－5 患者入浴盆时的动作

将另一侧衣袖拉到健侧斜上方→健侧伸入袖内→整理上衣使之左右对称→系好扣子。②脱衣：与穿衣相反（图9－6）。

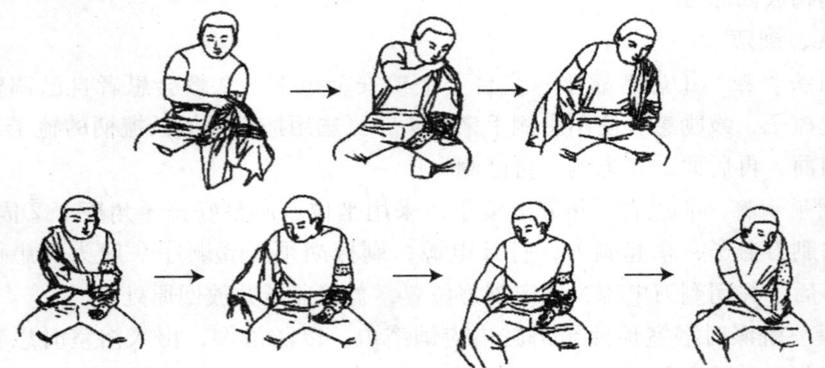

图9－6 穿前开襟上衣

2. 穿/脱套头上衣 ①穿衣：患手穿好袖子，拉到肘以上→穿健手侧的袖子→用健手将套头衫背面上举过头顶套头。②脱衣：将衣身脱至胸部以上→健手拉住衣服→在背部从头脱出→脱健手→脱患手（图9－7）。

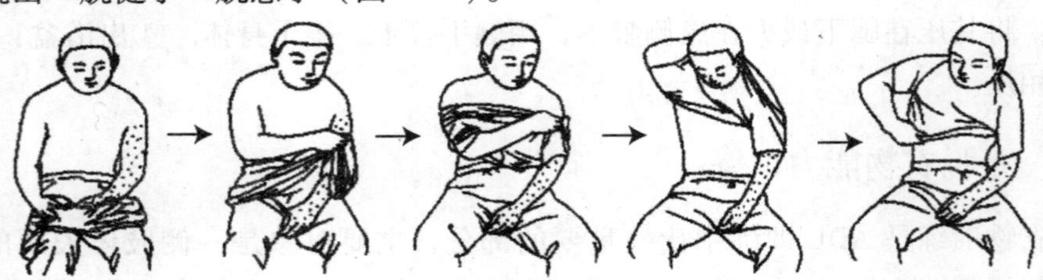

图9－7 穿套头上衣

3. 穿/脱裤子 ①穿裤：患腿屈膝、屈髋放在健腿上→健手穿患侧裤腿→拉至膝以上→放下患腿→穿健侧裤腿→拉起裤子向上至腰部。②脱裤：患者站立，松腰带，裤子落下→坐下抽出健腿→抽出患腿→健腿挑起裤子（图9－8）。

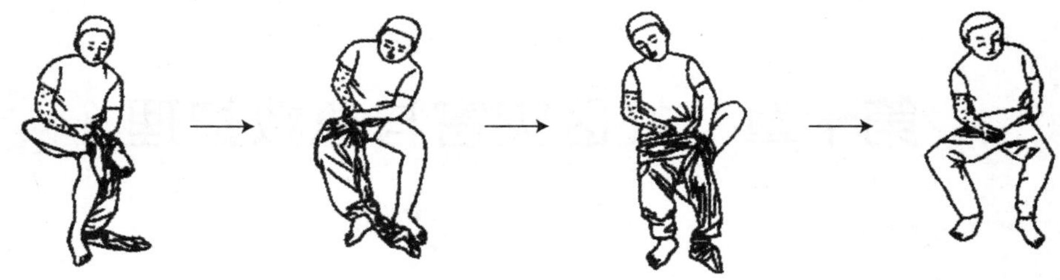

图9－8 穿裤子

4. 穿/脱袜子和鞋 ①穿鞋袜：双手交叉将患侧腿置于健侧腿上→健手为患足穿袜子或鞋→放下患腿，全脚掌着地→健侧下肢放在患侧下肢上→穿好健侧的袜子或鞋。②脱鞋袜：顺序与穿相反。

ADL训练时护士要特别注意对患者的保护，防止意外伤害，同时注意对患者取得的微小进步给予肯定和鼓励，帮助其增加康复的信心。

思考题

1. 什么是社区康复护理？其对象有哪些？

2. 社区康复评定有哪些常用方法？

3. 李某，男，65岁。1个月前因脑出血致左侧肢体瘫痪。住院治疗1个月后出院回家进行后续康复治疗。问题：

（1）社区护士应从哪些方面对患者进行康复评定？

（2）如何帮助患者完成体位转移？

（3）社区护士如何帮助患者进行日常生活活动能力训练？

第十章 社区灾害与急救护理

学习目标

1. 掌握灾害护理的定义；检伤分类的方法及标志；社区常用急救技术。
2. 熟悉灾害护理不同阶段护士的作用；伤者的现场救护原则及范围；伤者的转送指征；灾害伤者的一般心理危机干预；灾后卫生防疫基本措施；社区常见的意外事件急救与护理。
3. 了解灾害的概念与分类。

第一节 社区灾害护理

案例导入

2014 年 8 月 3 日 16 时 30 分许，云南省昭通市鲁甸县发生 6.5 级地震，造成重大人员伤亡。地震发生后，各地医疗救援队赶赴灾区，建立多个医疗救援点。某医疗救援点刚建立，惊魂未定的受伤群众已从四面八方涌来，同时搜救队也送来多位重伤者。

问题：

1. 作为该医疗救援点的护士，应该怎样对这些受伤程度不同的伤者进行分类？对伤者进行分类的目的是什么？
2. 地震发生之后，应该采取哪些措施避免传染病的流行？

过去十几年里，世界各地灾害频繁发生，严重影响了人类的健康和生存，如 2001 年美国“9·11”事件共造成 3201 人遇难。2004 年印度洋海啸导致至少 22.6 万人死亡。2008 年汶川地震造成 69227 人遇难，374643 人受伤，17923 人失踪。2014 年鲁甸地震造成 617 人死亡，3143 人受伤，112 人失踪。每当灾害发生之后，医疗救援成为减少灾后伤亡、改善灾区人群健康的重要手段和力量。作为灾害医疗救援队伍中的主力军，护士必须掌握灾害护理的相关知识和技术。

一、概述

（一）灾害的概念

目前关于“灾害”尚无统一的定义。联合国“国际减灾十年”专家组指出：“灾害是一种超出受影响社区现有资源承受能力的人类生态环境的破坏。”世界卫生组织（WHO）的定义为：“任何能导致设施破坏、经济严重受损、人员伤亡、健康状况及卫生服务条件恶化的事件，如当其规模已超出事件发生社区的承受能力而不得不向社区外部寻求专门援助时，即可称之为灾害。”

根据上述两个灾害的定义可见灾害应具有两大特点：第一，具有突发性和破坏性；第二，其规模和强度超过受灾社区的自救能力或承受能力。

与灾害相近的词是“灾难”。狭义上，灾难与灾害有差异，灾难指灾害扩大，造成大量人员受伤死亡、财产损失的情况。广义上，灾害与灾难同义。

（二）灾害的原因与分类

灾害主要来自于自然现象和人类本身的行为，其成因非常复杂。根据引起灾害的原因，常将灾害分为自然灾害和人为灾害两大类。

1. 自然灾害　包括地震、火山活动、滑坡、海啸、热带风暴和其他严重的风暴、龙卷风及大风、洪水、干旱、沙尘暴等。

2. 人为灾害　包括火灾、爆炸、交通事故、建筑物事故、工伤事故等所致灾害，卫生灾害，矿山灾害，科技事故灾害，放射性物质泄漏、战争及恐怖袭击所致灾害等。

（三）灾害护理的概念

目前关于“灾害护理”尚无统一的定义，常采用日本护理协会的定义：“灾害护理即系统、灵活地应用有关灾害护理独特的知识和技能，同时与其他领域开展合作，为减轻灾害对人类的生命、健康所构成的危害所开展的活动。”

灾害护理一般分为三个阶段，即预防期、应对期和修复期。护士在灾害护理的不同阶段起着不同的作用。

1. 预防期（灾害前）的作用　第一阶段，护士的角色着重于预防、保护和准备。护士的应急准备训练分为三个层次，第一个层次是个人的准备，包括身体、情感、军事技能、家庭支持等准备；第二个层次是临床技能训练，主要包括创伤救护的技能、伤者分类和现场疏散，灾害中的工作程序以及对伤者的评估、个人防护设备的使用等；第三个层次是团队训练，包括操作能力、相关知识、领导和管理能力，以及单位整合和认同的共同训练。

2. 应对期（灾害中）的作用　第二阶段，即灾害救援的实施阶段，护士的主要角色包括与其他灾害救援人员的通讯联系，建立伤者接收点（安置点）并进行伤者分类，对其他人员（如担架员、志愿者）的工作进行安排，安排伤者分流或转诊，救援区域的安全保障以及合理分配工作人员的职责等。

3. 修复期（灾害后）的作用 第三个阶段，护士以帮助当地医院恢复功能、建立正常医疗秩序、对灾后危重患者提供长期护理工作为主。护士还需为伤者提供心理支持，参与灾后公共卫生管理、传染性疾病管理、预防接种等工作。

二、社区灾害的应对护理与管理

护士在灾害救援的实施阶段承担了诸多任务，其中最主要的工作是伤者的检伤分类与安置、现场救护和转送护理。

（一）伤者的检伤分类与安置

当地震、恐怖袭击、战争等灾害发生时常导致大规模人员伤亡，而现场医疗卫生资源往往不足，医护人员难以在短时间内同时为所有伤者提供最佳的处理，因而要求医护人员打破平时救治患者的常规，依靠及时有效的检伤分类，将伤者分为不同优先等级，以便合理、高效地应用医疗救援资源，让尽可能多的伤者获得最佳的治疗效果。一般情况下，对伤者进行检伤分类是医生的职责，但当面对批量伤者或医生人力不足的情况下，护士必须履行这项职责。

1. 检伤分类的原则

（1）优先救治病情危重且有存活希望的伤者。

（2）分类时不要在单个伤者身上停留时间过长。

（3）分类时只做简单且可稳定伤情但不过多消耗人力的急救处理。

（4）有明显感染征象的伤者要及时隔离。

（5）在转运过程中对伤者动态评估和再次分类。

2. START（simple triage and rapid treatment）分类法 即简单分类、快速救治。常用检伤分类方法有多种，其中 START 分类法由美国学者提出，作为院前识别伤者轻重缓急的工具，特别适用于灾害现场分类，是灾害现场常用的分类方法。该方法根据对伤者的通气（呼吸存在与否及呼吸频率）、循环（桡动脉搏动）和意识状态（是否可以听从指令）进行快速判断，将伤者分为四个组，分别为红色组、黄色组、绿色组和黑色组。START 的具体评估流程见图 10－1。在分类过程中，医务人员仅为伤者提供必需的急救措施，如开放气道、止血等，强调在每位伤者身上评估和处置的时间不超过 30 秒。

3. 检伤分类的标志 在灾害现场通常以颜色醒目的伤情识别卡表示伤者的分类，通常采用红、黄、绿、黑四色系统。伤情识别卡一般固定在未受伤肢体的明显处。

（1）红色 代表非常紧急，第一优先处置。由于伤情危重，危及生命，生命体征不稳定，需立即给予基本生命支持，并在 1 小时内转运到确定性医疗单位救治。

（2）黄色 代表紧急，第二优先处置。患者伤情重，但生命体征稳定，有潜在危险。此类伤者应在 4～6 小时内初步紧急救护后优先转运。

（3）绿（或蓝）色 代表不紧急，第三优先处置。伤者伤情比较轻，损伤小，能行走，不需要立即入院救护。

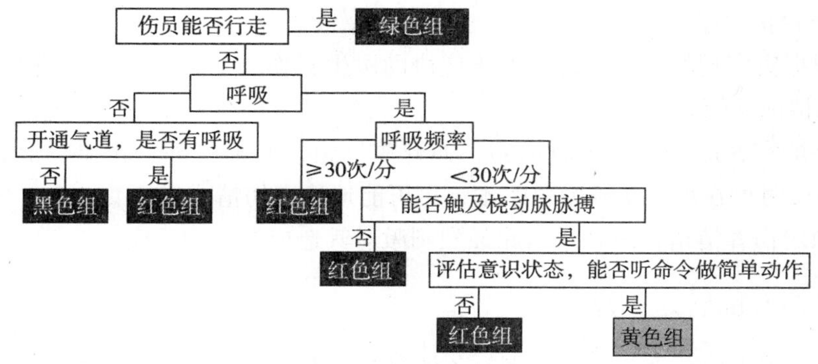

图 10－1　START 分类流程

（4）黑色　代表死亡，指已死亡、没有生存希望、治疗为时已晚的伤者。

伤情识别卡除了不同颜色表示不同伤者分类外，还应包括以下内容：①一般情况：姓名、电话、年龄、性别、住址或单位。②伤情：生命体征、受伤部位、四肢功能、重要器官等情况。③注意事项：写下需注意情况，如可疑脊椎损伤、小心搬运。④救治和处理：止血带时间、用药剂量与浓度等。

4. 伤者的安置　伤者在检伤分类区经伤病情评估和分类后，安置于伤者治疗区，治疗区一般设在比较安全的建筑物或帐篷内。如果伤者人数不多，治疗区可与检伤分类区合并，以减少对伤者的搬动。如果人数较多，需将治疗区独立设置，以免空间不够而互相干扰。如果人数众多，还需将治疗区细分为轻、重和危重区，以更有效地运用人力，提高抢救效率。对于重伤和危重组伤者，应再次进行病情评估和二次分类，并根据分类结果安排伤者转送至确定性医疗单位。

（二）伤者的现场救护

现场救护是对构成危及生命的伤情或病情，充分利用现场条件，予以紧急救治，使伤情稳定或好转，为转送创造条件，尽最大可能确保伤者的生命安全。有效的现场救护对降低伤者的死亡率和伤残率至关重要。

1. 现场救护的原则与范围

（1）现场救护的原则　包括：①高效快速原则。②先救命后救伤原则。③现场救治与转运相结合原则。④安全性原则，医护人员在救护时要注重自身及伤者安全防护。

（2）现场救护的范围　包括：①对呼吸、心跳骤停者，立即行心肺复苏术。②对昏迷者，安置合适体位，保持呼吸道通畅，防窒息。③对张力性气胸员，用带有单向引流管的粗针头穿刺排气。④对活动性出血者，采取有效止血措施。⑤对有伤口者进行有效包扎，对疑有骨折者进行临时固定，对肠膨出、脑膨出者进行保护性包扎，对开放性气胸者做封闭包扎。⑥对休克或有休克先兆者进行抗休克治疗。⑦对有明显疼痛者，给予止痛药。⑧对大面积烧伤者，给予创面保护。⑨对伤口污染严重者，给予抗菌药物，防治感染。⑩对中毒者，及时注射解毒药或给予排毒素处理。

2. 现场救护程序

(1) 根据灾害现场伤者情况，护士应协助医生对伤者的伤情或病情进行初步评估，迅速判断伤情或病情。

(2) 立即实施最急需的急救措施，如开放气道、心肺复苏、止血、给氧、抗休克等，特别必要时可在现场实施紧急手术，尽可能地稳定伤情或病情。

(3) 稳定伤者情绪，减轻或消除强烈刺激对其造成的心理反应。

(三) 伤者的转送护理

在灾害救援现场，由于环境恶劣、条件限制，不允许就地抢救大批伤者，必须将伤者转送到相对安全的地方，方能实施有效救治。因此，护士做好转送前的准备、转送中的护理和转送后的交接工作，对于保障伤者安全、预防和减少并发症、提高救治效果具有十分重要的意义。

1. 正确掌握转送指征 符合以下条件之一者可转送：①应在现场实施的救治措施都已完成，如出血伤口的止血、包扎和骨折的临时固定等。②确保伤者不会因搬动和转送而使伤情恶化甚至危及生命。

有以下情况之一者应暂缓转送：①病情不稳定，如出血未完全控制、休克未纠正、骨折未妥善固定等。②颅脑外伤疑有颅内高压、可能发生脑疝者。③脊髓损伤有呼吸功能障碍者。④心肺等重要器官功能衰竭者。

2. 伤者转送前及转送中的要求 ①做好必要的医疗处置，严格掌握转送的指征，确保转送途中伤者的生命安全。②准备好转送工具和监护、急救设备及药品。③转送前对每一位伤者进行全面评估和处理，注意保护伤口。④做好伤者情况登记和伤情标记，并准备好相关医疗文件。⑤在用不同工具转送伤者途中，需要加强护理和安全保障，防止加重伤情。

三、社区灾害修复期的健康管理

灾害修复期主要存在两大健康问题，即心理危机和传染病流行。该期的健康管理任务主要是灾后心理危机干预和灾后防疫两大方面。

(一) 灾后心理危机干预

灾害的发生不仅给人类带来物质上的损失、躯体上的创伤，也会给人类的心理带来影响。灾害事件中的各类人群会出现不同程度的心理失调和情绪反应，如恐惧、感到无助、过度悲伤、背负罪恶感、愤怒压抑、重复回忆、失去信心等。严重者会出现心理应激性障碍。

1. 灾害后心理应激性障碍 灾后最常见的心理应激性障碍类型为急性应激障碍（acute stress disorder，ASD）和创伤后应激障碍（post – traumatic stress disorder，PTSD）。

(1) *急性应激障碍* 急性应激障碍又称急性应激反应或急性心因性反应，是由异常和强烈的精神刺激即刻引起的相关应激障碍。急剧、严重的精神刺激因素作为直接原因，如地震、海啸等灾害。本病可发生于任何年龄。多数患者遭受刺激后数分钟或数小时即可出现精神症状，表现为有强烈恐惧体验的精神运动性兴奋，行为有一定的盲目性，如多语、乱喊乱叫、躁动、无目的的漫游等；或者为精神运动性抑制，如表情呆滞、不动不语；常伴自主神经功能紊乱症状，如出汗、脸红、心慌、手抖等。如果应激源被消除，症状往往历时短暂，可在数小时、几天或1周内恢复，预后良好。

（2）创伤后应激障碍　创伤后应激障碍又称延迟性心因性反应，是一种由异乎寻常的威胁性或灾难性创伤事件，导致延迟出现和长期持续的精神障碍。创伤后应激障碍延迟发生，潜伏期从几周到几个月不等，一般不超过6个月，不仅发生在灾害受害者中，也发生在救援人员、志愿者中。症状表现为病理性重现、反复出现创伤性体验、持续的警觉性增高、对与刺激相似或有关情境的回避，严重者社会功能受损。

2. 灾害伤者的一般心理危机干预　灾害后心理危机干预主要包括一般心理干预和对ASD及PTSD患者的干预。其中对ASD及PTSD患者的干预通常由专业心理咨询师实施。

一般心理干预目的是帮助身处灾难性事件中的各类人员，特别是灾害幸存者，减轻因灾害造成的痛苦，增强其适应性和应对技能，一般包括以下内容：

（1）接触与介入　通过首次接触建立咨询关系。

（2）确保安全感　确保干预场所的安全性。

（3）稳定情绪　安抚和引导情绪崩溃的幸存者，帮助求助对象理解自己的反应，指导一些基本应对技巧。

（4）收集信息　目的是识别求助对象的需求与担忧，制定针对性的干预措施。需要收集的信息主要包括灾难经历的性质和严重程度、家庭成员或朋友的死亡情况、原有的身心疾病及求治情况、社会支持系统、有无负面情绪和物质及药物滥用情况等。

（5）实际帮助　从最紧迫的需求着手为求助对象提供帮助，首先满足其对物质和身体的需求。

（6）联系社会支持系统　帮助求助对象尽可能利用即时可用的社会支持资源。

（7）提供必要信息　包括目前灾害的性质与现状、救助行动的情况、可以获得的服务、灾后常见的应激反应、自助和照顾家人的应对方法等。

3. 救援人员的心理干预　在灾害救援中，救援人员要接触和处理大量的死伤者，容易出现短期和长期的精神紧张和心理应激。救援人员本身的心理应激不仅会给救援行动及其效率带来一定的影响，也会影响救援人员的自身健康，因此对救援人员的心理疏导尤为重要。

（二）灾后防疫

卫生防疫是灾后修复期重要的健康管理工作。地震、洪水等灾害破坏了原有生态平衡，蚊蝇等动物媒介滋生，饮水供应系统被破坏，水源污染，食物霉变或腐败，居住条件恶劣、卫生状况堪忧，灾害发生时大量人口流动等导致灾害传染病的流行，因此，做好各项卫生防疫工作尤为重要。

1. 准备工作 在地震、洪水活跃区制定传染病控制预案；平时加强相关人员培训、演练；储备急需物资。

2. 灾后卫生防疫措施

（1）选择合适的安置场所，建立临时厕所，防止粪便污染水源，粪便每日消毒。

（2）设立水源保护区或临时供水站，水源供水必须消毒后方可饮用，常用煮沸法消毒。

（3）加强对灾区食品的贮存、运输和分发的卫生监督；加强食品卫生知识的宣传教育。

（4）加强日常消毒工作。

（5）加强对蚊、蝇、鼠等媒介生物的控制。

（6）做好尸体的消毒和掩埋工作。

（7）预防接种是对易感者采取的及时有效的预防措施。

（8）开展健康教育。医务人员可结合当地实际情况，多途径、多形式地开展健康教育，将相关卫生防疫知识及时传播到目标人群。

第二节 社区急救护理

案例导入

2014 年 1 月某天，某社区出租平房的居民求助于附近社区卫生服务站，称家中有人晕倒，自己也头晕想吐。社区医生和护士立即赶往出事居民住处，发现该户门窗紧闭，屋子中间有一个连着烟囱的煤炉。

问题：

1. 该户居民可能发生了什么意外事故？

2. 社区医生和护士应该采取哪些急救与护理措施？

当发生突发性意外事故或患者急性病发作时，能够对患者及时、正确地进行院前急救和护理对于挽救患者生命、减少伤残具有重要意义。社区急救护理属于院前急救的范畴，要求社区护士具备良好的急救意识、丰富的急救护理知识和熟练的急救护理技术。

一、概述

（一）社区急救护理的概念

社区急救护理是对各类急性创伤、急危重症患者在院前实施的抢救护理，包括对医疗救护的呼救、现场救护、转运和途中监护等。社区急救护理的任务是采取及时、有效的急救护理措施和技术，最大限度地减少患者的疾苦，降低致残率，减少死亡率，为医院抢救打好基础。

（二）社区急救护理的原则

1. 镇静、求助原则　遇到意外伤害发生时不要惊慌失措，要保持镇静，并设法维持好现场秩序。急救与呼救应同时进行，及时向急救中心呼救，以较快地争取到急救外援。

2. 救助生命、就地抢救原则　首先要挽救生命，然后再进行其他救治。如遇有心跳呼吸骤停又有骨折者，应先复苏后固定；遇有大出血又有创口者，应先止血后包扎；同时遇到生命垂危和病情较轻者，应先重症后轻伤。如在火灾、塌方、毒气泄漏等事故现场，应立即将患者脱离危险环境，再进行抢救。

3. 送医疗单位急救原则　对伤情稳定、估计转运途中不会加重伤情的患者，迅速组织人力，利用各种交通工具，火速将其转运到附近医疗单位进行急救。在送往医院的途中，病情会随时发生变化，必须密切监控病情变化，持续抢救措施，少颠簸，注意保暖，平安到达目的地。

4. 服从统一指挥原则　现场抢救一切行动必须服从有关领导的统一指挥，不可我行我素、各自为政。

二、社区常用救护技术

（一）现场搬运

当发生某些意外事故，如地震、交通事故、火灾、煤气中毒时现场不安全，以及某些急性病发作时现场不利于救治时，必须将患者转移到安全地方进行救治。在搬运过程中，需采用正确的方法，避免因搬运造成伤者更大的损伤。

1. 背负法　多用于伤者不能自行行走，救护人员只有一人时。对于存在意识障碍的伤者，可采用交叉双臂紧握手腕的背负法。这样可以使伤者紧贴救护者，减少行走时摇动可能给伤者带来的损伤。对于神志清醒的伤者可采用普通背负法，只要抓紧伤者的手腕使其不左右摇晃即可。当救护者需要攀附其他物体才能保持平衡脱离险境时，可将伤者横扛在肩上，用一只手臂固定伤者，另一只手臂用于攀附。

2. 抱持法　救护者一手抱其背部，一手托其大腿将伤者抱起。若伤者还有意识可让其一手抱着救护者的颈部。

3. 拖拉法　如果伤者较重，一人无法背负或抱持时，救护者可从后面抱住伤者将其拖出；也可用大毛巾将伤者包好，然后拉住毛巾的一角将伤者拉走。

背负法、抱持法和拖拉法不适用于脊柱骨折、股骨干骨折和胸部损伤的伤者。

4. 双人搬运法

（1）*椅托法*　两名救护者面对面分别站在伤者两侧，各伸出一只手放于伤者大腿下并相互握紧，另一只手彼此交替搭在对方肩上，起支持伤者背部的作用。

（2）*双人拉车法*　两名救护者，一个站在伤者的头部两手伸于腋下，将其抱入怀中；另一人站在伤者的两腿之间，抱住双腿，两人步调一致将伤者抬起运走。

5. 脊柱损伤搬运法 对于损伤严重的患者，如头颈部骨折、脊柱骨折、大腿骨折、开放性胸腹外伤等，必须要有多名救护人员协同参加并应用器械，才能防止因搬运不当而造成的伤残或死亡。

正确的搬运方法：先将伤者双下肢伸直，上肢也要伸直放在身旁，硬木板放在伤者一侧，用于搬运伤者的必须为硬木板、门板或黑板，且不能覆盖棉被、海绵等柔软物品。至少3名救护人员水平托起伤者躯干，由1人指挥整体运动，平起平放地将伤者移至木板上。搬运过程中动作要轻柔、协调，以防躯干扭转。对颈椎损伤者，搬运时要有专人扶住伤者头部，使其与躯干轴线一致，防止摆动和扭转。伤者放在硬木板上后，可将衣裤装上沙土固定住伤者的颈部和躯干部，以防送往医院过程中发生摆动，造成再次损伤。因脊柱脊髓损伤者对温度的感知和调节能力差，所以冬季要注意保暖，用热水袋热敷时要用厚布包好，防止烫伤皮肤。夏季要注意降温，以防止发生高热，冰袋也应包好。对大腿骨折者，需先将伤肢用木板固定后再用担架搬运，以防骨折断端刺破大血管加重损伤。其他一些较严重的损伤也需使用担架进行搬运，以减轻伤者的痛苦。

（二）心肺复苏术

心肺复苏术（CPR）是针对多种病因，如急性心肌梗死、严重创伤、电击伤、溺水、挤压伤、踩踏伤、中毒等引起的呼吸、心跳骤停的急症危重患者所采取的关键抢救措施，即采用人工呼吸代替自主呼吸，以重新恢复自主呼吸，胸外心脏按压形成暂时的人工循环并恢复自主搏动的急救技术。CPR包括3个阶段：基础生命支持、高级生命支持和持续生命支持。社区急救主要提供基础生命支持。基础生命支持实施方法为：

1. 意识判定 拍打患者肩部并大声呼唤，迅速检查呼吸，触摸颈动脉搏动≤10秒钟，如患者无反应、无呼吸或出现喘息样呼吸，未触及颈动脉搏动，即可判断为心跳骤停。

2. 启动急救系统 呼叫急救中心。

3. 心肺复苏 徒手成人心肺复苏分为3步：C胸外按压→A开放气道→B人工呼吸。

（1）C（Circulation）*胸外心脏按压* 将患者仰卧于硬板床或硬地面上，救护者两手掌重叠，掌根置于剑突上两横指或两乳头连线中点处，双臂伸直，借助自身体重和肩臂力，垂直向下按压，放松后胸壁充分回弹，放松时手掌不离开患者皮肤。按压深度至少5cm，按压频率至少100次/分，按压与放松比为1∶1，按压30次，人工通气2次。不管单人施救还是双人施救，心脏按压与人工呼吸的比例均为30∶2，尽可能减少胸外按压中断，中断控制在10秒钟内。开始按压2分钟或连续5个心肺复苏周期后，检查1次脉搏、呼吸、瞳孔，以后每2分钟1次，检查不超过5秒。如果有两人以上参与抢救，由协助者检查，并实行2分钟责任制，即按压2~3分钟更换人1次。

（2）A（Airway）*开放气道* 松开领口，清除口腔异物，采用仰头抬颏法，即一手压患者前额，一手中、食指抬患者下颏骨，耳垂和下颏角连线与地面垂直（图10-2）。

（3）B（Breathing）*人工呼吸* 吹气前用按压患者前额的手同时捏住患者鼻孔，另一手固定患者下颌，开启口腔，救护者正常吸气后，张开口完全包住患者的嘴缓慢向患者肺内吹气（图 10 - 3），持续吹气 1 秒使胸廓明显上抬，吹气两次后继续心脏按压。

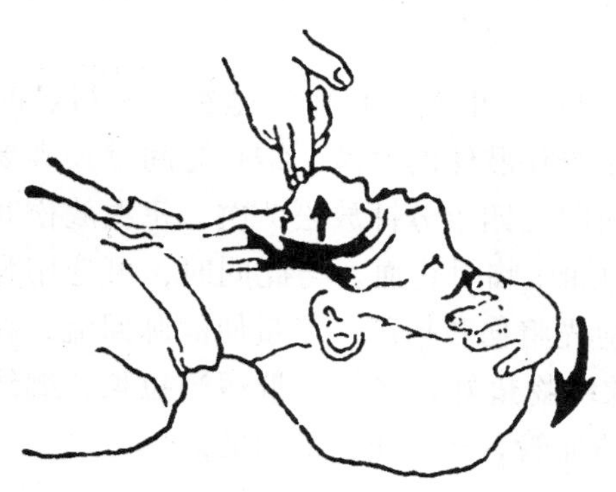

图 10 - 2　仰头抬颏法开放气道

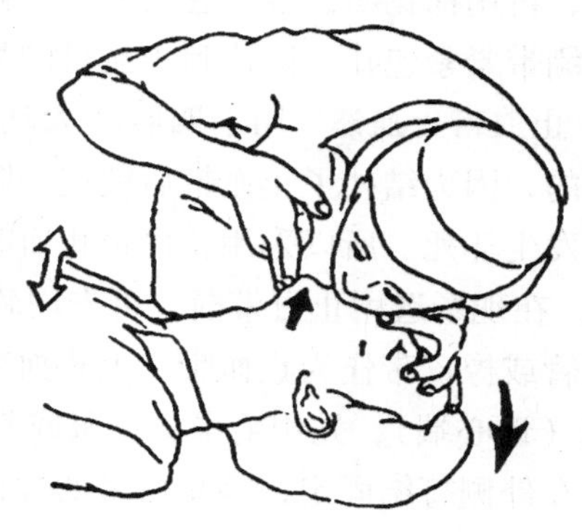

图 10 - 3　口对口人工呼吸

（4）心肺复苏有效指征　自主呼吸恢复，颈动脉有搏动，瞳孔由大缩小，口唇及甲床转红润。如出现上述指征，需进行下一步救治。如心肺复苏持续半小时无效，宣布死亡。

（三）止血技术

急性出血是外伤后早期致死的主要原因。成人的血液约占自身体重的 8%，当失血量达到总血量的 20% 以上时，出现明显的休克症状。当失血量达到总血量的 40% 时，就有生命危险。社区常用的急救止血方法有：

1. 指压止血法　用手指在伤口上方（近心端）的动脉压迫点上，用力将动脉血管压在骨骼上，中断血液流通达到止血目的。

（1）颞浅动脉止血　用拇指或食指在耳屏前稍上方正对下颌关节处用力压，用于头顶及颞部的出血。

（2）面动脉止血　用拇指或食指在下颌角前约 1.5cm 处，将面动脉压在下颌骨上，用于下颌部及颜面部的出血。

（3）锁骨下动脉止血　用拇指或其他四指压迫伤侧锁骨上窝中部搏动点，将锁骨下动脉压在第一肋骨上，用于肩部、腋部及上臂出血。

（4）肱动脉止血　将患者上肢外展外旋，并屈肘抬高上肢，用拇指或四指在肱二头肌内侧沟中部，向肱骨方向压迫止血。用于手、前臂及上臂下部的出血。

（5）尺、桡动脉止血　用双手在腕关节内外侧将尺、桡动脉压在尺、桡骨上，用于手部出血。

（6）股动脉止血　在腹股沟中点稍下方，用两手的拇指重叠施以重力压迫止血，用于大腿、小腿、脚部的动脉出血。

（7）胫前、后动脉止血　用双手拇指分别压迫足背中部近踝关节处的博动点和足跟与内踝之间的搏动点止血，用于足部出血。

2. 加压包扎止血法 用于小动脉、静脉、毛细血管的出血。轻者伤口覆盖敷料、手帕等后，以手指或手掌直接压迫数分钟，再加压包扎止血。重者先用消毒纱布垫覆盖伤口后，再用棉花团、纱布卷或毛巾、帽子等折成垫子，放在伤口敷料上面，然后用三角巾或绷带紧紧包扎，以达到止血目的为度。

3. 止血带止血法 用于四肢较大动脉的出血。止血带止血法是在万不得已时才可以采用的，因为结扎了止血带后就完全阻断了受伤肢体的血液，结扎时间过长容易使受伤肢体发生坏死。所以采用止血带止血时要每隔三四十分钟放松1次，每次放松时间约1分钟。在现场选用止血带前，可先用软织物加压临时止血，与此同时，可选用弹性好的橡皮管或橡皮带作为止血带。上止血带前应先将伤肢抬高，尽量使静脉回流，在出血的上端（近心端），先用毛巾、衣服或其他软织物垫好，将止血带适当拉长，缠绕肢体两圈，在外侧打结固定，靠止血带的弹性压迫血管，达到止血的目的。

（四）包扎技术

体表各个部位的伤口除需要采用暴露疗法外，均需要包扎。包扎的材料分别有制式材料（绷带、三角巾、四头带等）和就便材料两种。其中绷带包扎伤口的方法：先用纱布或替代品覆盖伤口，再用绷带缠绕包扎，不宜缠绕过紧或过松，防止局部肿胀或滑脱，具体方法为：

1. 环形包扎法 将绷带作环形重叠缠绕。第一圈环绕稍作斜状，第二、三圈作环绕，并将第一圈斜出的绑带角反折至圈内重叠环绕固定，以后的每一圈均将上一圈的绷带完全覆盖，最后用扣针将带尾固定，或将带尾剪成两头打结固定。此法用于肢体较小或圆柱形部位，如手、足、腕部和额部，亦用于各种包扎起始时。

2. 螺旋形包扎法 先按环形法缠绕数圈，然后将绷带按一定间隔向上作螺旋形缠绕肢体，每缠绕1圈都将上1圈绷带覆盖1/3或1/2，用扣针将带尾固定或打结。此法多用于周径近似均等的部位，如上臂、手指等。

3. 螺旋反折包扎法 开始先做两周环形包扎，再做螺旋包扎，然后以一手拇指按住卷带上面正中处，另一手将卷带自该点反折向下，盖过前周1/3或2/3。每1次反折须整齐排列，呈一直线，但每次反折不应在伤口与骨隆突处。此法多用于周径不等部位，如前臂、小腿、大腿等。

4. “8”字形包扎法 包扎起点在关节中央，先作一固定的环绕，然后由上向下缠绕1圈，再由下向上缠绕1圈成“8”字形来回缠绕，并覆盖前圈的1/2，用扣针将带尾固定或打结。此法多用于肘、膝及肩、髋等关节部位的包扎。

（五）外伤固定术

外伤的固定是与止血、包扎同样的基本的救护技术。常用固定的材料有木制夹板、塑料夹板、充气夹板，紧急情况下就地取材，木棍、树枝、竹子、硬纸板、杂志、书本等任何可以做固定用的材料都可以。

1. 上臂的固定 患者伤臂屈肘90°，用两块夹板固定伤处，一块放在上臂内侧，另一块放在外侧，然后用绷带固定。如果只有一块夹板，则将夹板放在外侧加以固定。固定好后，用绷带或三角巾悬吊伤口。如果没有夹板，可先用三角巾把上臂固定在身体上，再用三角巾加以悬吊。

2. 前臂的固定　患者伤臂屈肘90°，用两块夹板固定伤处，分别放在前臂内外侧，再用绷带缠绕固定。固定好后，用绷带或三角巾悬吊伤肢。如果没有夹板，可利用三角巾加以固定，三角巾上放杂志或书本前臂置于书本上即可。前臂骨折无夹板固定：先用软垫衬于受伤部位，再用悬带承托伤臂。

3. 大腿的固定　将伤腿伸直，两块夹板分别放在大腿内外侧，外侧夹板长度上至腋窝，下过足根，再用绷带或三角巾固定。如无夹板，可利用另一未受伤的下肢固定。

4. 小腿的固定　将伤腿伸直，夹板长度上过膝关节，下过足根，两块夹板分别放在大腿内外侧，再用绷带或三角巾固定。如无夹板，可利用另一未受伤的下肢进行固定。

三、社区常见意外事件急救与护理

突发意外事件可能造成人员伤亡。掌握不同意外事件伤者的急救方法对于降低伤残、减少死亡具有重要意义。

（一）溺水的急救与护理

溺水是由于大量水灌入肺内，或冷水刺激引起喉痉挛，造成窒息或缺氧。若抢救不及时，4～6分钟内即可死亡。因此，必须争分夺秒地进行现场急救，切不可急于送医院而失去宝贵的抢救时机。溺水的急救与护理措施为：

1. 保持呼吸道通畅　将落水者拖带上岸（船）后，立即清除口、鼻内污泥、杂物、假牙等，并松解落水者衣领、纽扣、腰带、背带等，必要时将其舌头用手巾、纱布包裹拉出，保持呼吸道通畅，这一过程应快速完成。

2. 迅速进行控水　将溺水者放在斜坡地上，使其头向低处俯卧，压其背部，将水倒出。如无斜坡，急救者一腿跪地，另一腿屈膝，将溺水者腹部横放在屈膝的大腿上，使其头部下垂，接着拍其背部，将口、鼻、肺部及胃内积水倒出；或由急救者抱起溺水者的腰腹部，使其背向上、头向下，此法也能使水倒出来。

3. 及时进行心肺复苏　如呼吸、心跳已停止，应立即进行心肺复苏。在最初向溺水者肺内吹气时，注意必须用力吹，以便使气体加压进入灌水萎缩的肺内，尽快改善窒息状态。

4. 送医院抢救　经现场初步急救后，迅速将溺水者送医院继续治疗。

（二）创伤的急救与护理

创伤为机械因素加于人体所造成的组织或器官的破坏。根据受伤部位可分为颅脑创伤、胸部创伤、腹部创伤、四肢创伤、脊柱脊髓损伤等。社区创伤救护属于创伤院前急救。创伤院前急救与护理的原则是：

1. 树立整体意识，重点、全面了解伤情，避免遗漏，注意保护自身和患者的安全，同时向急救中心呼救。

2. 先救命。重点判断是否有意识、呼吸、心跳；如呼吸、心跳骤停，立即进行心肺复苏术。

3. 后治伤。检查伤情，快速、有效止血；优先包扎头部、胸部、腹部伤口，以保护内脏，然后包扎四肢伤口；先固定颈部，然后固定四肢。

4. 操作迅速、平稳，防止加重损伤。

5. 尽可能佩戴个人防护用品，戴上医用手套，或用几层纱布、干净布片、塑料袋替代。

6. 转送至医院继续治疗。

（三）烧烫伤的急救与护理

烧烫伤是由热水、蒸汽、火焰、强酸、强碱、电流、放射线等原因所致的皮肤等组织的损伤，是生活中常见的意外损伤。烧烫伤的急救与护理措施包括降温、保护伤口等。

1. 降温。迅速以冷水冲洗患部，或将烧烫伤部位泡在冷水中，降低患部的温度，以减轻伤害。如为药物烫伤，冲洗时间要加长，尽量洗净浸入皮肤内的药物，以免高温烫伤后继续受到化学烫伤。若属Ⅱ°（有水泡）、Ⅲ°严重程度，勿直接冲水，冲水前必须覆盖毛巾再冲水。

2. 脱去衣物，将烧烫伤部位的衣物、饰物、鞋子等移除，如不方便脱下，可用剪刀剪开。若衣物与皮肉粘在一起，不得强行移除。

3. 保护伤口，将无菌敷料覆盖在伤口上，不得在烧烫伤区域涂任何液体。

4. 严重烧烫者让其躺下，将受伤部位垫高（高于心脏）；详细检查患者有无其他伤害，维持呼吸道畅通。

5. 转送至医院继续治疗。

（四）中毒的急救与护理

常见的急性中毒事件有毒蛇咬伤、毒虫咬伤、食物中毒和煤气中毒等。急性中毒的急救过程可分除毒、解毒和对症三步。

1. 毒蛇咬伤的急救与护理 毒蛇通常4～10月活动，其余时间大多处于冬眠状态，故毒蛇伤人多发生在这段时间。毒蛇伤人时，毒液通过毒牙进入伤口，使人中毒。

毒蛇咬伤的急救与护理措施：

（1）保持镇静 让伤者保持镇静，不奔跑，减少移动，以免加速毒液吸收和扩散。

（2）绑扎伤口 立即在伤口向心端用止血带或布条、绳子等紧紧绑扎。若手指被咬伤绑扎在指根部位，手掌或前臂被咬伤绑扎在肘关节部位，脚趾被咬伤绑扎在趾根部，足部或小腿被咬伤绑扎在膝关节下，大腿被咬伤绑扎在大腿根部，以减缓甚至阻止毒素蔓延到其他部位。绑扎的松紧程度，以阻断淋巴管和静脉的血流而不妨碍动脉供血为宜。结扎时需留一较长的活结头，以便于解开。结扎需要30分钟内施行，否则便失去作用。如有条件，伤口用冰敷，以减缓毒素的吸收。绑扎每隔 15 分钟松开 1 ~ 2 分钟，以防局部缺血。毒素彻底排除后撤掉绑扎。

(3) 扩创排毒 绑结后立即用清洁水、肥皂水或高锰酸钾溶液冲洗伤口。如果伤口内有毒牙残留，需迅速用小刀或碎玻璃片等尖锐物品将其挑出。挑前需用火将尖锐物品烧一下消毒，然后按毒牙痕方向纵向切开皮肤。如有两个毒牙，需将两个毒牙痕连贯起来，以促使淋巴液和血外流，使毒液更多排出（流血不止的伤口禁止切开）。注意切口太浅毒液不能排出，切口太深有可能伤及神经肌腱，后果会更严重，最好用针在伤口周围扎些小孔，使血液和组织液从中流出（组织液中排出的毒液要比血中排出得多），接着直接用手自上向下、自周围向创口中心挤压；也可用嘴吮吸伤口排毒，但吮吸者口腔、嘴唇必须无破损、无龋齿，否则有中毒危险。吸出的毒液随即吐掉，吸后要用清水漱口。

(4) 使用蛇药 为了抑制毒液作用，咬伤后立即服用各种蛇药，并在伤口敷用。

(5) 送医院治疗 实施急救措施后，应迅速送往医院救治。

2. 煤气中毒的急救与护理 所谓煤气中毒实质是一氧化碳中毒。由于一氧化碳与血液中血红蛋白结合力比氧气与血红蛋白结合力大 240 倍，因此，当人吸入一氧化碳后，一氧化碳立即与血红蛋白结合，形成碳氧血红蛋白。这不但可破坏血红蛋白和氧气结合，还可破坏血红蛋白运输氧气功能，从而使人体缺氧而发生煤气中毒。

煤气中毒的急救与护理措施：

(1) 迅速打开门窗，将患者从房中搬出，搬到空气新鲜、流通且温暖的地方，同时关闭煤气灶开关，或将煤炉抬到室外。

(2) 抢救时，先解开中毒者衣服，放松皮带，然后按下面顺序检查：面色、意识、呼吸、心跳、肢体抽搐、麻木、呕吐等情况。意识丧失者，检查其呼吸道是否畅通，如鼻、口中有呕吐物、分泌物，应立即清除；有自主呼吸者，充分给予氧气吸入；呼吸表浅或呼吸停止者，立即进行心肺复苏术，即口对口人工呼吸和心脏按压；昏迷不醒者，用手掐人中等穴位；意识清醒者，让其饮浓茶水或热咖啡。

(3) 给患者盖上大衣或毛毯、棉被，防止其受寒而发生感冒、肺炎；可用手掌按摩患者躯体，在脚和下肢放置热水袋。

(4) 中毒程度重者，经上述处理后，尽快送往医院继续治疗。

（五）触电的急救与护理

触电又叫电击伤，是指一定电流通过人体，造成机体损伤或功能障碍甚至死亡的一种现象。触电有多种原因，如不懂安全用电常识，自行安装电器；家用电器漏电而用手触摸开关、灯头、插头等；因暴风雪、火灾、地震、房屋倒塌等高压线断后落地而不慎触及；在电线上晾湿衣物；救护时直接用手拉触电者等。

触电的急救与护理措施：

1. 对于低压触电事故，应迅速切断电源。若触电者神志清楚，令其奋力跳起离开地面，以摆脱危险。若触电者神志不清，救护者应立即拉下闸门或关闭电源开关，拔掉插头，使触电者尽快脱离电源，注意之前不能触摸触电者，以免触电。如果一时不能切断电源，救护者应穿上胶鞋或站在干的木板凳子上，双手戴上厚的塑胶手套，用干的木棍、扁担、竹竿等不导电物体挑开触电者身上的电线，或灯、插座等带电物，尽快将触电者与电源隔离。

2. 对于高压触电事故，若尚未确定线路无电，救护者在未做好安全措施（安全措施如穿绝缘靴等）前应站在断线点10m外，以防伤人。同时，立即通知有关部门断电。不能及时断电的，可抛掷裸金属线，使线路短路接地，迫使保护装置断开电源。抛掷金属线前，注意应将金属线的一端接地，然后抛掷另一端。当触电者脱离带电线后，应迅速将其带到8～10m外，然后实施急救。

3. 若触电者感到心慌，呼吸急迫，面色苍白，应让其就地平躺，安静休息，不要走动，以减轻心脏负担，并应密切观察呼吸和脉搏的变化。

4. 触电者神志不清醒，有心跳，但呼吸停止或呼吸极微弱时，应及时开放气道，并进行口对口人工呼吸。

5. 触电者心跳、呼吸均停止，并伴有其他伤害时，应迅速实施心肺复苏术，然后再处理外伤。对伴有颈椎骨折的触电者，在开放气道时不应使头部后仰，以免引起高位截瘫。

6. 经紧急处理后，马上送往医院继续治疗。

思考题

1. 世界卫生组织的调查结果显示，发生重大灾害后，有20%～40%的受灾人群会出现轻度心理失调。这类人群无需专业的心理干预，其症状几天至几周之内会得到缓解；有30%～50%的受灾人群会出现中度至中度的心理失调，这类人群需专业的心理干预症状才能得以缓解；有20%的人可能出现严重的心理障碍，需要长期的专业的心理干预。

问题：

（1）当重大灾害发生时，受灾人群常常会出现哪些心理失调症状？

（2）作为护士，可以为受灾人群提供哪些一般的心理危机干预？

2. 历史经验和教训告诉我们："大灾之后必有大疫"。

问题：

（1）为什么大灾之后有可能出现大规模传染病流行？

（2）为了确保"大灾之后无大疫"，应采取哪些卫生防疫措施？

3. 某公园发生了游客溺水事件，社区医生和护士赶到现场时，救援人员正把溺水游客抱上岸。

问题：社区医生和护士应对溺水游客进行哪些急救和护理措施？

4. 高二学生小蕾去开水房打水，水壶突然爆裂，开水洒在小蕾的右大腿和小腿上，此时小蕾穿着连裤袜。

问题：老师、同学此时应采取哪些措施帮助小蕾？

主要参考书目

[1] 李春玉，朱京慈．灾害护理学．北京：人民卫生出版社，2012.
[2] 闫冬菊，杨明．社区护理学．第2版．南京：江苏凤凰科学技术出版社，2014.
[3] 代亚丽．社区护理学．北京：科学出版社，2014.
[4] 姜丽萍．社区护理学．第3版．北京：人民卫生出版社，2014.
[5] 刘佳美，黄韶兰．社区护理学．南京：南京大学出版社，2014.
[6] 陆春桃，陈香娟．社区护理．北京：中国中医药出版社，2013.
[7] 李春玉．社区护理学．北京：人民卫生出版社，2013.
[8] 巩玉秀．社区护理学．北京：人民卫生出版社，2008.
[9] 陆春桃．社区护理学．北京：中国医药科技出版社，2013.
[10] 靳平．社区护理实训指导．重庆：重庆大学出版社，2014.
[11] 马小琴，蔡恩丽．社区护理学．长沙：湖南科技出版社，2013.
[12] 何国平．社区护理技能学．长沙：中南大学出版社，2012.
[13] 雷良荣，张金梅．社区护理学．第2版．西安：第四军医大学出版社，2012.
[14] 李春玉．社区护理学．第3版．北京：人民卫生出版社，2013.
[15] 马小琴，王爱红．社区护理学．第2版．北京：中国中医药出版社，2012.
[16] 陈佩云．社区护理学．北京：人民军医出版社，2007.
[17] 陈锦秀．康复护理学．北京：人民卫生出版社，2012.
[18] 李小妹．社区护理学．北京：高等教育出版社，2010.
[19] 席淑华，卢根娣．现代社区护理．上海：第二军医大学出版社，2010.
[20] 尚少梅．社区护理学．北京：中央广播电视大学出版社，2011.
[21] 杜雪平，王永利．实用社区护理．北京：人民卫生出版社，2013.
[22] 黄敬亨．健康教育学．第2版．上海：复旦大学出版社，2012.
[23] 田本淳．基层妇幼保健健康教育培训教材．北京：北京医科大学出版社，2001.
[24] 赵秋利．社区护理学．北京：人民卫生出版社，2009.
[25] 张晓燕．健康教育概论．武汉：武汉大学出版社，2010.
[26] 薛雅卓，申彩霞．社区护理学．北京：中国协和医科大学出版社，2013.
[27] 陈香娟，刘爱红．社区护理学．北京：化学工业出版社，2013.
[28] 沈健，王利群．社区护理．郑州：郑州大学出版社，2011.
[29] 唐焕文．预防医学概论．北京：科学出版社，2014.
[30] 朱启星．卫生学．北京：人民卫生出版社，2013.
[31] 唐明德．社区预防医学．北京：北京大学医学出版社，2010.
[32] 傅华．预防医学．第5版．北京：人民卫生出版社，2008.
[33] 郭新彪．环境医学概论．第2版．北京：北京大学医学出版社，2010.
[34] 陈静敏．社区卫生护理学．第6版．台湾：新文京开发出版股份有限公司，2013.